Gertraud Schottenloher · Kunst- und Gestaltungstherapie

Gertraud Schottenloher

# Kunst- und Gestaltungstherapie

## Eine praktische Einführung

Kösel

CIP-Kurztitelaufnahme der Deutschen Bibliothek

**Schottenloher, Gertraud:**
Kunst- und Gestaltungstherapie / Gertraud Schottenloher. –
2. Aufl. – München : Kösel, 1989
ISBN 3-466-34226-0

2. Auflage 1989

1. Auflage 1983 Don Bosco Verlag, München
Printed in Germany. 
Satz: Druckerei Holzer, Weiler im Allgäu
Druck und Bindung: Passavia, Passau
Umschlag: Elisabeth Petersen, Glonn
Umschlagbild: Susanne Palme-Waldemer, Feldafing
ISBN 3-466-34226-0

# Inhalt

„Mit einer Kindheit voll Liebe kann man
es ein ganzes Leben hindurch aushalten."
*Heinrich Pestalozzi*

# Vorwort

Eines Tages kam mir der Gedanke, etwas von den Erfahrungen weiterzugeben, die ich in langer Praxis mit Kindern und Jugendlichen gewonnen habe, speziell über den therapeutischen Effekt von Malen und Gestalten. Ich wurde immer wieder danach gefragt und dachte, es sei einfach, das Wesentliche niederzuschreiben, so daß es jedem, der sich dafür interessiert, zugänglich wird. Im Laufe der Arbeit zeigte sich, daß dies nicht einfach, sondern sehr schwierig ist. Am schwierigsten erwies es sich, einen äußerst lebendigen, aus der Intuition geborenen Prozeß mit Worten einzufangen. Was ich noch lebhaft in der Erinnerung sehen konnte, erstarrte bei dem Versuch, es in geschriebene Worte zu bannen. Wesentliches ging verloren. Die Vielschichtigkeit des Geschehens, an dem *alle* Sinne beteiligt sind, mußte zwangsläufig reduziert werden. Dies hat zur Folge, daß Farbigkeit und Atmosphäre verloren gehen. Auch wird manches schwer nachvollziehbar, weil es nicht mehr direkt beobachtbar ist. Es wird ein Vorgehen beschrieben, das nur gelingen kann in der richtigen Mischung von Intuition, Reflexion und Wissen. Kein wissenschaftliches Vokabular kann zu Hilfe kommen, um zu vermitteln, was an sich nur durch eigene Erfahrung gelernt werden kann.

Dennoch mag vieles Unterstützung und Anregung sein im pädagogischen und therapeutischen Alltag. Erzieher, Freizeit-, Sozial- und Heilpädagogen, Lehrer und Kinderpsychologen werden Anstöße für neue Ideen finden. Es wird kein theoretisches Konzept der Kunst- und Gestaltungstherapie entwickelt, vielmehr werden Gestaltungsübungen in ihrer Anwendung und Wirkung beschrieben. Der Schwerpunkt liegt auf dem spontanen Prozeß des Gestaltens, auf dem Bewußtwerden und Durcharbeiten der Bildaussagen und auf der Eröffnung neuer Handlungsmöglichkeiten. Die diagnostische Auswertung der Bilder steht im Hintergrund.

Alle formulierten Spiele und Anleitungen sind als Anregung zu verstehen, um eine Vorstellung davon zu geben, wie etwas vermittelt werden kann. Sie sind nicht dafür gedacht, wortwörtlich benutzt zu werden. Jeder Gruppenleiter muß seine eigene Sprache finden, seine eigenen Einfälle entwickeln, um zu überzeugen.

Fast alle Übungen, auf jeden Fall diejenigen, die nur bildnerisches Material verwenden, sind von jedem problemlos zu benutzen. Es bleibt der Selbsteinschätzung, dem Fingerspitzengefühl und dem Können eines jeden überlassen, ob er das Geschehene und das Entstandene als Erfahrung, wie sie ist, stehen läßt, oder sie als Anlaß nimmt, weiter in die Tiefe zu gehen.
Ich möchte mit dieser Veröffentlichung Ideen und Erfahrungen aus der Kunst- und Gestaltungstherapie auch außerhalb des klinischen und therapeutischen Bereichs verfügbar machen. Freies, spontanes Malen und die Entwicklung von Phantasie und Vorstellungskraft haben für die Pädagogik eine wesentlich größere Bedeutung, als die Praxis ihnen bis heute im allgemeinen einräumt. Das gilt für seelisch gut entwickelte Kinder gleichermaßen wie für Problemkinder.
Ein Vorteil des bildnerischen Prozesses – und seines Produkts – ist, daß er in jedem Fall auf die Psyche wirkt, ob nun darüber gesprochen wird oder nicht, ob er Bestandteil einer Therapie ist oder nicht.
So ist das Hauptanliegen dieser Veröffentlichung, dem Erzieher und Pädagogen ein Instrument in die Hand zu geben, das es erlaubt, Phantasie und Gestaltungskraft der Kinder zu entwickeln und dabei Einblicke in ihre innere Welt zu bekommen, um sie so unterstützen zu können, ihre Schwierigkeiten und Konflikte besser zu verstehen und zu verarbeiten. Die Vorschläge sind gedacht als möglicher Gegenpol zu dem mehr und mehr funktionalisierten Leistungssystem der Schule, das viele Kinder mit tiefen Problemen zurückläßt. Sie können auch Eltern und Malschulen Anregungen geben, wie sie mit ihren Kindern gestalten, ihnen Ideen vermitteln und ihr Schaffen besser verstehen können.
Den Übungen und Spielen sind Beispiele aus meiner Praxis beigefügt, um dem Leser eine Vorstellung davon zu vermitteln, was sie auslösen können und wie damit umgegangen werden kann. Dies sind subjektive Veranschaulichungen; jede Gruppe, jedes Individuum reagiert verschieden. Auch Fragen grundsätzlicher Art, soweit sie mir als Hintergrundinformation wichtig erscheinen, werden angesprochen.
Der Leser möge jedoch bedenken, daß ein Buch niemals Erfahrung vermitteln kann. Diese ist aber unerläßlich, um die beschriebene Arbeitsform nachvollziehen und mit Gewinn anwenden zu können. Niemand kann Flöte spielen, geschweige denn, es lehren, wenn er nur ein Buch darüber gelesen hat. Niemand weiß, wie Skifahren ist, wenn ihm ein anderer davon erzählt, mag er es auch noch so anschaulich beschreiben. So möchte ich jedem, der sich ernsthaft für diese Arbeit interessiert, anraten, selbst an einer Kunst- oder Gestaltungstherapiegruppe teilzunehmen. Mittlerweile gibt es im deutschsprachigen Raum ein wachsendes Angebot an Selbsterfahrungs-, Fortbildungs- und Ausbildungsgruppen.
Die Übungen, die das Buch beschreibt, sollten niemanden dazu verleiten, Therapeut sein zu wollen, der darin keine Ausbildung hat. Vor allem sollte niemand das Material dazu benutzen, sein eigenes Geltungs- oder Machtbedürfnis zu befriedigen. Im Zentrum der

Aufmerksamkeit muß immer das Kind, der Jugendliche bleiben. Um das zu überprüfen, ist es nützlich, sich öfter die Frage zu stellen: Warum tue oder sage ich dieses? Ist es wirklich für das Kind oder ist es für mich selbst? – Oft ist das schwer zu unterscheiden, weil die Dynamik von Egoismus und Egozentrik sich so auswirkt, daß sie schwer selbst erkannt werden kann. Deshalb empfehle ich jedem, dessen Beruf es ist, mit anderen Menschen „helfend" zu arbeiten, von Zeit zu Zeit eine Supervisions- oder Balintgruppe zu Rate zu ziehen, deren Ziel es ist, die unbewußte Dynamik aufzudecken, die sonst unerkannt die Beziehung zum Klienten bestimmt. Wer zum Ziel hat, *therapeutisch* mit dem Medium der Gestaltung zu arbeiten, kann nicht daran vorbei, sich gründlich in einer therapeutischen Methode ausbilden zu lassen.

*Gertraud Schottenloher*

Wo ist die Weisheit, die wir im Wissen verloren haben,
wo ist das Wissen, das uns in der bloßen Information abhanden kam?
*T. S. Eliot*

## Malen und Gestalten als Prozeß der Selbstfindung

Zuallererst ist Malen und Gestalten mit Freude verbunden. Aus diesem Grunde biete ich es so gerne an, besonders, wenn Menschen innere Wunden und Störungen mit sich tragen. Freude erhöht das Selbstvertrauen und eine positive Einstellung zum Leben. Beides gehört zum Erbrecht des Menschen, um das er heute mehr und mehr betrogen wird.

Wenn ich zu Pinsel und Farbe greife, geschieht das mit Freude, falls ich dabei frei von dem Gedanken bin, eine Aufgabe erfüllen oder eine Leistung vollbringen zu müssen. Je tiefer ich in den Malprozeß gleite, umso mehr verschwinden Überlegungen, warum ich es tue, wie ich es mache, wie ich mich fühle. Wenn ich mich wirklich versenke, hört das Denkkarussell im Kopf auf, das sich sonst die meiste Zeit dreht, oft ohne daß ich es bemerke. Es wird Stille. Ich bin total im Augenblick, total aufmerksam im Prozeß des Gestaltens, des Verwandelns von Form und Farbe. In dieser Stille, diesem Zustand von Aufmerksamkeit und Versenkung – jenseits der Gedankenmühle – steigt tiefes Wissen in uns auf, das sich im Gestaltungsprozeß formt, wobei es sich der Vernunft entzieht, da seine Sprache andere Dimensionen hat.

Gegenwärtig in diesem Prozeß ist das Material, meine innere Welt und ein inneres und äußeres Bild, das in Beziehung zum Gestaltungsvorgang steht. Ich bin konfrontiert mit den Eigenschaften des Materials, das mich an meine Gestaltungsgrenzen zwingt, konfrontiert mit der Suche nach dem Wesen dessen, was ich darstellen will, denn eine oberflächliche Betrachtung ermöglicht vielleicht Nachahmung, aber keine Gestaltung.

Gestaltung hat mit Erkennen zu tun. Was ich gestalte, erfahre ich auf einer tieferen Ebene als auf der der flüchtigen äußeren Form, ich erfasse es in einer tieferen Gesetzmäßigkeit als der der äußeren Erscheinung. Davon zeugen alle Werke großer Künstler. Deshalb ist Kunst universal, weil wir alle in irgendeiner Weise teilhaben an der Gesetzmäßkeit, die sich in ihr offenbart.

Dieses Buch handelt nicht von Kunst, und es will nicht dazu anregen, Kunst zu schaffen. Es zielt nicht auf deren universalen Charakter, sondern bleibt auf der individuellen Ebene. Es sondert aus diesem großen Bereich die kleine Erfahrung heraus, daß im Gestalten tieferes

Wissen zugänglich wird, daß sich dabei das Verhältnis zu dem, was ausgedrückt wird, verändert, indem gelernt wird, es tiefer zu verstehen, nicht primär mit dem rational-analytischen Verstand, sondern auf eine ganzheitliche Weise.
Gestalten wird als pädagogische Hilfe angeboten, als Möglichkeit, Selbst-„Verständnis", inneres Wachstum und die Fähigkeit zur Selbst-Heilung zu entwickeln.
In einer immer stärker technokratisch und äußerlich, materiell orientierten Welt sollen dem Pädagogen Anregungen vermittelt werden, Kindern und Jugendlichen Wege zu zeigen, die sie in ihre Welt führen, die sie integrieren, statt sie immer mehr zu zersplittern, zu verwirren und hilflos zu machen. Es ist ein Weg, der ihnen Unabhängigkeit gibt, denn die Erkenntnisse formulieren sie bildnerisch selbst. Es ist ein Weg, das eigene innere Wissen zu entdecken. Der Erzieher hilft nur, die Sprache zu verstehen, den Schlüssel hat das Kind selbst. Gestalten zu können, schöpferisch zu sein, ist eine Form von Unabhängigkeit, was sich umso mehr auswirkt, je älter ein Kind ist. Unabhängigkeit auch vom Geschaffenen, denn wenn ich schöpferisch bin, kann ich immer wieder erschaffen und brauche mich nicht an das Alte zu hängen. Dies ist das erste Fundament der Kunst- und Gestaltungstherapie. Durch Gestalten lerne ich mich besser kennen, und kann gleichzeitig Geschehenes verarbeiten. Der Akt, der das Innere in die äußere Welt bringt, modifiziert die Innerlichkeit, reinigt sie gewissermaßen von Spannungen und energetischen Staus, führt aus passiver Ohnmacht, Sich-Verschließen, in sinnvolles Handeln, das durch die Gestaltung mehr ist als Abreagieren, mehr als ein Ventil. Es öffnet die Möglichkeit der Selbstheilung. Das ist das zweite wesentliche Moment, welches sich die Kunst- und Gestaltungstherapie zu eigen macht. Zum dritten wird im Gestaltungsprozeß selbst und im Endprodukt die Innenwelt sichtbar und auch für andere Menschen verstehbar. Ausgehend vom Gespräch über die Gestaltungen, kann das aus dem Unbewußten stammende Material durchgearbeitet werden. Dies weist oft über das Persönliche hinaus, denn im Sinne C. G. Jungs können die aufsteigenden Bilder einer überpersönlichen seelischen Energie entspringen. Mit dieser wieder verbunden zu werden, heißt sein wahres „Selbst" zu finden.

## Kunsttherapie – Gestaltungstherapie

Im deutschsprachigen Raum hat sich bisher der Begriff *Kunsttherapie* weniger durchgesetzt. Im Gegensatz zur *Gestaltungstherapie* geht es ihr „weder primär noch ausschließlich um die Erschließung des Unbewußten. ... Dementsprechend spielen *pädagogische* und *ästhetische* Werte eine Rolle" (E. Biniek, 1982, S. 144). Für die tiefenpsychologisch orientierte Gestaltungstherapie (engl.: dynamically oriented art therapy, siehe M. Naumburg) hingegen ist das Gestalten vor allem eine Möglichkeit, durch die Unbewußtes sichtbar und somit bearbeitet und integriert werden kann. Dabei kommt der Sprache eine bedeu-

tende Rolle zu. In der Kunsttherapie steht der *Prozeß* des Gestaltens im Vordergrund und die Hypothese, daß dieser Prozeß selbst therapeutischen Charakter hat.
In Deutschland steht die tiefenpsychologisch orientierte Gestaltungstherapie vor allem unter dem Einfluß des Gedankenguts der analytischen Psychologie C. G. Jungs. An der Entwicklung der Kunsttherapie (art therapy) in Amerika waren sehr viel stärker als in Deutschland bildende Künstler beteiligt (Edith Kramer u. a.). Der Anspruch von *Psycho*therapie steht weniger im Vordergrund. Meiner Ansicht nach sind beide Aspekte für die Pädagogik, besonders die Heilpädagogik, eine Bereicherung. Jedoch ist Vorsicht geboten, wo vor allem der kunsttherapeutische Ansatz zu einer Modeerscheinung wird, die das uralte Gestaltungsbedürfnis des Menschen, das heute wenig Erfüllung findet, vermarktet.
In der Praxis integriere ich Kunst- und Gestaltungstherapie mit anderen Wegen und Zugängen zum Selbst wie geleiteten Phantasien, Bewegung, Bioenergetik, Yoga, Atemübungen, Rollenspielen. Es erscheint mir beim Kind unnatürlich, eine Form aus anderen herauszulösen, da Kinder ihre Einheitlichkeit meistens noch nicht verloren haben und auch rasch ermüden, wenn eine Seite zu sehr betont wird. Ich denke dabei vor allem an die Situation von Erziehern, die die Kinder wenigstens einen halben Tag lang betreuen. Es sollte für sie möglich sein, die Anregungen, die dieses Buch gibt, organisch in ihr Tagesprogramm aufnehmen und sie mit anderen Formen ihres Angebotes verbinden zu können.
Es ist sehr wesentlich, wie ich mit dem umgehe, was Kinder und Jugendliche von sich zeigen, wenn sie ihre innere Welt sichtbar machen. Ein Erzieher oder Lehrer muß, wenn ihm vom Kind die Projektion seines Innenlebens anvertraut wird, vorsichtig in seiner Antwort sein. Es ist mächtiges und hochexplosives Material. Ich selbst versuche in Worte zu fassen, was ich sehe, aber nicht meine Interpretationen und Deutungen dazu zu geben. Letztere können mir Hilfsmittel für meine Überlegungen sein, wie ich im Prozeß mit dem Kind oder den Kindern weitergehen werde. Ich muß jedoch stets bedenken, daß auch ich projiziere, d. h. mein eigenes Innenleben sich in meine Wahrnehmung der äußeren Welt mischt und ich eventuell ein Kind mit meinen Interpretationen von seinem Weg wegführe.
Ein Prinzip, das ich in der Weiterarbeit mit Bildern viel verwende, ist aus der Gestalt-Therapie übernommen, die von Fritz Perls entwickelt wurde (F. Perls, 1976). Er geht davon aus, daß alle unbewußten Äußerungen, z. B. eines Traums, Teile des Selbst sind. Neurosen entstehen dadurch, daß „unerledigte" Anteile, z. B. eines Konflikts, abgespalten und verdrängt werden. Um diese Teile dem Bewußtsein zugänglich zu machen, zu „erledigen" und zu integrieren, läßt er den Klienten nacheinander alle diese Teile sein, läßt ihn als diese sprechen, handeln und erleben. Diese Inszenierung der „inneren Tragödie" ermöglicht es, abgespaltene Teile der Persönlichkeit sich wieder zu eigen zu machen, sie wieder zu „besitzen", sich zu runden. In diesem Sinne können Bilder wie Träume behandelt werden. Verstreut in diesem Buch sind Beispiele für diese Technik zu finden.

# Teil I

# Reise nach innen – der einzelne und sein bildnerischer Ausdruck

## 1. Phantasie und bildnerisches Gestalten

### Phantasie und Konfliktbewältigung

„Dies ist das Meer" – er meinte den Teppich, „und das sind die Schiffe" – viereckige Holzklötze. „Sie fahren übers Meer – weit weg –" und er setzte die Figuren, mit denen er während der fast zweijährigen Therapie am meisten gespielt hatte, auf die Klötze. „Der Wind weht und weht die Schiffe fort. Hier, die bleiben am Ufer und winken und weinen." Die, das waren zum Teil Klötze, zum Teil Figuren, die während der zwei Jahre immer wieder den unterdrückenden, teilweise klischeehaften Widerpart gespielt hatten, wie z.B. eine Plastik-Männerpuppe im Barby-Stil.

Wenn ich an diese Szene denke, bin ich noch heute, nach sechs Jahren, sehr bewegt. Es war die letzte Therapiestunde mit einem siebenjährigen, ehemals verwahrlosten, seinen Trieben ausgelieferten Zigeunerjungen. Ich war wehmütig und voll Freude zugleich; wehmütig, weil mich der Abschied und die zarte Poesie der Szene berührten, freudig, weil ich an dem Spiel sehen konnte, wie sehr die positiven Kräfte in Arnos Seele geweckt waren.

„Wo fahren sie hin?" „In ein neues Land." „Sie sind alle ein bißchen du, die da auf den Schiffen sind."

„Ja. Und ich bin stark jetzt. Und ich werd den Indianern helfen." Indianer sind für Arno, wie für die meisten Kinder, Symbol der unterdrückten Lebenskräfte.

„Und die läßt du zurück?" „Ja, die brauch ich nimmer, die haben mich gequält." Er deutet auf die Plastikfigur, die in den Spielen seinen sehr ablehnenden, harten, strafenden Stiefvater verkörpert hatte. Gleichzeitig ist sie Symbol für seine Strafangst und die strafenden, unterdrückenden Tendenzen in ihm selbst, die er durch das Vorbild des Stiefvaters verinnerlicht hatte. Um seine Zuneigung hatte er sich verzweifelt bemüht, bis zu einem Grad, bei dem er bereit war, sein eigenes Selbst aufzugeben.

„Wie sieht es in dem Land aus, in das sie fahren?" Er blickte sich um und nahm ein weißes Blatt Papier, legte es in einigen Abstand von den „Schiffen". „So. Da ist noch gar nichts, da können die alles bauen. Und der Wind weht sie ganz von selbst dort hin." Zögernd: „Ein bißchen komisch ist ihnen schon." Plötzlich entschlossen: „Aber der kommt da nicht hin." Nimmt den Plastikmann und setzt ihn mit dem Rücken zu den Schiffen. „Der sieht es gar nicht."

„Geht es dir auch so, daß du etwas Altes verläßt und

auf etwas Neues zugehst?" „Ja: die Schule (Arno wurde in sechs Wochen eingeschult). Der hat nicht recht (meint den Stiefvater), ich schaff es schon." „Ist die Schule ein bißchen wie das ?" Ich deute auf das weiße Blatt. „Ja." „Wo alles möglich ist, sogar, daß du es schaffst?" „Ja."
Hier war ein entscheidender Wandel geschehen. In diesen zwei Jahren hatte der Junge zum erstenmal ein so klares Bild von seiner Situation. Er konnte seine Fähigkeiten und seinen Selbstwert deutlich spüren und ausdrücken, unabhängig von der Meinung des Stiefvaters, und er konnte zum erstenmal Gegenstände (Bauklötze, Blatt Papier) unabhängig von ihrer gewöhnlichen Funktion benutzen, um ein inneres Bild auszudrücken.

Bereits einige Sitzungen früher hatte er einen ähnlichen Markstein gesetzt. Er, der selten Geduld hatte zu malen, sondern immer in Bewegung war, griff spontan zu Stiften. Es entstand das „Kanonenbild", das er mir als Geschenk malte *(Abb. 2 S. 15)*. Ein grüner Mann beschießt mit einer Kanone und grünen Kugeln eine grüne Frau. Eine rote Kanone beschießt mit schwarzen Kugeln ein rotes Haus. Weder Haus noch Frau werden zerstört. Im Gegenteil: Die Frau fängt die Kanonenkugeln auf, als handelte es sich um ein Spiel. Und das ist auch der Fall – die phallusartige Form der Kanonen macht dies deutlich. Die Kugeln treffen das Haus – ein weibliches Symbol – nicht irgendwo, sondern genau in Tür und Fenster. Es war das erste Mal, daß Arno seinen sexuell-aggressiven Impuls gestaltete. Er löste das sonst wesentlich direkter und brutaler: Den Erzieherinnen riß er einige Male blitzschnell die Bluse vom Leib; mir versuchte er öfter angriffsartig unter den Rock zu gelangen. Diesmal erhielt ich ein „Angebot", das keine Vergewaltigung, sondern ein Geschenk war. Arno hatte seinen Impuls in ein Bild umgesetzt, was eine neue Form von Beziehung zwischen uns ermöglichte.
Die aktive innere Vorstellungskraft ist eine wesentliche Fähigkeit für das seelische und geistige Wachstum des Menschen. In ihr liegt zudem eine große Kraft der Selbstheilung. Geistig und emotional gut entwickelte Kinder benutzen diese Fähigkeit in ihren Phantasien und Spielen. Viele ihrer Spiele dienen der Konfliktbewältigung.
Dazu gehört, daß diese Fähigkeit jederzeit spielerisch benutzt werden kann, ohne nach Sinn oder Zweck zu fragen. Viele Kinder, vor allem der Unterschicht und unteren Mittelschicht, in der man sich nicht über das „originelle" Kind freut, stoßen dabei auf große Schwierigkeiten.
So kam eine verzweifelte Mutter zu mir in die Sprechstunde, die darüber klagte, ihr Kind sei verrückt. Als ein Beispiel führte sie an: Sie steht in der Küche und macht Knödel. Die kleine Claudia (fünf Jahre) steht daneben und „hilft". Plötzlich sagt sie : „Spiel' ma, die Knödel sind rot und grün. Die roten gehören dir." Je mehr sich ein Kind vorstellen kann, die Dinge seien nicht so, wie sie erscheinen, umso mehr Freiheitsgrade hat es für seine innere Entwicklung. Es kann sich dann auch eher vorstellen, daß andere Menschen anders sind und reagieren als seine Familie. Das macht es frei, dort tabuisiertes Verhalten außerhalb der Familie zu erproben. Ein neuralgischer Punkt gestörten Verhaltens bei Kindern aus krankmachendem Familiensystem ist die Tatsache, daß jedes Kind – meist auch noch der Erwachsene – glaubt, alle Menschen seien und dächten wie die Eltern, die ganze Welt sei wie das eigene Familiensystem. So wird das Verhalten, das

*Abb. 1 (20 × 14,7 cm): Mädchen, 16 (Text S. 22)*
*Abb. 2 (24,5 × 17 cm): Arno, 7*

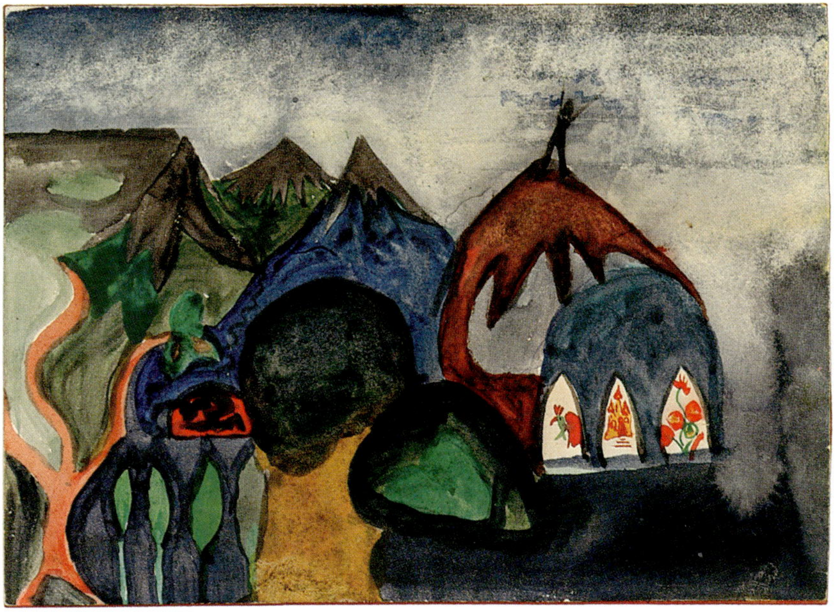

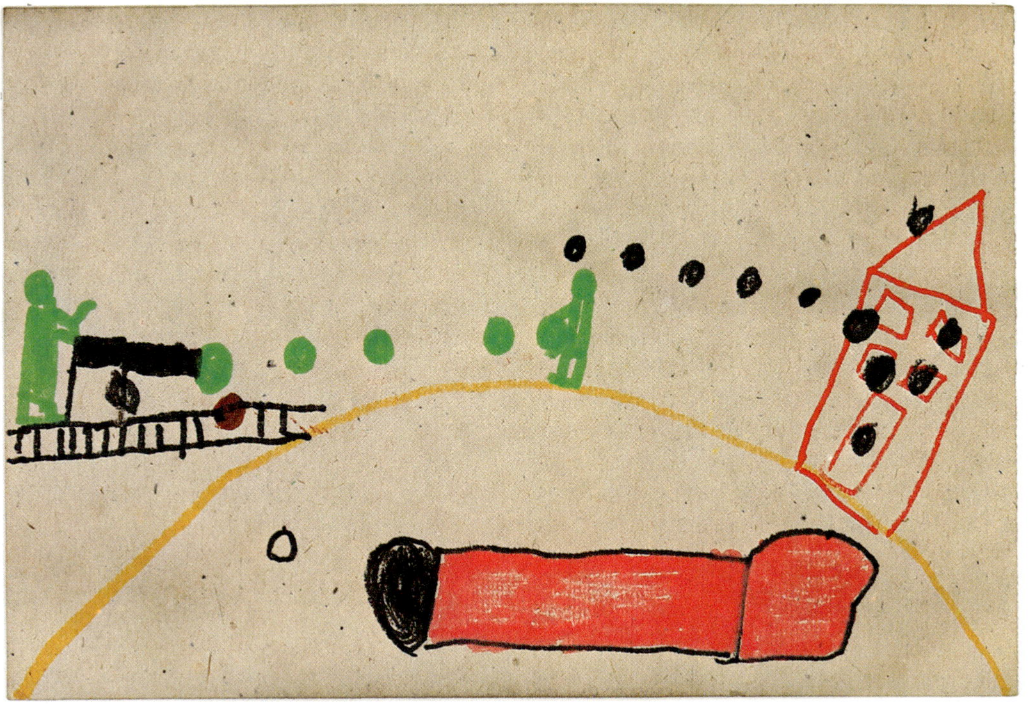

dort angepaßt ist, in andere Systeme getragen und erscheint dort gestört, weil das System, in dem es entstanden ist, gestört ist. Z. B. muß das Kind, das sich angstvoll versteckt, sobald ihm etwas zerbrochen ist, begreifen, daß es nicht überall Prügel dafür bekommt.

Ein wichtiger Schritt ist, daß das Kind zunächst lernt, in der Phantasie diesem Teufelskreis zu entkommen. Der Erzieher oder Therapeut kann es darin unterstützen, wie folgendes Beispiel zeigt: Gabi, eine verwahrloste Siebenjährige, sollte in ein heilpädagogisches Heim kommen, da ihre Mutter nicht in der Lage war, ausreichend für sie zu sorgen. In den therapeutischen Einzelsitzungen wollte ich sie darauf vorbereiten. Es war unmöglich, mit ihr darüber zu sprechen. Sie weigerte sich vollkommen, ihre Heimunterbringung zur Kenntnis zu nehmen, und tat so, als wäre nichts. Da forderte ich sie auf, zu zeichnen, wie sie sich vorstellte, daß es dort aussehen werde. Sie nahm Papier und zeichnete energisch den Grundriß eines Hauses, dann „ihr" Zimmer, dann zögerte sie. „Haben die auch Betten zum Schlafen?" „Ja. Und eines ist schon bestimmt für dich." Nach einer Weile sage ich: „Die Frau S. (die Heimleiterin, die Gabi bereits kennt und sehr mag) freut sich schon auf dich." Gabi ist äußerst erstaunt. „Freut? Auf mich?" Sie schweigt längere Zeit sehr nachdenklich. Dann: „Darf ich dann bei der Frau auch im Bett schlafen?" In dieser Frage kam ihre Sehnsucht nach Nestwärme durch, die sie sich als Zweijährige dadurch befriedigt hatte, daß sie sich gemeinsam mit den Jungen unter eine Schäferhündin legte, während ihre Eltern sie bereits durch Polizei suchen ließen!

Sie versuchte an ihrem Bild weiterzuzeichnen, was nicht gelang. Plötzlich sagte sie: „Ich schreib der Mama einen Brief. Schreib!" Sie selbst kann noch nicht schreiben, fährt aber heftig mit ihrem Stift übers Papier, während sie erregt hervorstößt: „Böse, böse Frau, ich bring dich um, immer ärgerst mich, ich bring dich um. Ich will dich nimmer sehen. Böse, böse. Ich geh nimmer heim. Ich will nimmer heim. Ich geh fort, ganz fort. Fertig."

Ich schreibe mit. „So, lies mir vor!" Ich lese. „Gut." Sie seufzt befriedigt. „Gib mir Feuer!" Sie verbrennt den Brief. Mit einem Seufzer der Erleichterung sieht sie ihn zu Asche zerfallen, als hätte sie etwas erledigt.

Dann nahm sie ihre Zeichnung wieder und wurde sehr lebhaft: „Gibt es dort Tiere? Gibt es Hunde?" Eine Menge Fragen stürzte auf mich ein; plötzlich war sie sehr interessiert, als hätte sich ein Knoten gelöst. Bisher hatte sie meist überbetont von der lieben Mama gesprochen und sie in ihren Spielen bekocht und versorgt, in der Rolle des Vaters. Nie, nie wollte sie sich von ihr trennen. Nur in den Puppenspielen wurde sichtbar, was sie durch die „liebe Mama" alles erlitt. Erst nachdem die negativen Gefühle der Mutter gegenüber sich ausdrücken konnten, konnte sie mit Interesse in eine Zukunft ohne Mutter blicken und sich ein Bild von dieser machen, das nicht durch alte Annahmen verstellt war. Sie fragte weiter: „Krieg ich da auch ein kleines Radio und ein Radl? – Auf den Pferden will ich auch reiten!" Dann machte sie ein ganz ernstes Gesicht und sagte: „Ich will da aber auch arbeiten, ich mach den Mist weg von den Pferden!" Ich forderte sie auf, ein Bild von Frau S. zu malen, und sie malte mit großer Hingabe und Anstrengung das Bild einer „schönen" Frau.

*Abb. 3 (39,5 × 29,7 cm): Helmut, 4 (Text S. 18)*
*Abb. 4 (29,7 × 21 cm): Jonas, 9 (Text S. 18)*

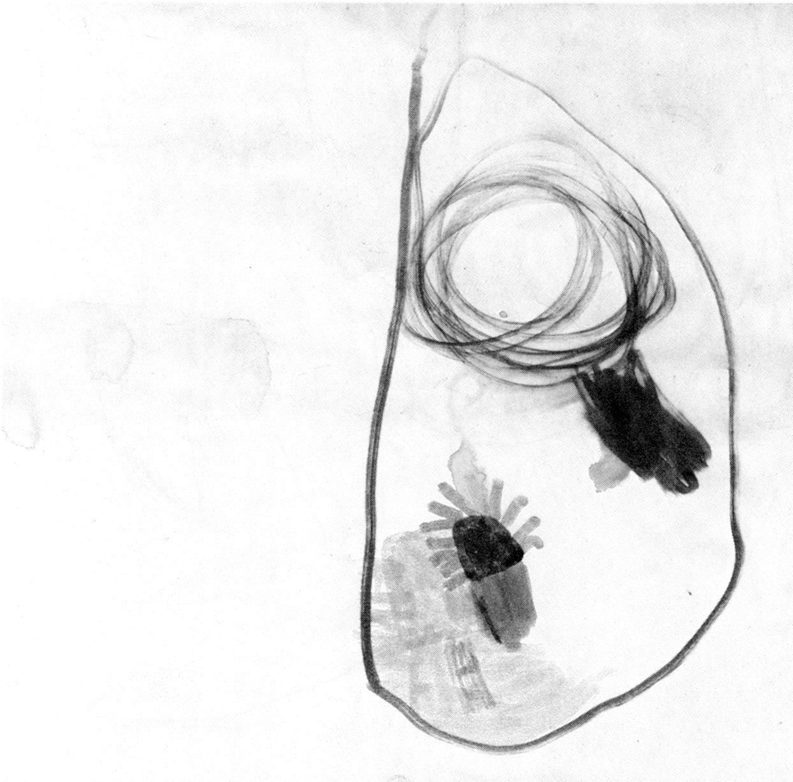

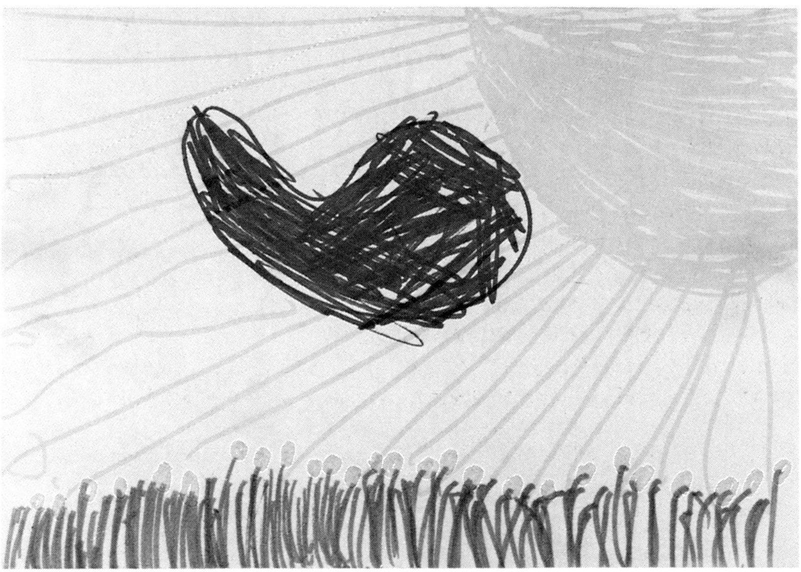

**Bildnerischer Ausdruck von Konfliktsituationen**

Einige Bilder mögen zeigen, wie stark sich unbewußt die Lebenshaltung und die psychische Situation eines Kindes im Bild zeigen. *Abb. 3 S. 17 und Abb. 5 S. 19* sind beide spontan von Vierjährigen entstanden und stellen sie selbst dar.

Das erste Bild stammt von einem sehr abhängigen Jungen, Helmut *(Abb. 3).* Er stellt sich in einer Art Blase dar. Obwohl das Bild ausdrücklich nur „Helmut" zeigt, befinden sich in der Blase zwei Figuren, nämlich eine kleine (Helmut) und eine größere, die „Mami". Dies spiegelt Helmuts psychische Lage. Er scheint noch immer mit einer (unsichtbaren) Nabelschnur umherzulaufen, will sich von Mutters Schoß nicht entfernen, weint ohne sie, verweigert jede Aktivität und sieht aus wie ein zu groß geratenes Baby. Die Mutter, alleinstehend, klammert sich umgekehrt an ihn. Auf der psychischen Ebene leben beide, als wären sie eins.

Das zweite Bild zeichnete ein sehr selbständiges Mädchen *(Abb. 5).* Sie steht allein in einem hellen, weiten, offenen Bildraum, ganz in Gelb gehalten, bereit, auf die Dinge zuzugehen. Noch fehlen ihr die Arme, aber es besteht kein Zweifel, daß diese wachsen werden. Anschließend malte sie sich einen „Garten" dazu *(Abb. 6 S. 19),* der für sich steht, den sie jederzeit betreten und verlassen kann. Sie scheint das Problem „Abhängigkeit – Unabhängigkeit" gut gelöst zu haben.

Läßt man Kinder und Jugendliche Geschichten zu ihren spontanen Bildern erzählen, wird ein verbaler Zusammenhang geschaffen, der Deutung und Interpretation des Bildes durch den Gestalter selbst geschehen läßt. Einige Beispiele (weitere sind auf S. 36 ff. zu finden) sollen zeigen, wie anschaulich Kinder durch Kommentare und Geschichten ihre Probleme darstellen und ihre Bilder deuten können. Diese Form ermöglicht es auch dem tiefenpsychologisch ungeschulten Pädagogen, mit dem Kind in ein Gespräch über seine unbewußten Konflikte und Wünsche zu kommen. Dabei schiebt sich der Erwachsene mit seinen eigenen Vorstellungen und Projektionen nicht zwischen Kind und Bild. Er hilft diesem, im Medium der Sprache auszudrücken, was durch das Malen im Unbewußten oder Vorbewußten angeregt und bereit ist, sich zu zeigen. Die Erfahrung hat gelehrt, daß dem Kind dabei verdeutlicht werden muß, daß es durch Bild und Geschichte *seine* Problematik mitteilt, damit es diese als die eigene erkennen kann (vgl. S. Fraiberg, 1975, S. 43 f.).

Jonas, neun Jahre alt, zeichnet spontan eine Blumenwiese, eine große Sonne und eine blaue Wolke und sagt dazu: „Und da stößt die Wolke mit der Sonne zusammen..." *(Abb. 4 S. 17).* Man kann nun überlegen, was geschieht, wenn eine Wolke mit der Sonne zusammenstößt: Die Wolke verdampft! Die Blumen blühen weiter, die Sonne scheint weiter und bemerkt die Vernichtung der Wolke vermutlich nicht einmal. Nur die Wolke fehlt.

In diesem Bild repräsentiert die Sonne Jonas Vater, die Blumenwiese, die „heile" Welt der Stiefmutter. Keine der roten Blumen läßt das Köpfchen hängen, alle stehen aufrecht in Reih und Glied, ordentlich nebeneinander. Die Sonne ist mit gleichmäßigen Strichen gelb gemalt. Nur die Wolke ist in der Strichführung unruhig und durchkreuzt, in ihrem Inneren verworren. Sie schwebt zwischen Wiese und Riesensonne und hat naturgemäß keinen Boden unter den Füßen. Sie repräsentiert Jonas und zeigt seine Hilf- und Formlosigkeit, die sich harten Formen anpaßt. Sie zeigt vom Strich her Dynamik und Kraft,

*Abb. 5 (38,3 × 27,5 cm): Mädchen, 4*
*Abb. 6 (38 × 28 cm): Mädchen, 4*

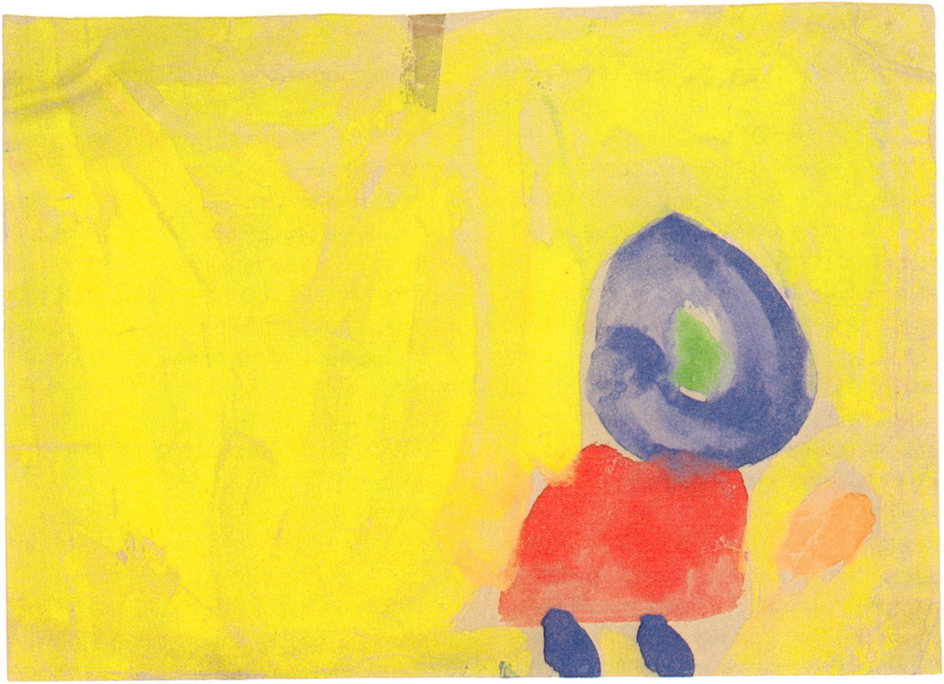

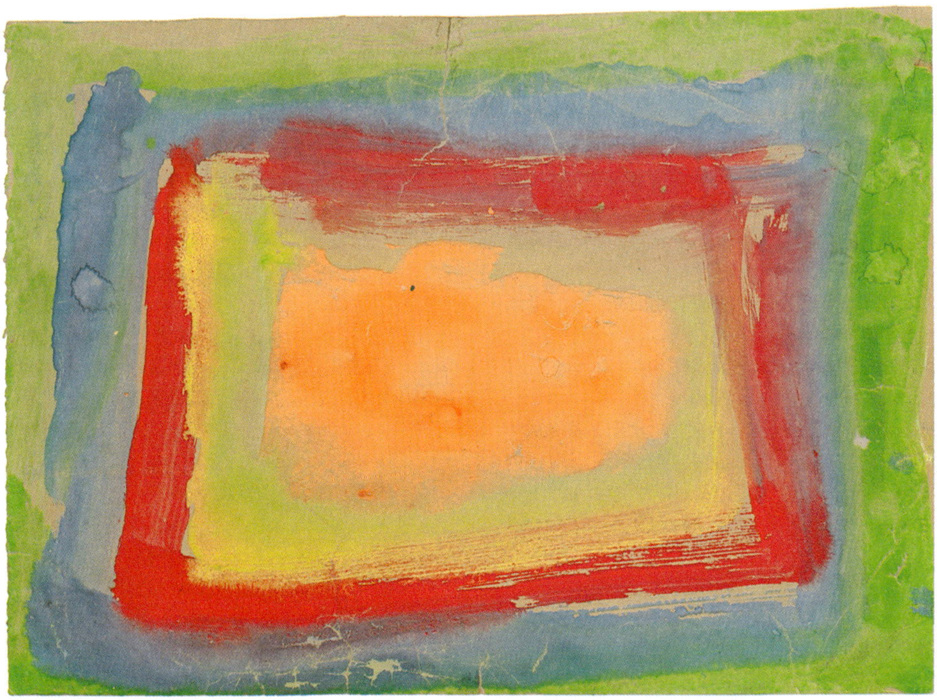

vom Inhalt vor allem Ohnmacht. Wenn sie (er) sich zusammenballt und mit dem Vater, der übermächtigen Sonne, zusammenstößt, wird sie (er) unmerklich aufgelöst, und die Welt (Familie) kann in ihrer scheinbaren Heiterkeit, ohne Trauer und Wut, bestehen bleiben. Eine positive Auseinandersetzung aber bräuchte Jonas, um Boden unter den Füßen zu finden. Dieses Bild gibt viel Stoff, um mit Jonas und seiner Familie an ihren Beziehungen und Konflikten zu arbeiten.

Tanja (neun Jahre) malt spontan das Giraffenbild *(Abb. 7 S. 21)*. Sie sagt dazu: „Ich führe ein Kunststück vor auf der Giraffe. Ich hab viele Zuschauer, und alle finden mich wunderschön. Ich strenge mich sehr an und habe deshalb so einen roten Kopf. Meiner Giraffe geht's nicht gut, sie ist krank. Sie hat Halsschmerzen und einen Schnupfen. Ihre Nase tropft. Deshalb hat sie ein Halstuch an und eine Mütze auf. Sie kann sich nicht so schnell bewegen, und das ist gut für mich; da fall ich nicht runter."

Schaut man sich Tanjas Realität an, sieht man, daß es ihr selbst gar nicht gut geht. Sie versucht das jedoch mit allen Mitteln zu verbergen, was sie große Anstrengungen (roter Kopf!) kostet. Von ihren sonstigen Schwierigkeiten abgesehen, ist sie das einzige Mädchen in der Klasse und Außenseiterin. Niemand will mit ihr spielen, obwohl sie sich große Mühe gibt, „Kunststücke" zu machen, um interessant und attraktiv zu sein. Im Bild versinnbildlicht die Giraffe den Teil von ihr, der krank ist und leidet. Wie elementar dieser Teil ist, wird daran sichtbar, daß er ein Tier darstellt, das sie trägt. Es wird Tanja erleichtern, wenn man anhand des Bildes mit ihr darüber spricht, daß sie unter ihrer Situation leidet und daß sie die Anstrengung, es zu verbergen, aufgeben darf.

Die *Abb. 10a–k S. 25* zeigen, wie der siebenjährige Stefan ganz von sich aus, ohne Aufforderung oder Anregung, sich mit seiner Angst vor Gespenstern auseinandersetzt. Er zeichnet das Buch von der Geisterbahn und diktiert den Text dazu. Die „Rahmenerzählung" ist mit braunem Filzstift gemalt, der Teil der Gespenster, Krokodile, Hexen und Seeräuber in schwarzer Farbe.

Beim spontanen Malen tauchen sehr häufig aggressive Motive auf, auch und gerade bei Kindern, die sonst sehr zurückhaltend sind. Ulrike, acht Jahre alt, malte mit Wasserfarben *(Abb. 12 S. 27)*. Sie erzählte dazu: „Die hauen sich gegenseitig. Sie hauen sich so fest, daß sie alle bluten. Einer hat gelacht, da ist der andere wütend geworden und hat gehauen. Ganz fest. Die Haare gezogen, bis sie eine Glatze haben. Ende."

Michael (sieben Jahre) kommentierte seine Katze *(Abb. 11 S. 27)*: „Das ist eine wilde Katze. Sie ist gefährlich, sehr gefährlich. Sie kann zubeißen. Wo sie beißt, wird's furchtbar bluten." Der Körper der Katze ist sehr steif und hart, ihr Schwanz spitz, die Füße mehr Haken als Pfoten. Das Gesicht ist furchterregend.

Der zwölfjährige Sven ist sehr zart, klein und zierlich. In seinen Wunschphantasien ist er ein Ufowesen *(Abb. 13 S. 29)*, das mit Laserstrahlen Dinosaurier und Krokodile bekämpft. Mit roter Farbe zeichnet er die verletzenden Strahlen. *Abb. 9 S. 23* zeigt, wie er schießt. Die roten Striche sind seine Schußlinien, die sich gegen Menschen und Vogelmenschen richten. Es wird auch zurückgeschossen, was er mit Hilfe von Pfeilen veranschaulicht. Seine Schüsse jedoch sind in der Überzahl.

Ein brutales Bild von Aggression zeigt *Abb. 8 S. 23*. Hajo ist zwölf Jahre alt. Er besucht die Sonderschule für erziehungsschwierige Kinder. Oft bringt er

*Abb. 7 (29,7 × 42 cm): Tanja, 9*

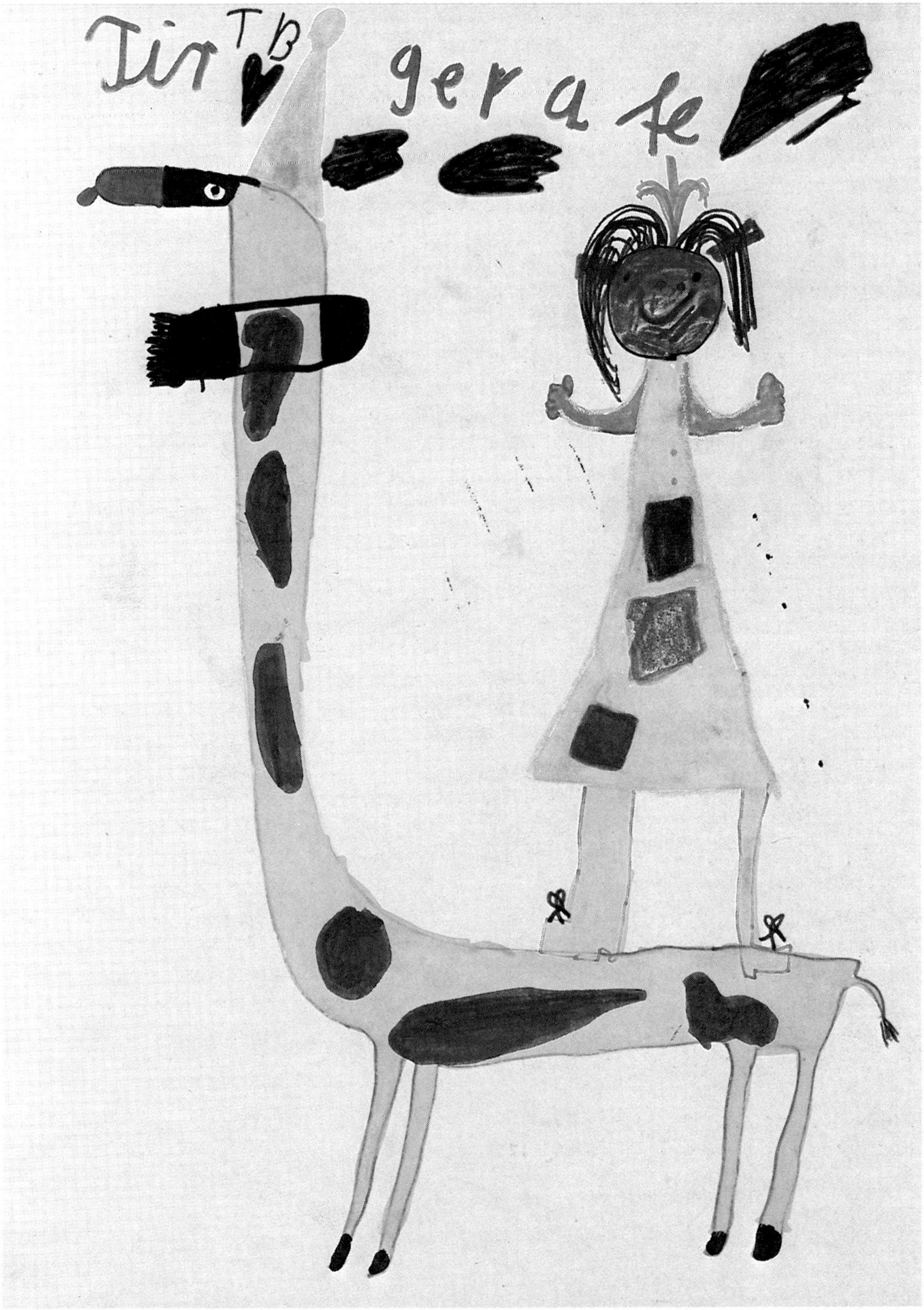
Tir
gerafe

Kriegsspielzeug mit, als Schulranzen einen Munitionskasten der Bundeswehr. Auf dem Spielzeug ist das Militär-Kreuz, das auch auf der Zeichnung zu sehen ist. Ein drachenartiges Gebilde ist Ausgangspunkt der chaotischen Aggressionen. Unter fast allen roten Linienknäueln ist ein Mensch verborgen, rot, zerschossen. Wahllos scheint es alle zu treffen. In Schwarz auch den Drachen selbst. Unwillkürlich drängen sich Rockerassoziationen auf. Die Ungestaltetheit und Undifferenziertheit des Bildes (die im Vergleich mit *Abb. 9 S. 23* leicht erkennbar ist) läßt vermuten, daß eine konstruktive Arbeit mit diesem Kind sehr schwierig sein wird.

Für alle ist es eine große Hilfe, das Furchteinflößende, das in ihnen steckt, in eine sichtbare Form zu bringen. Es hilft, das angstmachende Geschehen von dem zu trennen, was wir nur darüber denken. Es ist eine große Schwierigkeit, mit den eigenen, schreckenerregenden Gedanken fertig zu werden. Wird ihnen eine sichtbare Form gegeben, ist es leichter, die Dinge, die wir fürchten, zu verstehen und zu bewältigen. Es ist wichtig, zu erkennen, daß vieles, was ich „draußen" fürchte, in Wirklichkeit in mir ist. So hat z.B. die Angst vor Gespenstern ihre Wurzel meistens in eigenen, nicht zugelassenen Aggressionen, die nach außen projiziert werden und dort furchteinflößend erscheinen oder bekämpft werden. Im Bild können alle zornigen Impulse sichtbar werden, ohne daß jemand verletzt wird. Dies kann dazu beitragen, daß sie weder in der Tiefe der Seele vergraben, noch ausgetobt werden müssen.

Einen eindrucksvollen und anregenden Bericht über die Konfrontation mit dem „Bösen" einer Kindergruppe anhand ihrer Bilder gibt Christiane Lutz in ihrem Buch „Kinder und das Böse" (1980).

Sehr nah neben dem „Bösen" liegen Schuldgefühl, Angst und Depression. Auch dies schlägt sich im Bild nieder. Das Bild einer Sechzehnjährigen *(Abb. 1 S. 15)*, die unter Depressionen leidet, zeigt sehr deutlich ihren inneren Zwiespalt. Die etwas düstere, traumähnliche Landschaft besteht vor allem aus weiblichen Symbolen, deren Rundungen sich zum Teil abweisend und grau zuspitzen: Bergspitzen wie Brustwarzen. Sie selbst ist dreimal zu sehen. Einmal im linken Teil des Bildes, wo sie in einer engen, roten Höhle in embryoartiger Haltung hockt, in der die Geborgenheit zum Gefängnis wird. Die Höhle bietet nur mühsam Schutz gegen die einbrechende Dunkelheit, die sich bereits um ihren Rücken legt. Die zweite Figur, die sie symbolisiert, zeigt den Gegenpol: Aufrecht steht sie im rechten Teil oben auf einer Bergkuppe, die Arme wie zu einem Hilferuf erhoben. Ihre Position sieht gefährlich aus: Die Bergkuppe ist abschüssig und glatt, vor ihr ist ein neblig-wolkiges Nichts. Es ist ungewiß, ob ihr Hilferuf gehört wird. Unter ihr öffnet eine Kuppel ihre Tore, was ihre dritte Möglichkeit zeigt: Ein Schloß wird sichtbar, Blumen und eine märchenartige Gestalt. Dies versinnbildlicht die Märchenwelt, in die sie sich flüchtet, weg von der graublauen Schwere des linken Teils. „Ideen sind wie bunte Vögel", sagt sie dazu. „Sie fliegen am Himmel und sind leicht. Die Erde kriegt sie nicht zu fassen, sie können sich jederzeit in die Luft erheben." Daß die „Ideen" aber kein festes Fundament haben, zeigt das Bild. Die Kuppel, in der sie wohnen, ragt über den Abgrund hinaus, in den das neblige Nichts eindringt.

Ihre drei Möglichkeiten wirken alle sehr einsam. Es ist kein Leben sonst im Bild, außer einem Baum (links), der Hoffnung weckt. Er ist sehr kahl. Doch einen Ast breitet er über die Höhle, und am Ende

*Abb. 8 (42 × 29,7 cm): Hajo, 12 (Text S. 20)*
*Abb. 9 (29,7 × 42 cm): Sven, 12 (Text S. 20)*

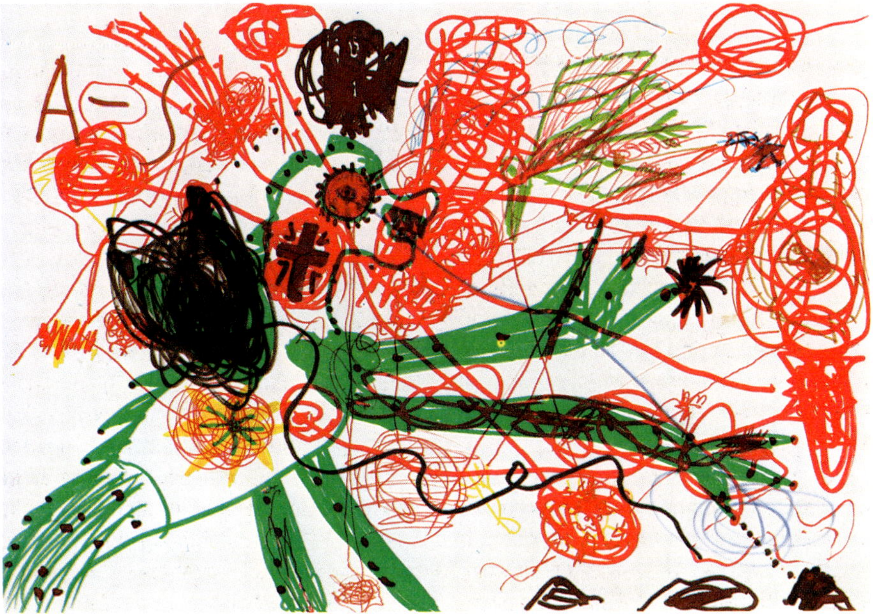

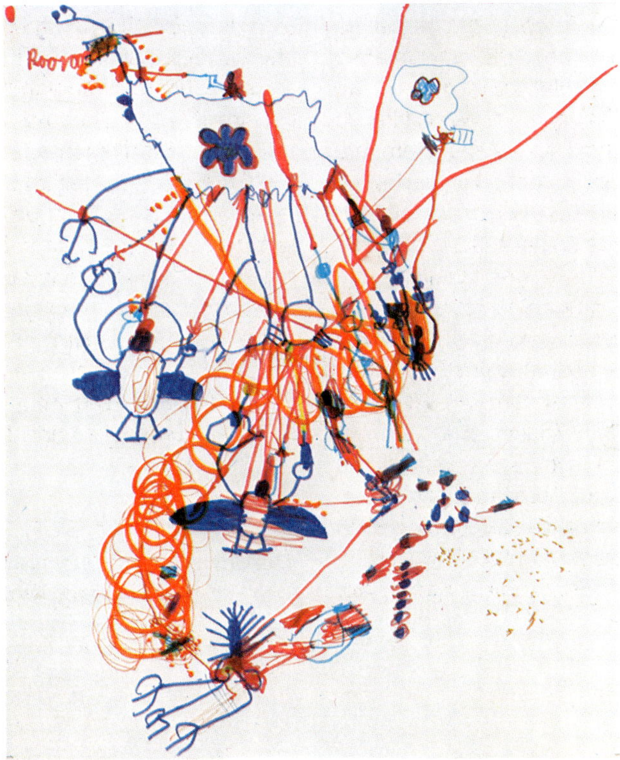

des Astes, genau über der Gestalt treibt er drei grüne Blätter.
*Abb. 16 S. 37* wurde von dem neunjährigen Martin gemalt. Sie entstand spontan und ist völlig gegensätzlich zu seinen sonstigen, äußerst genauen und ausdruckslosen, sachlichen Zeichnungen. Sie zeigt seine schmerzvolle Lage: „Der weint, weil er so groß ist, ...er will so sein wie die anderen." Zu Hause wird psychisch viel verlangt. Er ist für seine ehelose Mutter Partnerersatz und Kind zugleich. Diese Bürde isoliert ihn von seinen Altersgenossen. Unter den Kindern ist er ein Außenseiter. Er möchte so sein wie sie.
Noch hat er seine Identität nicht gefunden – er wünscht sich gänzlich anders, als er ist: Von allem, was auf dem Bild sichtbar ist, wünscht er, daß es anders sei. Er sagt dazu: „... Er wünscht sich, daß eine Fee kommt und ihm alle Hörner und langen Ohren und seine Haare vom Bauch wegmacht ...Zwei Sachen stören ihn auch noch: der lange Hals und der traurige Mund und die Haare. Er will schönere Haare haben. Er hat ein Loch in der Hose, da kann man den Schwanz sehen. Er wünscht sich ein schönes Haus. Wenn er sich bewegen könnte, würde er mit den anderen Kindern mitlaufen und sich die Tränen abwischen. Er fühlt sich sehr allein."
In Bild und Worten zeigt Martin überdeutlich, daß er große Schwierigkeiten mit seiner geschlechtlichen Identität hat. Seine Gestalt steht zwischen einem Haus, Symbol für Weiblichkeit, und einer Kirche mit hohem, spitzem Turm, Symbol für Männlichkeit. Er steht zwischen diesen beiden Prinzipien. Die Auseinandersetzung mit dem männlichen Prinzip scheint ihm bewußtseinsnäher zu sein, geht man davon aus, daß in der Regel der linke Bildteil mehr die unbewußte Seite, der rechte die dem Bewußtsein näheren Anteile verkörpert. In Worten lehnt er zum Teil die (nach oben verschobenen) männlichen Symbole ab: Er will die Hörner, die langen Ohren und die Haare am Bauch nicht. Der Gestalt hat er einen weiblichen Busen in Rot eingezeichnet und gleichzeitig einen verkümmerten „Schwanz". Jedes der kräftigen braunen Beine sieht aus wie ein großer Phallus, da jedes rechts und links unten zwei rote Bällchen an sich hat – vom Bewußtsein her die Füße. Man könnte sagen, die Figur steht auf dem männlichen Prinzip oder wird von ihm getragen.
Die violette Farbe taucht in der Umrandung der Beine auf. Sie wiederholt sich im traurigen Mund und in zwei Taschen – wiederum ein weibliches Symbol –, direkt unter dem Busen, die dieselbe Form haben wie der „Schwanz". Violett ist eine Farbe großer Sensibilität, im Christentum auch von leidender Depressivität und Buße. Sie kann als Versuch gesehen werden, das Gegensatzpaar von rotem und blauem Prinzip zu vereinigen (vgl. Ch. Lutz, 1980). Rot ist das Symbol des vitalen, impulsiven Eroberns, Blau das von Zurückhaltung und möglicher zärtlicher Hingabe. Bei Martin liegt näher, zu

*Abb. 10 a–k (je 20 × 12,5 cm): Stefan, 7 (Text S. 20)*
*a) Die Geschichte von der Geisterbahn.*
*b) Die Kinder kaufen Marken.*
*c) Die Kinder fahren mit der Geisterbahn.*
*d) Sie sehen einen Geist im Dunkeln.*
*e) Plötzlich sehen sie ein Krokodil mit einem Säbel.*
*f) Die Kinder sehen das Krokodil nochmals von vorne.*
*g) Eine Hexe auf ihrem Besen.*
*h) Hier kommt das Gespenst auf die Kinder zu.*
*i) Leerbild: Die Kinder haben etwas Angst und machen die Augen zu.*
*j) Die Kinder fahren mit dem Geisterbahnwagen durch die Burg in die Seeräuberhöhle.*
*k) Das Schreckliche ist ja gar nicht wahr! Hat euch die Geschichte von der Geisterbahn gefallen?*

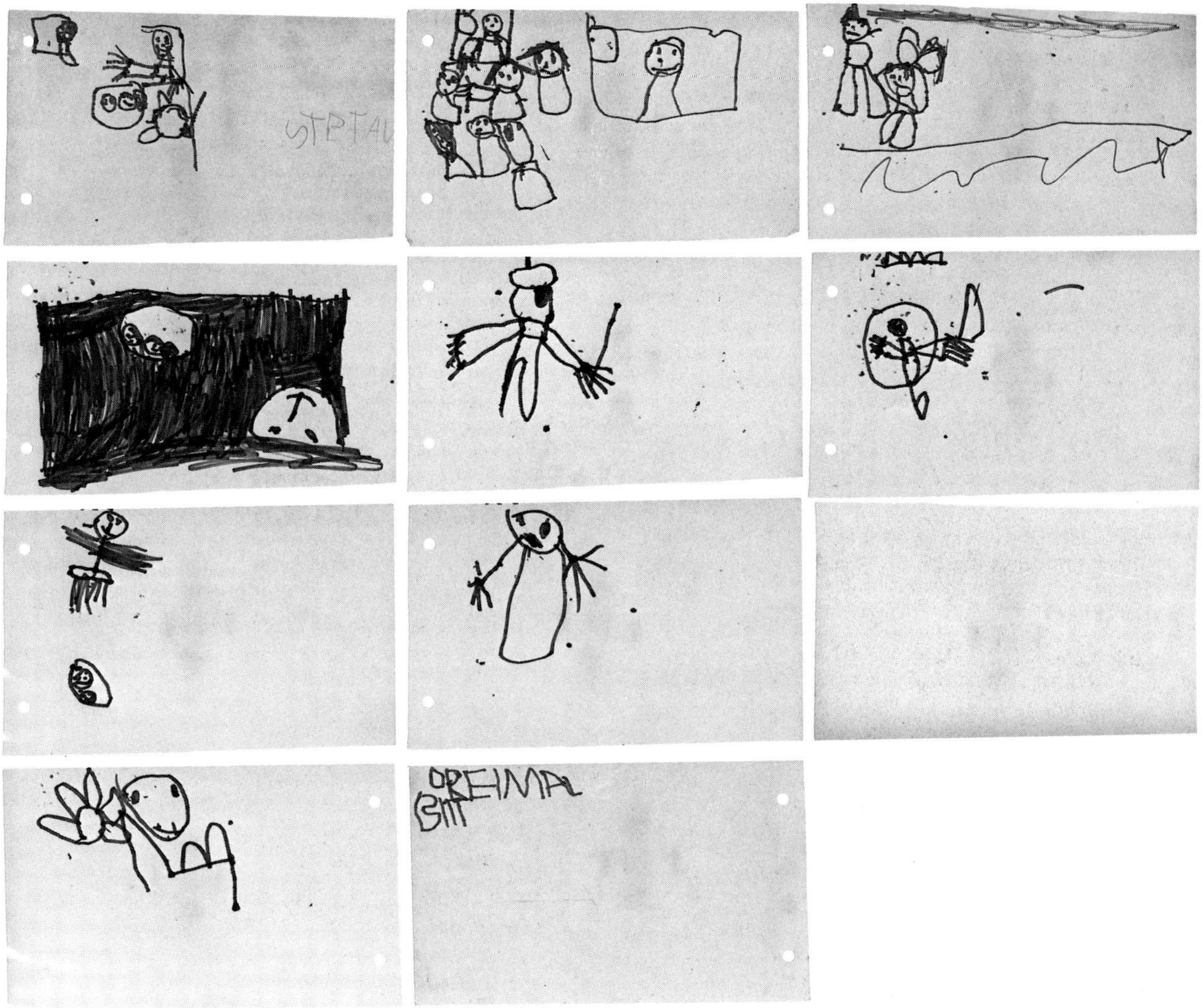
DREIMAL
BITT

vermuten, daß er versucht, diese beiden Prinzipien – männlich und weiblich – ungetrennt zu halten, sie nicht zu differenzieren und sich somit selbst auch nicht geschlechtlich festzulegen und zu identifizieren.

Die überwiegende Farbe der ganzen Gestalt ist braun. Das erdhafte Braun symbolisiert das Mütterliche in seiner bergenden Fruchtbarkeit, seiner Kraft zu Wachstum. Gleichzeitig ist es das Element, das Leben gebiert und wieder in sich aufnimmt. Die starke Verwendung dieser Farbe zeigt Martins intensive Befangenheit im mütterlichen Bereich. Er selbst formuliert es so: „Er wünscht sich ein schönes Haus."

Zusätzlich ist die Gestalt durch eine dunkle Umrißlinie erstarrt und gefangen im Braun. Sie wirkt wie gelähmt, unfähig, sich zu bewegen.

Zum Manne werden erfordert, sich aus der mütterlichen Geborgenheit herauszuentwickeln. Ohne Vater fehlt ihm das geistige Leitprinzip, das ihn bei dieser schmerzhaften Trennung unterstützen würde. So möchte Martin klein bleiben, kein Mann werden; er träumt von der guten Fee (der guten Mutter), die ihm ewiges Kindsein ermöglicht. Sein Alter wird ihn zunehmend zwingen, sich mit diesem Konflikt auseinanderzusetzen. Über das Bild gibt er seinen Erziehern und Lehrern ein deutliches Signal, wo er Unterstützung und Hilfe braucht.

## Geleitete Phantasien (Phantasiereisen)

Untersuchungen haben gezeigt (Oaklander 1982), daß Kinder mit gut entwickelter Vorstellungskraft einen höheren IQ haben, daß sie besser zurechtkommen und effektiver lernen. Mir sind im Laufe der Jahre sehr viele Kinder begegnet, deren Phantasie karg und ärmlich war, aber nach geduldigem Üben sich entwickelt hat und einen Schatz an Weisheit preisgibt.

In der humanistischen Psychologie werden viele Übungen benutzt, um die Vorstellungskraft anzuregen. Sehr fruchtbar sind die sogenannten Phantasiereisen oder geleiteten Phantasien, in denen ein äußerer Rahmen erzählt wird, den das Kind mit seinem eigenen Inhalt füllt. Werden Malen, Zeichnen und Ton mit einbezogen, verstärkt sich die Wirksamkeit der Übungen. Zudem ist vorteilhaft, daß durch das Sichtbarwerden der Phantasien leichter mit den Kindern über sie gesprochen bzw. mit ihnen weitergearbeitet werden kann. In jedem Bild zeigt sich, wo ein Kind sich im Augenblick seelisch befindet. Versteht es seine Situation, erhöht dies die Fähigkeit, mit ihr besser fertig zu werden und an ihr zu wachsen.

Da es meines Wissens keine Sammlung geleiteter Phantasien in deutscher Sprache gibt (außer einer Auswahl in: Stevens, 1975), möchte ich in diesem Kapitel einige Anregungen für Phantasieübungen geben. Ich richte vor jeder Phantasiereise stets alle Malutensilien für jedes Kind griffbereit her, so daß nach der Übung keine Energie mit Herumsuchen verloren geht. Phantasiereisen können in Gruppen- oder Einzelstunden unternommen werden.

Die Texte sollen in ruhiger, entspannter Atmosphäre erzählt werden mit „Märchenstimme". Sie sind den Märchen ähnlich, bieten aber keine Lösungen, sondern führen in Situationen, die das Kind mit eigener Vorstellungskraft ausbaut und weiterführt. Ist die Phantasiereise lang, kann ich den Raum verdunkeln und eine Kerze anzünden. Die Kinder können bequem sitzen oder liegen. Eine Entspannungsübung

*Abb. 11 (42 × 29,7 cm): Michael, 7 (Text S. 20)*
*Abb. 12 (29,7 × 21 cm): Ulrike, 8 (Text S. 20)*

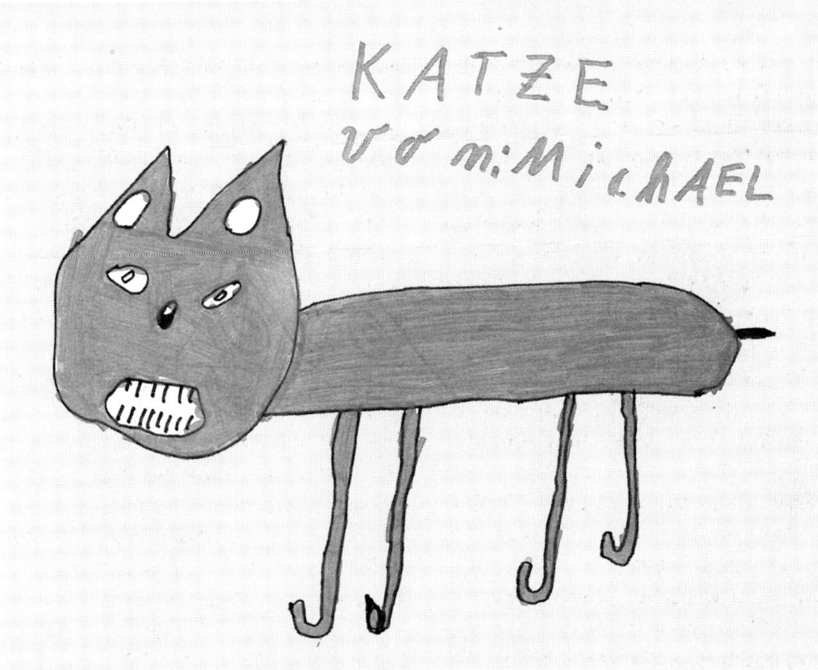
KATZE
von: Michael

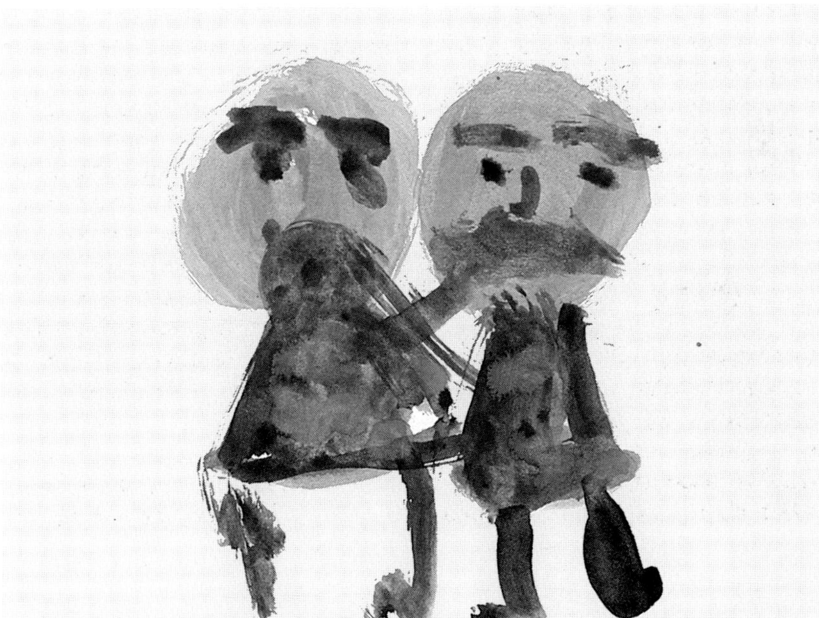

oder Atemmeditation zu Beginn erleichtert es, sich der Situation und seinem Unbewußten zu überlassen. Während der Phantasiereise halten die Kinder die Augen geschlossen. Der Raum muß so geschützt sein, daß sie nicht durch ein plötzliches lautes Geräusch oder durch jemanden, der zur Tür hereinkommt, erschreckt werden können. Es muß langsam gesprochen werden, mit Pausen, so daß Zeit ist, die Vorstellungen entstehen zu lassen. Da es vielen Kindern und Jugendlichen zunächst schwerfällt, aktive Vorstellungsbilder zu erzeugen, kann ich mit einfachen Übungen beginnen, bei denen die Kinder noch keine eigenen Inhalte phantasieren. Ich kann sie anfänglich auffordern, sich Dinge vorzustellen, die sie gut kennen.

*Beispiele*

„Stell dir eure Haustüre von außen vor: die Klinke, die Klingel, das Namensschild, die Schwelle, den Fußabstreifer. Die Farbe der Türe oder ihr Holz. Jetzt öffne sie und schau sie dir von innen an. Die Klinke, die Farbe etc. Jetzt mal sie , von innen und von außen."

Ich kann auch jeden anderen vertrauten Gegenstand nehmen: das Bett, die Schuhe, die das Kind heute anhat, die Schultasche, das Federmäppchen etc.

Oder: „Stell dir deine Lieblingspuppe (oder dein Lieblingstier) vor. Halte sie in deiner Vorstellung in der Hand, so daß sie dich anschaut und betrachte sie genau. Schau das Gesicht genau an: Augen, Nase, Mund, Haare (oder Fell). Taste das Gesicht in der Vorstellung mit den Fingern ab. Die Ohren. Sieh dir den Hals an, die Arme, die Hände, die Beine, den Oberkörper, den Unterkörper. Falls sie Kleidung trägt, sieh dir diese an. Jetzt dreh sie in deiner Vorstellung um und schau sie genau von hinten an (wieder alle Teile durchgehen). Dreh sie wieder um und setze sie vor dich auf eine Tischkante. Wie ist ihre Haltung jetzt? Schau dir genau die Beine an. Jetzt stell dir vor, du bist hinter ihr. Wie sieht sie von hinten aus, wenn sie sitzt? Leg sie nun auf den Tisch! Wie liegt sie da? Nimm ihre Arme nach oben, neben den Kopf. Wie sieht sie jetzt aus?"

Ich kann die Phantasie fortführen, wenn ich weiß, daß die Kinder bereits einiges Geschick besitzen.

„Nun stell dir eine Situation vor, in die deine Lieblingspuppe (dein Spieltier) geraten könnte. Sie kann an einem bestimmten Ort sein, oder es begegnet ihr jemand, sie bekommt etwas geschenkt, oder es fehlt ihr etwas, sie hat etwas verloren. Schau, was deiner Puppe (deinem Tier) geschieht. Mal dir die Situation genau aus und sieh sie vor dir. Stell dir vor, deine Puppe kann sprechen und handeln wie du. Was tut sie? Was sagt sie?

Komm jetzt wieder zurück in diesen Raum und öffne die Augen!"

Die Situation, in die das Kind seine Puppe oder seinen Bären bringt, wird immer mit seiner eigenen zu tun haben. Ein Beispiel: Cornelia (acht Jahre) zeichnet eine wunderhübsche Prinzessin. Ich fordere sie auf, sie zu spielen. Sie ist Prinzessin. „Wie geht es dir als Prinzessin?" – „Mir geht's gut, alle mögen mich, weil ich so hübsch bin, ich muß mich gar nicht plagen dafür." – „Kennst du jemanden, dem es so gut geht?" – „Ja, die Rita" (die kleine Schwester, zwei Jahre alt). „Die macht mir alles kaputt. Aber alle mögen sie, und sie kriegt nie Schimpfe." – „Und du meinst, das kommt, weil sie so hübsch ist?" – „Ja. – Und klein." – „Und du mußt dich plagen, damit du gemocht wirst?" – „Ja." –

*Abb. 13 (42 × 29,7 cm): Sven, 12 (Text S. 20)*
*Abb. 14 (39 × 30,4 cm): Thomas, 8 (Text S. 32)*

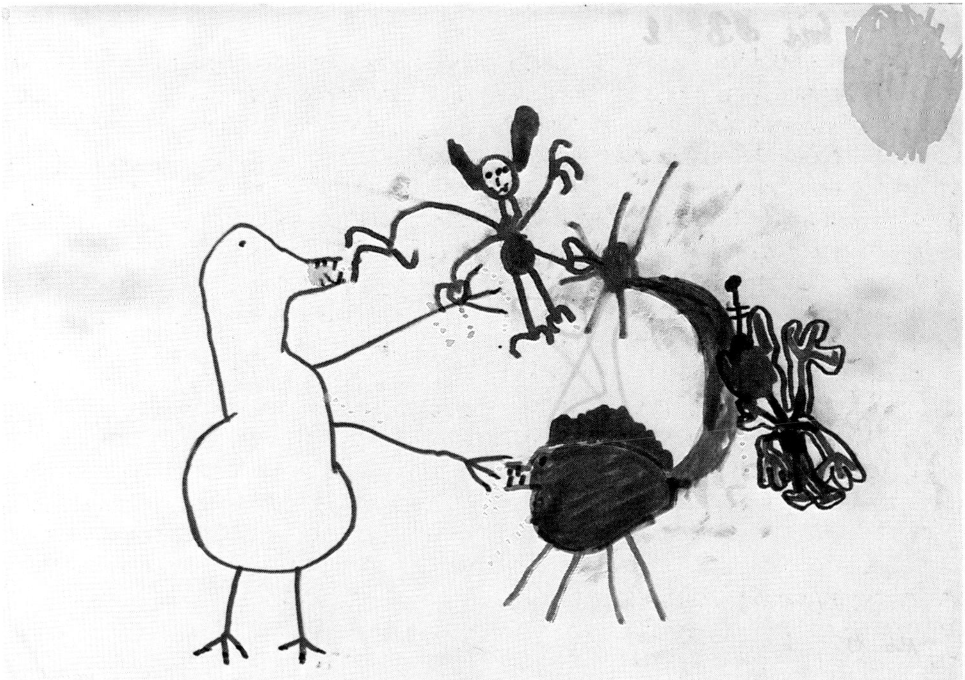

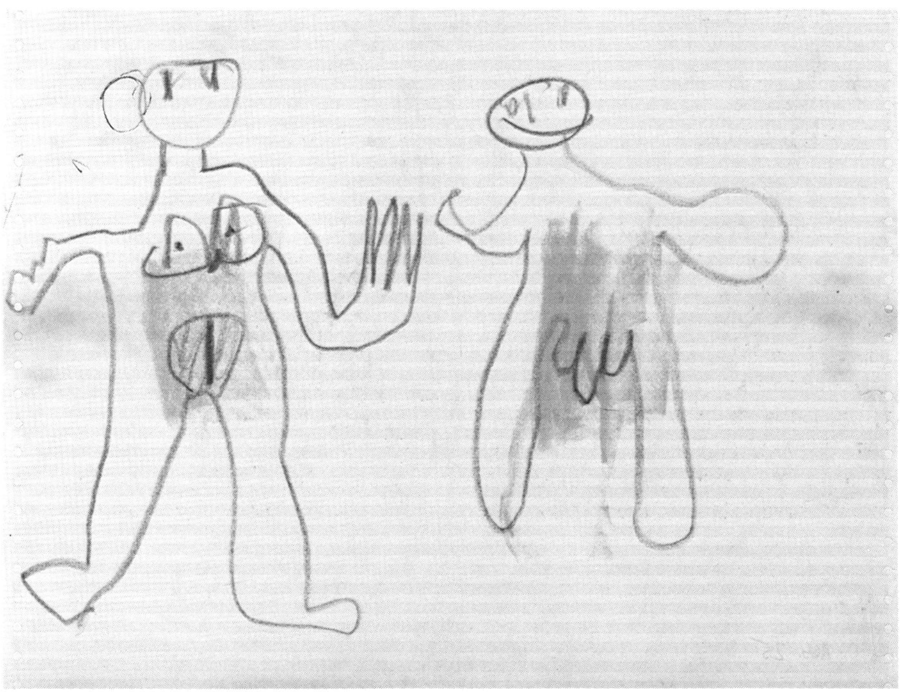

„Wie?" – „Muß auf Rita aufpassen, daß sie nicht weint." – „Mußt du dich hier auch plagen?" – Cornelia schaut erstaunt hoch: „Nein!"

Vielen Kindern fällt es schwer, die Augen zu schließen. Ich kann mit einer Übung beginnen, bei der das nicht unbedingt notwendig ist. Dazu kann ich sagen: „Jeder von euch hat eine innere Welt, in der er sich alles vorstellen kann, was er will. Ihr kennt diese Welt ein bißchen aus Träumen. In dieser Welt ist alles möglich, auch was in der äußeren Welt unmöglich wäre. Dort könnt ihr z. B. fliegen oder unsichtbar werden, Riesen sein oder Zwerge und vieles mehr. In der inneren Welt können die Dinge ihre Formen und ihre Farben verändern. Wir werden jetzt öfter Ausflüge machen, um diese Welt zu erkunden. Wenn ihr diese innere Welt kennt, habt ihr es in der äußeren leichter.
Für die Ausflüge ist es gut, die Augen zu schließen, vielleicht tust du das nicht gerne. Dann mach sie halb zu oder mach sie wieder auf und nach einer Weile wieder zu und wieder auf, wenn es dir unangenehm wird. Aber du wirst sehen, es passiert nichts, wenn du die Augen zuhältst.
Stell dir jetzt vor, in der Mitte des Raumes hängt ein kleiner weißer Ball, etwa so hoch, wie ihr seid. Er hüpft ein paarmal rauf und runter. Jetzt hüpft er bis zur Decke. Von der Decke zum Boden, vom Boden zur Decke. Nun sind es drei weiße Bälle, die von der Decke zum Boden hüpfen, vom Boden zur Decke, runter, rauf, runter, rauf, jetzt sind es zwei, runter, rauf, runter, rauf." Falls Kinder Augen offen haben: „Versucht sie jetzt mit geschlossenen Augen zu sehen…, wenn es euch unangenehm ist, könnt ihr sie wieder öffnen. Jetzt werden die Bälle rot. Runter, rauf hüpfen die roten Bälle, runter, rauf. Jetzt sind es wieder drei rote Bälle. Alle drei hüpfen nur bis zur Mitte des Zimmers. Runter, rauf, runter, rauf. Jetzt sind sie blau, runter, rauf, runter rauf. Jetzt gelb, runter, rauf, runter, rauf. Jetzt ist es wieder einer, der hüpft zu Boden und dann quer durchs Zimmer in eine obere Ecke, dann in die gegenüberliegende untere, hin und her, hin und her, hin und her.
Jetzt, wenn er wieder in der Mitte des Zimmers ist, fliegt er im Kreis, immer im Kreis; folgt ihm mit den Augen. Jetzt bleibt er stehen, jetzt verschwindet er."
Diese Übung kann bei sehr jungen und sehr unkonzentrierten Kindern verkürzt werden. Sie kann abgewandelt werden (z. B. statt Bällen weiße Mäuse, die springen entsprechend auf den Boden, auf den Tisch etc.).
Manchmal ist es hilfreich, mit einer sichtbaren Vorlage zu beginnen. Ich kann dazu ganz einfache Vorlagen benutzen, die ich für jedes Kind fotokopiere, z. B. verschiedene geometrische Formen, einfache oder zusammengesetzte:

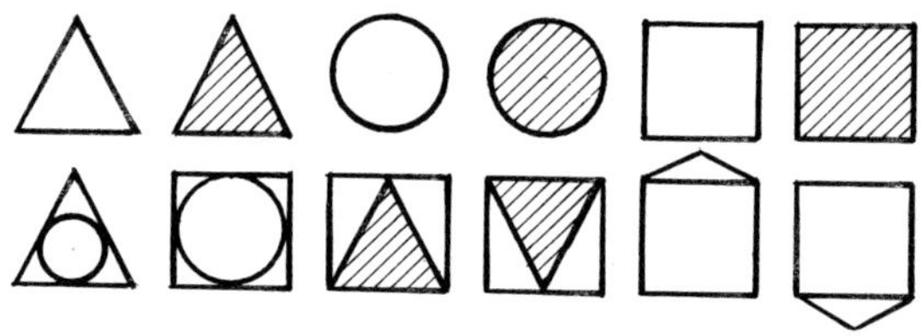

Es wird zu einer Zeit jeweils nur eine Figur gezeigt. Die Komplexität kann gesteigert werden. Vereinfachte, konkrete Gestalten können genommen werden wie ein Teddybär, ein Auto etc. Weiter können kombinierte Figuren benutzt werden. z. B. ein Auto mit einem Haus, bis hin zu kleinen Szenen. Es können Bilderbuchvorlagen verwendet werden. Die Umrisse werden mit Bleistift abgepaust und fotokopiert. Meistens haben Kinder visuell ein wesentlich besseres Gedächtnis als Erwachsene.
Ich entscheide mich für eine Vorlage und gebe sie jedem Kind in die Hand.

„Schaut euch die Figur genau an. In etwa einer Minute (eventuell kürzer, je nach Komplexität der Vorlage) werde ich sagen: ‚Dreht das Blatt um, schließt die Augen und seht die gleiche Figur mit eurem inneren Auge.‘ Schaut genau hin und prägt euch die Figur ein." Nach etwa einer Minute Pause: „Jetzt schließt die Augen, dreht das Blatt um und stellt euch die Figur in eurem Inneren vor." Pause. „Dreht das Blatt wieder um, öffnet die Augen und vergleicht euer inneres Bild mit der Vorlage. Schaut euch die Figur wieder ganz genau an." – Pause. „Schließt die Augen, dreht das Blatt um. Stellt euch die Figur wieder in eurem inneren Auge vor." – Pause. Sind die Kinder in einem Alter, in dem sie genügend feinmotorische Geschicklichkeit haben, lasse ich sie aus dem Gedächtnis die Figuren nachzeichnen, zu ihrer eigenen und zu meiner Kontrolle. „Wenn ihr gleich die Augen öffnen werdet, nehmt Papier und Bleistift, laßt die Figuren verdeckt und zeichnet sie nach, so wie ihr sie in Erinnerung habt."

Diese Übungen erhöhen die Fähigkeit, sich auf ein inneres Vorstellungsbild zu konzentrieren. Sie erfordern keine Phantasietätigkeit, die eigene Inhalte hervorbringt, im Gegenteil: Mischen sich eigene Inhalte in die Wahrnehmung, kann das Kind der Übung nicht mehr gerecht werden, die Wahrnehmung wird verzerrt. So wurde bei einer Bildserie aus dem Wartegg-Test, die verschiedene soziale Situationen zeigt, von einem siebenjährigen Mädchen bei jedem Bild stereotyp die Antwort gegeben: „Der da wird verhaut", obwohl objektiv davon auf dem Bild nichts zu sehen ist. Sie selbst ist ein Kind, das viel Prügel bezieht. Unverdaute Erfahrungen, ungelöste Konflikte bedrängen das Ich dermaßen, daß es sich mit der äußeren Wirklichkeit nicht sachlich beschäftigen kann.

Ein achtjähriger Junge, Thomas, dessen sexuelle Neugierde und anale Problematik sehr groß und sehr unbefriedigt war, zeichnete bei jeder Gelegenheit, egal wie das Thema war, Riesen-„Zipfel" und Hintern, die „Kacki machen". In solchen Fällen hat es keinen Sinn, das Kind immer wieder darauf hinzuweisen, was es tut, oder es aufzufordern, etwas anderes zu zeichnen, sondern das Gehirn muß sozusagen von diesen zwanghaften Gedanken entleert oder gereinigt werden. Das ist erst in dem Augenblick möglich, in dem der dahinterliegende ungelöste Konflikt sich erledigt.

Thomas bekam mehrere Einzelsitzungen. Sofort zeichnete er wieder seine „kackenden" Figuren, und ich forderte ihn auf: „Thomas, stell dir vor, du bist dieser Junge, der da kackt: Was würde der sagen?" – „Kacki, kacki, kacki, hihihi" (er kichert). – „Was freut den Jungen so?" – „Weil er alles vollkackt, hihihi." – „Gut. Stell dir vor, du bist dieser Junge, der alles vollkackt. Was freut dich so?" – „Daß sie sich ärgern. Weil alles voll Kacki ist, und ich tu, was ich will."

Im weiteren Gespräch stellt sich heraus, daß Thomas von seiner Mutter sehr streng und steril gehalten wird. Sauberkeit, Ordentlichkeit, Pünktlichkeit sind einzuhalten. Er fühlt sich von vielen Ge- und Verboten eingeengt. In Wirklichkeit wehrt er sich nicht. So kreisen seine Gedanken ständig um etwas, das er nicht erledigt. Seine Zeichnungen befreiten ihn nicht, weil er damit seinen Schmierimpuls nicht ausleben konnte und er sie nie mit der Wurzel des Konflikts, seiner einengenden Mutter, in Zusammenhang brachte. Im weiteren Verlauf der Sitzungen nahm er eine Figur, die seine Mutter symbolisierte, und bewarf sie mit Ton, wobei er schrie: „Ich kack dich voll, ich kack dich voll!", während er immer mehr Ton auf sie schmiß. Er hörte erst auf, als sie völlig bedeckt und nichts mehr von ihr sichtbar war. Mit einem zufriedenen „So" klatschte er den letzten Batzen auf sie und holte sich dann Pfeile und Zielscheibe. Zum ersten Mal war es ihm möglich, seine agressive Energie mit den Regeln eines sportlichen Geschicklichkeitsspiels zu verbinden. Nach diesem Abschnitt begann er, sich auf der nächsten Stufe auszuleben. Ebenso provokativ malte er nun nackte Männer und Frauen *(Abb. 14 S. 29)*.

Wir haben gesehen, daß auch diese „unpersönlichen" Vorstellungs- und Konzentrationsübungen sehr ins Persönliche führen können. Viele Phantasieübungen bezwecken genau dies: Spiegel zu sein für die Situation, in der sich das Kind in seinem Alltagsleben und auf seinem Entwicklungsweg befindet.

*Weitere Phantasiereisen*

„Stell dir vor, du stehst vor der Tür zu deinem Zimmer. Du öffnest sie und gehst hinein. Es ist schon dämmrig, und du siehst nicht sehr gut. Du orientierst dich an den Umrissen. Wo ist dein Bett? Wo ist der Schrank? Wo sind deine Spielsachen? Wo ist das Fenster? Wo die Tür? Was ist noch im Zimmer? Wo ist die Lampe? Du gehst jetzt zum Lichtschalter und machst das Licht an. Du schaust dir alles im Hellen an: dein Bett (alles wiederholen). Langsam wird es hell draußen. Du gehst zum Fenster und öffnest es. Dann gehst du im Zimmer herum. Während du gehst, merkst du plötzlich, daß du schweben kannst. Du schwebst nach oben unter die Zimmerdecke und schaust dir das Zimmer von oben an. Während du da oben schwebst, merkst du plötzlich, daß du deine Richtung bestimmen kannst, daß du fliegen kannst. Du drehst einige Kurven und fliegst dann zum offenen Fenster hinaus. Du siehst unter dir die Umgebung eurer Wohnung oder eures Hauses, Straßen, Autos, Gärten, ganz klein unter dir. Du fliegst weiter, und bald schon kennst du die Landschaft unter dir nicht mehr. Was siehst du? Wie ist das Wetter? Welche Jahreszeit ist? Ist es warm oder kalt? Du fliegst eine ganze Weile über das Land – wie sieht es aus?

Wenn du genug herumgeflogen bist, fliegst du an einen Ort, an dem du dich sehr wohl fühlst. Entweder an einen, den du kennst, wo du dich einmal sehr wohlgefühlt hast, oder an einen neuen. Du läßt dich dort nieder und fühlst dich wohl. Du siehst dich um und schaust dir alles genau an. Bist du allein oder sind Menschen oder Tiere um dich? Sieh dich um und schau, was es ist, das dir an diesem Ort so gut gefällt." Es folgt eine längere Pause. „Gleich wirst du wieder in diesen Raum zurückkommen und die Augen öffnen. Dann nimm Farbe und ein Blatt Papier und mal diesen Ort."

Tina, 7, hat ein dunkles, schwarzes Haus gemalt, ein Fenster ist offen.

„Was ist das für ein Ort, Tina?" – „Das Haus, in dem wir waren, als meine Mami noch da war." Das Schluchzen steckt ihr in der Kehle. – „Du bist sehr traurig darüber, daß deine Mami gestorben ist." – Tina, die neben mir sitzt, nickt, legt ihren Kopf in meinen Schoß und weint hemmungslos. Es ist das erstemal, daß sie in der Gruppe den Tod ihrer Mutter erwähnt und offen ihre Trauer zeigt. Es sind lange zurückgehaltene Tränen, die ins Fließen kommen.

Die Phantasien können sehr kurz sein. Ich gebe im folgenden einige Anregungen, ohne alle im einzelnen auszuführen. Jeder kann sie mit seiner eigenen Phantasie ausschmücken, ohne dabei Gefühle zu suggerieren. Es kann gefragt werden: „Wie fühlst du dich?" Aber es werden keine Gefühle benannt wie z. B.: Du bist traurig oder zornig.

„Stell dir vor, du bist eine Muschel, tief am Meeresboden. Die Wellen wiegen dich sanft. Plötzlich

kommt ein Sturm auf, die Wellen werden hoch und kräftig und drohen, dich an Land zu spülen. Du wehrst dich mit deinem ganzen Körper und mit all deinen Kräften, um diesem Sog zu widerstehen. Wie machst du das? Mit welchen Teilen deines Körpers? Was fühlst du dabei? Hast du Hoffnung, du schaffst es, oder glaubst du es nicht?
Plötzlich läßt der Wind nach, die See wird wieder ruhig. Du bist noch immer im Meer. Du kannst jetzt ganz entspannen. Wie fühlst du dich?"

Oder: Ein Boot auf dem Meer bei Sturm.
Ein Vogel bei Sturm über dem Meer.

„Stell dir vor, du atmest Feuer aus, die Flammen werden größer und größer. Du verbrennst alles und jeden, den du nicht magst."

Stell dir vor, du hast dich nachts im Wald verlaufen, du bist allein, es ist dunkel, die Tiere schlafen schon, du hörst Geräusche, etc. Da siehst du in der Ferne ein Licht. Was denkst du, was tust du?"

„...Du willst auf einen Berg steigen. Der Weg ist steinig und steil. Es wird neblig und windig. Du mußt kämpfen, um voranzukommen etc. Wie fühlst du dich? Plötzlich reißt der Nebel auf, und der Wind läßt nach. Was siehst du? Wie fühlst du?"

„Es ist dunkle Nacht, du fliehst vor etwas."

„Du gehst einen Weg, kommst an ein Haus, die Tür ist offen, du gehst hinein, kommst in einen dunklen Raum, bist allein in diesem Raum. Wie fühlst du dich? Langsam gewöhnen sich deine Augen an die Dunkelheit, und du siehst, daß in der Mitte ein Denkmal steht. Allmählich kannst du die Umrisse erkennen, und du tastest es mit den Händen ab. Was ist es für ein Denkmal, was stellt es dar?"
Anschließend Zeichnen oder mit Ton modellieren lassen.

Arnika, eine scheue, magere Fünfzehnjährige, modellierte eine Frau, die sich selbst einstrickt, d. h., sie „sitzt". Der Strumpf reicht ihr bereits bis zu den Schultern. Ich fordere sie auf, diese Frau zu sein: „Ich kann mich kaum rühren: Der Strumpf trennt mich von dem, was draußen ist, ich bin eingesperrt und gleichzeitig geborgen. Man sieht nicht mehr, daß ich eine Frau bin. Ich kann nicht aufstehen und gehen und versäume dadurch vieles im Leben. Mein Kopf ist noch frei, und ich kann herumschauen." – „Hat das etwas mit deiner Art zu leben zu tun, Arnika?" – „Ich glaube schon; der Strumpf ist ein bißchen wie meine Angst vor den andern. Vor allem vor den Jungs." – „Hast du Freunde?" – „Nein, d. h. meinen Hund. Sonst bin ich oft allein. Da fühl ich mich auch sicherer und hab nicht so Angst." – „Was tust du, wenn du allein bist?" – „Meistens lesen." – „Bist du zufrieden damit?" – „Ich denk schon, ich hätte auch gerne etwas mehr Freude und Spaß, so wie die anderen Mädchen in der Klasse. Wenn die von ihren Abenteuern mit den Jungs reden, bin ich immer ausgeschlossen." – „Hast du hier in der Gruppe vor jemandem Angst?" – „Ja, vor Kai. Ich denke, er findet mich langweilig." – „Magst du ihr antworten, Kai?" – Ich hab dich bis jetzt kaum bemerkt, weil du kaum was sagst." Er sieht sie etwas unbeholfen an. Plötzlich sagt er: „Ich möchte dir was schenken", steht auf, nimmt eine kleine Blume aus einer Vase im Zimmer und steckt sie der strickenden Frau in die Hände. Ein scheues, erleichtertes Lächeln spielt um Arnikas Mundwinkel.

*Weitere Phantasiereisen in Andeutung*

„Stell dir vor, deine Eltern sind verreist. Du steigst heimlich auf den Speicher; dort entdeckst du eine alte Truhe, du öffnest sie, was ist drin?"

„Stell dir vor, du wärst bei deiner Geburt vertauscht worden und fändest jetzt deine richtige Familie. Wie sähe die aus?"

„Jemanden, auf den du eine besonders große Wut hast, siehst du als Tier. Du selbst bist auch ein Tier. Wie begegnet ihr euch?"

„Stell dir vor, du bist in einem dunklen Raum. Plötzlich wird an die Wand ein Lichtbild von einem Tier projiziert. Was für ein Tier ist es? Wie sieht es aus? Wie bewegt es sich? Jetzt wird das Tier gefangen. Von wem? Wie? Es wird in einen Käfig gebracht. Wie sieht der Käfig aus? Fühlt sich das Tier wohl, oder versucht es sich zu befreien? Befreit es sich? Wie?"

„Stell dir vor, du gehst spazieren. Plötzlich entdeckst du eine kleine Höhle mit einer steilen Treppe, die nach unten führt. Du steigst hinunter, lange Zeit. Jetzt befindest du dich in einem dämmrigen Raum. Wie sich deine Augen an das Dunkel gewöhnen, siehst du, daß er mehrere Türen hat. Auf einer steht dein Name. Du gehst auf sie zu und öffnest sie, gehst hindurch. Was siehst du?"
Die Türen können andere Aufschriften tragen, z.B. Schule, Freunde, Familie, mein Leben etc.

„Du gehst einen langen, dunklen Gang entlang. Am Ende ist eine Tür. Du öffnest sie. Du schaust dir an, was dahinter ist... Male dies!"

„Eine Fee kommt über Nacht und verzaubert dich. Wer oder was möchtest du werden? Mal dir aus, wo du dann wohnen würdest, wer deine Freunde wären, was du tun würdest."

„In einem Schloß darfst du hinter sechs Türen schauen. Was findest du? Es ist dir verboten, die siebte zu öffnen. Was könnte dahinter sein?"

„In einem fremden Haus findest du eine Tür, die verschlossen ist. Was könnte dahinter sein?"

„Eine Fee kommt und sagt, du darfst dir drei Dinge wünschen. Was wünschst du dir?"

„Eine Fee kommt und bringt dir eine Tarnkappe. Wenn du sie aufsetzt, kann dich niemand sehen. Was würdest du alles tun?"

*Weiser alter Mann*

„Du gehst durch eine Landschaft ... Einen Weg entlang... In der Ferne siehst du eine Hütte. Wie du näher kommst, erkennst du einen alten, weisen Mann vor ihr. Du machst dich auf, ihn zu sehen... Wie du bei ihm ankommst, begrüßt er dich mit einem langem Blick. Du schaust in seine Augen und verstehst, daß du ihm eine Frage stellen darfst, er wird dir antworten.
Du überlegst, was wichtig genug ist, ihn zu fragen... Du stellst ihm deine Frage. Er schaut dich an und geht dann in seine Hütte. Du wartest voller Spannung. Er kommt mit einem Geschenk für dich zurück.
Sagt er etwas dazu? Wenn er nichts sagt, verstehst du, daß das Geschenk die Antwort ist. Du nimmst es, verabschiedest dich und gehst zurück.

Male die Hütte, den Weisen und das Geschenk! Schreib seine Antwort darunter!"

Die fünfzehnjährige Ida, die sehr unter Depressionen litt und alle um sich herum dafür verantwortlich machte, erhielt auf ihre Frage: „Was soll ich tun?" einen Spiegel. Sie verstand ihn als Aufforderung, sich selbst anzuschauen, was ihr ungeheuer schwer fiel. Beim Zeichnen konnte sie nichts in den Spiegel setzen außer einer leeren, grauen Fläche, mit der sie sich nicht identifizieren wollte. Trotzdem verstand sie, daß sie sich mehr um sich selbst als um andere kümmern müßte, wollte sie ihre Lage verändern.

Eine andere Fünfzehnjährige, Anita, sah statt einem alten Weisen ihre ehemalige Kinderfrau, die sie sehr geliebt und die eine sehr positive Rolle in ihrem Leben gespielt hatte. Als Anita fünf Jahre alt war, verließ die Kinderfrau die Familie, was Anita so schmerzte, daß sie fast die ganze Erinnerung an die geliebte Frau verdrängte. Ihre Frage war: „Wer bin ich?" Das Geschenk, das sie erhielt, war eine kleine Krippe aus Wachsfiguren, die sie selbst gebastelt und der Kinderfrau zum Abschied geschenkt hatte. Zunächst konnte sie mit dieser „Antwort" überhaupt nichts anfangen. Da ließ ich sie sich mit der Krippe, die sie sehr sorgfältig gemalt hatte, identifizieren und als diese sprechen. Sie sagte: „Ich bin schön. In mir ist alles drin. Die Menschen freuen sich über mich." – „Laß dies die Kinderfrau als Antwort auf deine Frage sagen: Du bist schön. In dir ist alles drin. Die Menschen freuen sich über dich!" Ein Leuchten ging über ihr Gesicht. Das waren genau ihre zentralen Probleme: Sie hielt sich für unscheinbar und häßlich, meinte, sie sei zu wenig und könne die Menschen, vor allem die Eltern, niemals zufriedenstellen. So hatte ihr Unbewußtes genau die positiven Botschaften gefunden, die offensichtlich die Kinderfrau ihr vermittelt hatte, die aber durch die negative Einstellung der Eltern wieder verloren gegangen waren.

*Rosenbuschphantasie*

Eine in der Gestalttherapie sehr beliebte Phantasiereise:
„Stell dir vor, du gehst durch eine Landschaft. Wie sieht sie aus? Welche Jahreszeit herrscht? Welches Wetter? ... Ist das Land hügelig oder flach, fruchtbar oder karg? ...
Der Weg macht eine Biegung. Du gehst sie entlang, da siehst du plötzlich einen Rosenbusch ... Du gehst näher auf ihn zu und siehst ihn dir genau an: Wie ist seine Form und Größe? Ist er buschig oder karg? Wie sind seine Zweige? Hat er Blätter, Blüten, Früchte? Wie sind seine Wurzeln? Wie der Boden, in dem er wächst? Braucht er etwas? Kannst und willst du es ihm bringen und geben?...
Nimm Abschied von dem Strauch und komm hierher zurück." Oft wird diese Übung als Identifikation angeboten: „Stell dir vor, du bist ein Rosenstrauch..." (vgl. Stevens, 1976, und Oaklander, 1981).

*Tierphantasien*

Kleinere Kinder identifizieren sich sehr gerne mit Tieren, Indianern, Cowboys etc. Gibt man ihnen einige Anregungen, lassen sie eine Phantasiewelt entstehen, die ihre eigene Welt spiegelt. Einige Beispiele von Kindern einer Sonderschule für erziehungsschwierige Kinder zeigen den Reichtum und die Treffsicherheit solcher Phantasien, festgehalten im Bild.

Andreas (neun Jahre) stammt aus einer Familie, in der keiner den anderen loslassen kann. Das Bild seiner Tierphantasie spiegelt dies: Die ganze Familie ist vertreten *(Abb. 17 S. 39),* inclusive Oma und Tanten. Er selbst möchte jedoch offensichtlich Ruhe, und auf seinem Bild zeigt er symbolisch, wie er dies löst: Er zieht sich innerlich vollkommen zurück, panzert sich ab, macht sich möglichst unsichtbar. In seiner Phantasie steht er *in* der Statue neben dem Baum (die Statue eines Tieres), und keiner weiß, daß er in dieser ist. Er hat in der Statue sehr viele Essensvorräte, die ihm nie ausgehen. So ist er zwar unabhängig, aber auch sehr einsam. Die Todeswünsche gegen seine Schwester zeigt er deutlich: Im Teich ganz links ertrinkt sie zwischen Fischen. Sie schreit um Hilfe. Er erzählt: „Die Oma will sie retten. Sie will hin, aber vor dem Teich sitzt ein Löwe, der paßt auf, daß niemand die Dagmar rettet. So muß sie ertrinken."

Sehr bewegend ist das Bild von Mauritio (elf Jahre), das ebenfalls nach der Tierphantasie entstand *(Abb. 19 S. 40).* Es ist sehr sorgfältig gemalt und zeigt eine Katze mit Sonne. Über der Katze sind dunkle, zackige Gewitterwolken, die dunkelbraune Blitze auf das Tier herabschleudern. Diese zeigen, wie sehr er sich angegriffen und bedroht fühlt, was real seiner Familiensituation entspricht. Die angreifenden Blitze kommen aus dunkelbraunen Wolken. Geht man von der Farbsymbolik aus, in der Braun für Erde, Mutter, steht, kann man annehmen, daß die Angriffe aus dem mütterlichen Bereich kommen. Die leibliche, ledige Mutter hat selbst ein sehr schweres Leben und schwankt Mauritio gegenüber zwischen Aggressivität und Vernachlässigung. Noch ist Mauritio an das Mütterliche gebunden: Sein Körper ist ebenfalls braun, allerdings sehr differenziert. In ein Orange-Braun sind die Fellstriche mit Dunkelblau gesetzt, so daß die Gesamtwirkung braun ist. Besonders schwer hat es Mauritio dadurch, daß er ein Mischlingskind ist. Er löst dies in der Realität durch heftigste Gegenwehr gegen wirkliche und nur vermutete Angriffe. Er ist gefürchtet wegen seiner unkontrollierbaren Wutanfälle und seit einigen Jahren in heilpädagogischer Behandlung. Die positive Unterstützung und Zuwendung, die er dort erfährt, trägt Früchte: Die dicken, ebenfalls dunkelbraunen Balken, die von den Blitzen kommend auf die Katze prallen, sind unterbrochen von Reihen rosafarbener Punkte, die in roten Herzen unmittelbar über den Balken enden. Die Lebenskraft und Liebe können aus den Herzen durch die dunklen Balken bis zur Katze dringen in Form kleiner roter und gelber Punkte, die jedoch immer wieder durch Querstriche aufgehalten werden, aber auch von Gelb begleitet werden. Noch sind die dunklen Balken hautnäher als Herzen und rosafarbene Punkte.

Die Katze selbst, mit kratzigem Fell und wunderschönem Schwanz, ist wie erstarrt. Es sieht aus, als könnte sie sich nicht vom Fleck bewegen und müßte alles über sich ergehen lassen. Ihre Pfoten gleichen Saugnäpfen. Sie lächelt jedoch und hat Herzen auf den Backen. Unter ihr ist es gelb und blühen Blumen. Es sieht so aus, als könnte Mauritio allmählich dem Druck der schwarzen Balken standhalten. Dies ist vor allem an dem strahlenden Gelb zu sehen, das von der großen Sonne ausgeht. Gelb, Ausdruck des Lichts, ist das reinste Symbol männlicher Kraft und Stärke. Diese nach allen Seiten hin ausstrahlende Helligkeit des Gelb dominiert in seiner Leuchtkraft über die braune Muttersymbolik. Hätte Mauritio außer Filzstift weicheres Material zur Verfügung gehabt, würde das Gelb sich vermutlich noch mehr ausdehnen. So flutet es von der linken Seite, die eher für das Unbewußte steht, in den Bildraum.

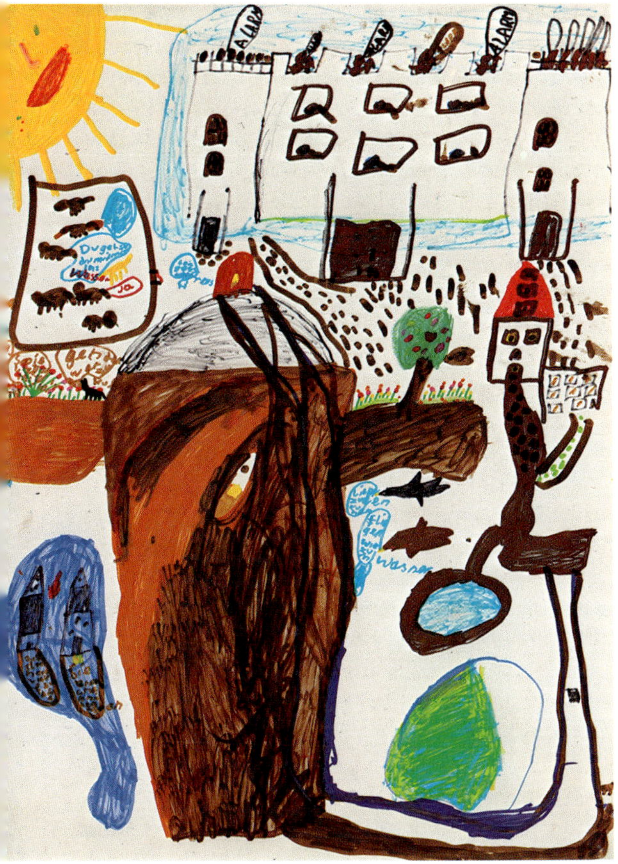


*Abb. 15 (29,7 × 43,4 cm): Marco, 9*

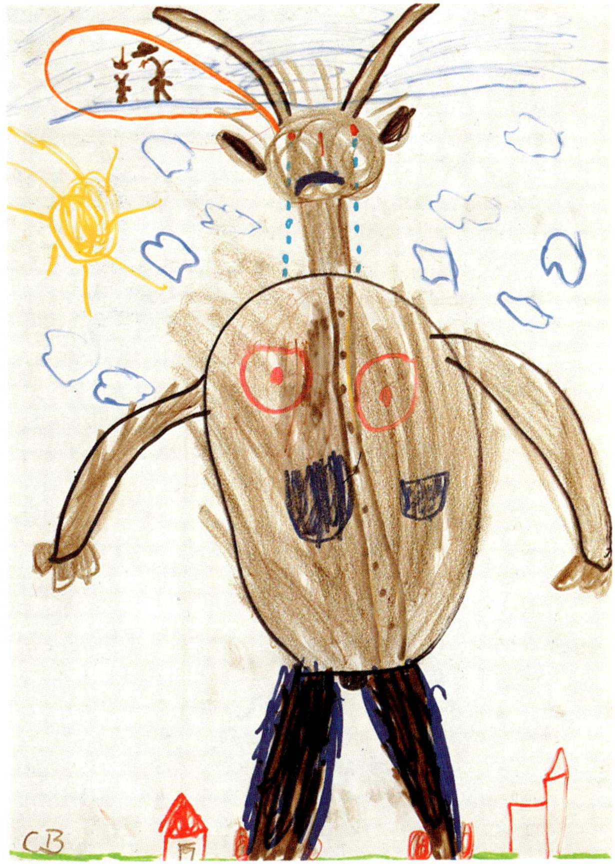


*Abb. 16 (29,7 × 42 cm): Martin, 9 (Text S. 24)*

Auch der Kopf der Katze ist gelb. Dadurch wird die Symbolik von Gelb für Intellekt und Geist verstärkt. Mauritio setzt ein strahlendes Zeichen seiner Möglichkeit, sich aus den Klammern der negativen Mütterlichkeit herauszuentwickeln.

Das Bild, das Marco (neun Jahre) nach der Tierphantasie malte, verrät eine erschreckende Isolation *(Abb. 15 l. o.)*. Er erzählte zum Bild: Er selbst ist ein noch kleiner, nicht ausgewachsener Rabe in einem Nest. Das Nest ist in einer kleinen Höhle in

einem dicken Baumstamm (linke Mitte der unteren Bildhälfte). Die Rabeneltern fliegen draußen mit Futter, um ihn zu umsorgen. Auf dem Bild jedoch ist kein Eingang zu der Höhle sichtbar, die Eltern können gar nicht zu ihm gelangen. Dies scheint der Wirklichkeit zu entsprechen, denn Marco wünscht sich sehr, weg von zu Hause in einem Kinderheim leben zu dürfen. Er wünscht sich das so sehnlich, daß es beinahe schon verwirklicht wurde, dann aber am Widerstand des Vaters scheiterte. Im Bild oben links sind viele Freunde in einem Kasten, die keine Zeit haben, mit Marco zu spielen. Rechts ist ein Haus, von dem aus ein Weg zu dem Baum führt, hinauf zur Höhle, dann jedoch an ihr vorbeigeht zu einem Tor. Auch auf diesem Weg hat Marco keine Verbindung zur Außenwelt. Das Nest selbst erinnert an ein Ei mit gelbem Dotter. Marco, seelisch noch ungeboren, schlummert im weichen Rotbraun des mütterlichen Urgrundes.
„Oben auf dem Bild ist eine Burg, die ist verschlossen. Es sind viele Menschen drin, die miteinander kämpfen. Keiner kann raus und keiner kann rein, um ihnen zu helfen. Sie schreien alle Alarm."
Die Kämpfe, die in ihm stattfinden, verschließt Marco. Keiner kann ihm helfen. Es gibt für ihn aber auch keine Fluchtmöglichkeit. Höchster Alarm! Das Bild zeigt, daß Marco dringend Unterstützung braucht.

Einsamkeit ist auch das Thema von Jonas Tierphantasie *(Abb. 21 S. 41)*. Mehrere Felsen ragen phallusartig in die Landschaft. Jonas stellt sich als Adler dar, der allein auf dem höchsten der nackten Felsen wohnen wollte. Nach einiger Zeit wird es ihm zu einsam. Er phantasiert und malt sich zwei Herden Gemsen dazu und verbindet die steilen Felsspitzen. Der Jäger kann von seinem Schießstand aus (unten links) die Gemsen nicht treffen, weil sie zu weit weg sind.

Die Zeichnung zeigt durch ihren Inhalt, daß Jonas wesentlich integrierter und stabiler ist als Marco. Dies wird durch den sicheren Strich und den kräftigen Farbenreichtum unterstützt. Er ist nicht hoffnungslos isoliert, sondern kann nach Belieben alleine sein oder sich Kontakte schaffen.

Robert (9 Jahre) erzählt zu seinem Bild *(Abb. 20 S. 41)* die Geschichte eines Vogels, der zu einer paradiesischen Insel (im oberen, linken Teil des Bildes) fliegt. Dort ist er zu Hause. Das Wichtigste auf dieser Insel ist, daß dort Frieden herrscht. Hier findet er Ruhe. Allerdings scheint dieser Friede, den er ausführlich beschreibt, sehr gefährdet zu sein. Kriegsschiffe mit Kanonen an Bord lagern vor der Insel, um ihn zu sichern.
Die Insel ist umgeben von tiefem blauem Meer. Das Selbst (die Insel) könnte friedvoll in die blaue Tiefe des Unbewußten (Meer) gebettet sein – dies ersehnt sich Robert –, wenn es nicht so viele aggressive Störungen gäbe. Diese kommen von außen, aber ebenso aus Robert selbst. Es ist schwer für ihn, diese Impulse so zu integrieren, daß er sich nicht gefährdet fühlt.

Die Hauptthemen des Bildes von Alex *(Abb. 18 S. 39)*, das ebenfalls durch die Tierphantasie angeregt wurde, sind Ehrgeiz und Leistung. Er zeichnet einen Berg, den „höchsten der Welt" (der gleichzeitig die Form des Anfangsbuchstabens seines Namens hat: A). In ihm sind Goldsteine (gezeichnet wie Sternchen), zu denen der kleine Mann links unten will. Er

*Abb. 17 (43,4 × 30,7 cm): Andreas, 9, Tierphantasie (Text S. 36)*
*Abb. 18 (43,4 × 30,7 cm): Alex, 10, Tierphantasie*

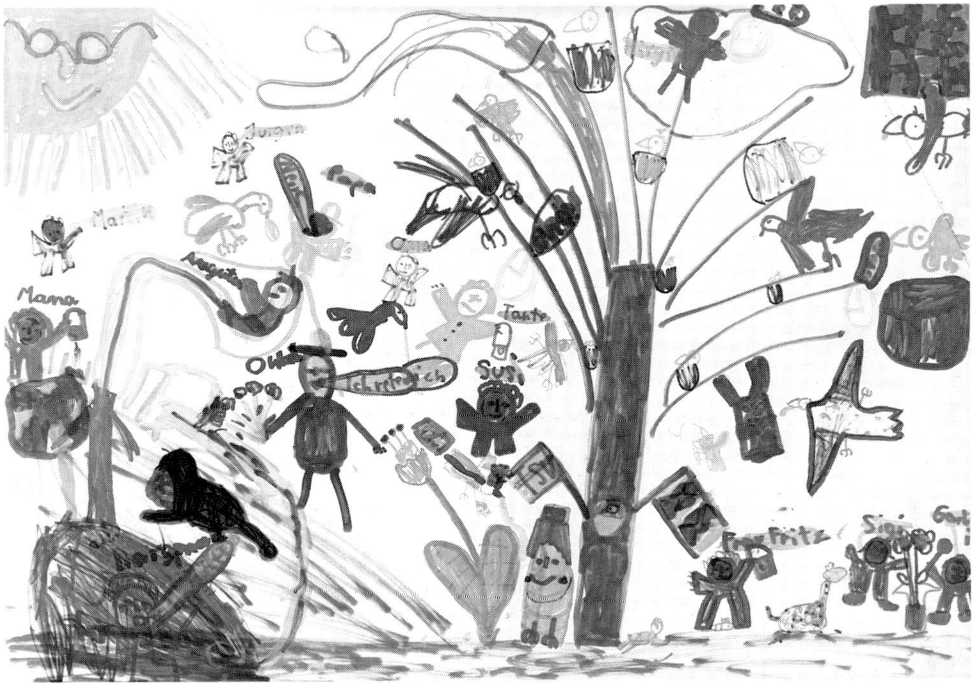
Mama
Tante
Susi
Frau Fritz
Sigi

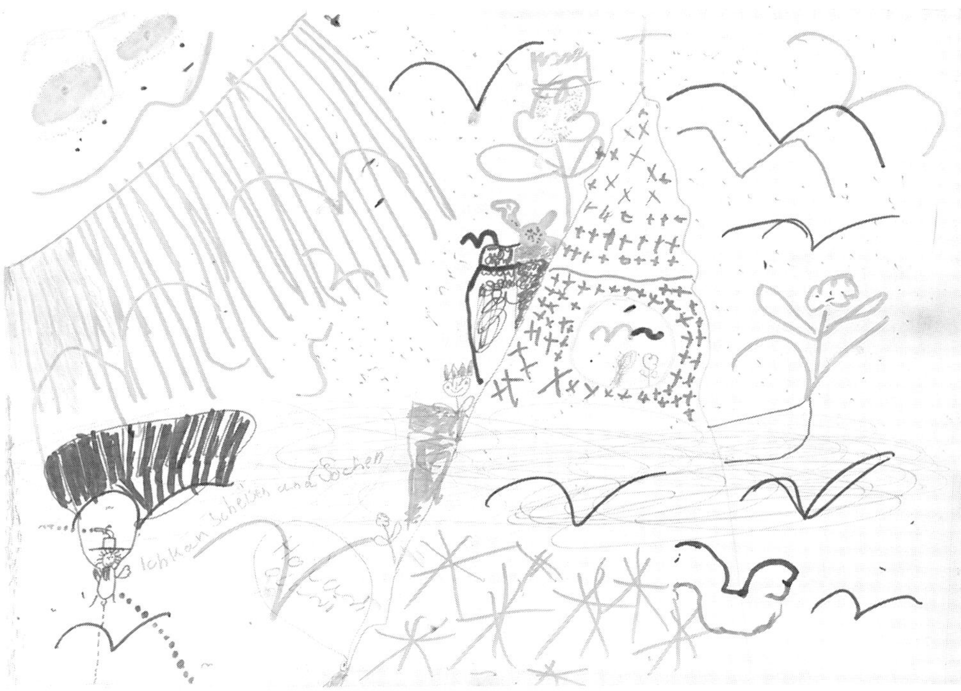

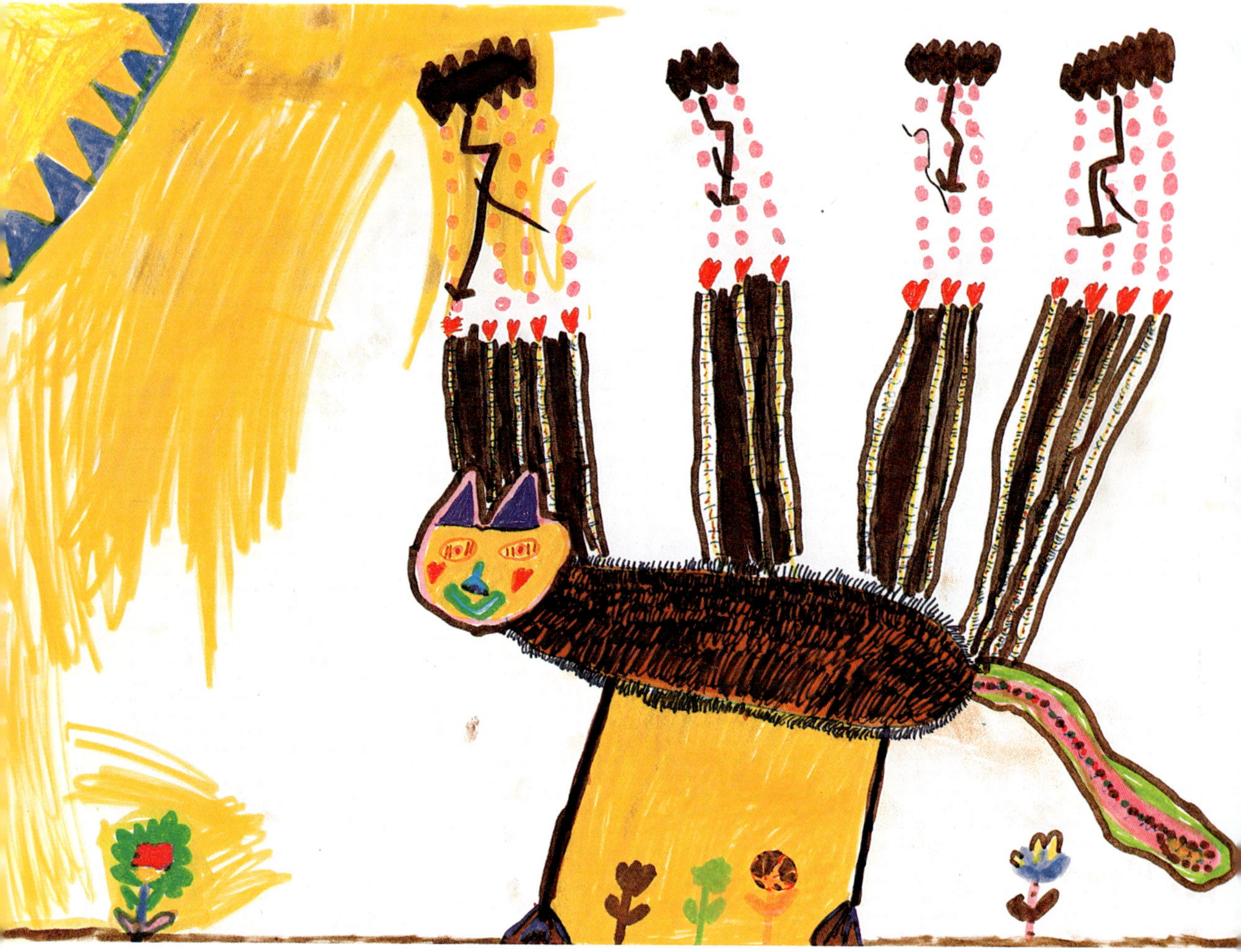

*Abb. 19 (42 × 29,7 cm): Mauritio, 11, Tierphantasie (Text S. 36)*

*Abb. 20 (43,4 × 30,7 cm): Robert, 9 (Text S. 38)*
*Abb. 21 (43,4 × 30,7 cm): Jonas, 9 (Text S. 38)*

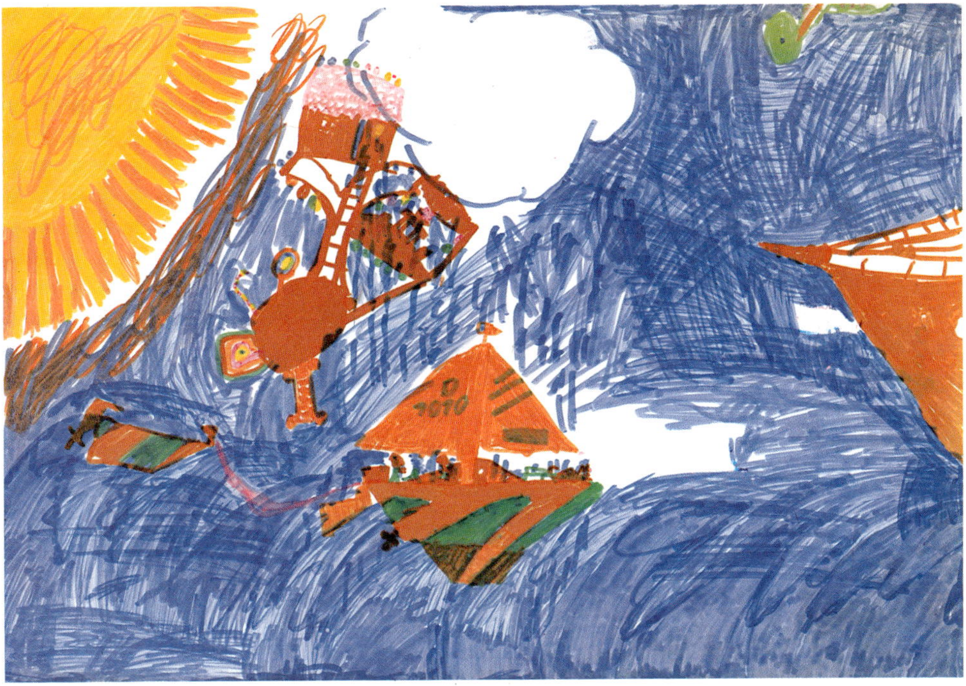

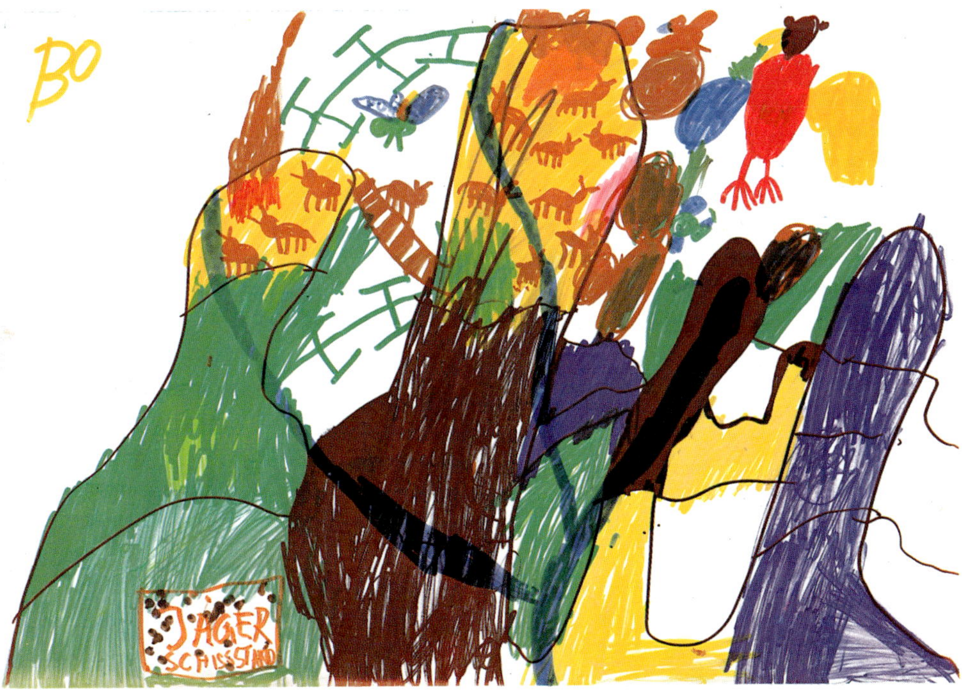
BO
JÄGER
SCHISSSTAND

kann jedoch nicht, denn er ist anderweitig beschäftigt, was zu sehen und zu lesen ist: „Ich kann scheißen und soachen“ (mundartlich für seichen). Psychoanalytisch gesehen ist beides die gleiche Ebene, was der Volksmund weiß: Man denke zum Beispiel an die Legende vom „Dukatenscheißerchen“, der in Amulettform ein finanzieller Glücksbringer ist.

Alex ist ein zweites Mal auf dem Bild zu sehen: als kleiner Vogel links unten am Fuß des Berges, der ebenfalls die Goldsteine will. Obwohl er einen langen Weg bis zur Spitze des Berges vor sich hat, ist er frohen Muts und ruft: „Holadirihaho“.

Als Alex gefragt wird, ob er mit einer Veröffentlichung seines Bildes einverstanden ist, wehrt er anfangs beschämt ab. Dann wird er jedoch immer interessierter und am Ende will er unbedingt, daß sein voller Name und seine Adresse mit abgedruckt werden. Sein Bild ist differenziert und zart, der Strich jedoch sicher geführt; die Geschichte, die sich darum rankt (hier nicht wiedergegeben), ist phantasievoll und liebenswürdig. Die Thematik zeigt, daß Leistung für Alex eine wichtige Rolle spielt. Die Art, wie er dieses Thema behandelt, zeigt, daß er nicht besessen davon ist, sondern spielerisch, phantasievoll und differenziert damit umgehen kann.

## 2. Befreiung durch Malen

### Atem und Malbewegung

Dem Kind die Möglichkeit zu geben, sich von affektiven Stauungen und blockierten Gefühlen zu „entleeren“ und sich gleichzeitig bewußt zu werden, was in ihm vorgeht, scheint mir eine wesentliche Hilfe für seine Entwicklung zu sein. Die Bedrängnis sichtbar werden zu lassen, z.B. durch Malen, unterstützt diesen Prozeß. Vor allem Kinder, die unter seelischen und emotionalen Schwierigkeiten leiden, sind bis zum Platzen voll mit widersprüchlichen Regungen, für die sie, gerade wegen ihrer Unausgewogenheit, entweder keine Ausdrucksform finden oder nur eine sogenannte unangepaßte. Beide „Lösungen“ führen in einen Teufelskreis. Im ersten Fall wird der Druck von innen enorm verstärkt, im zweiten in der Regel der Druck von außen. Dem Kind eine Möglichkeit zu zeigen, aus diesem Teufelskreis herauszukommen, bedeutet, ihm ein Werkzeug zu Selbstheilung und Selbstbefriedung, zur inneren und äußeren Unabhängigkeit zu geben, es aus seiner Ohnmacht herauszuführen.
Die tiefsten Spannungen und Wunden und damit die Bereitschaft zu weiteren Verwundungen entstehen oft nicht in der Tagesstätten- oder Schulsituation, sondern in einer Familie, die versucht, aufgrund ihrer eigenen ungelösten Ängste und Emotionen das Kind in ihr System zu pressen, was dem natürlichen Wachstum und dem elementaren Bedürfnis des Kindes, verstanden und angenommen zu werden, entgegensteht. Das heißt, die Quelle der Spannungen des Kindes ist in der Tagesstätte oder der Schule nicht aufzuheben, nur seine Fähigkeit, sie zu bewältigen und eine Lösung zu finden, kann beein-

flußt werden. Sich im Malen zu befreien, ist eine gute Unterstützung für das Kind. In Einzelstunden ergibt sich diese Art zu malen meist ganz organisch, in Gruppen muß sie erklärt und einführend geübt werden, z. B. am Thema Wut. Frage ich Kinder, wo sie im Körper ihre Wut spüren, antworten die meisten spontan: im Bauch. Frage ich, welche Farbe die Wut hat, antworten die meisten spontan: rot, manchmal braun. Ich kann sie nun mit Worten oder mit Zeichen ausmalen lassen, wie die Wut genauer aussieht. Wir sprechen darüber, was jeder tut, wenn er eine Wut im Bauch hat. Einer haut zu, ein anderer ärgert seine Katze, wieder ein anderer verkriecht sich im Bett etc. Wenn ich eine Wut habe und erregt bin, geschieht etwas in meinem Körper: Adrenalin wird ausgeschüttet. Jedes Tier handelt sofort in dieser Situation: Es droht, greift an oder flieht, wenn der Gegner stärker ist, wodurch sich sein Adrenalinspiegel wieder normalisiert. Ein Kind, das in einer Familie lebt, in der Aggression tabu ist, hat dieses Ventil nicht. Es kann nicht angreifen – es kann auch nicht fliehen, wohin? Der Aggressor, vielleicht ein Geschwister oder die Eltern selbst, bleibt ständig in Reichweite.

Ein anderes Kind, das seine Kameraden angreift, wenn es zu Hause Ärger hat, gilt schnell als Störer. Wut und Ärger sind ganz normale Affekte; wir alle haben und kennen sie. Nicht daß wir sie haben, ist problematisch, sondern wie wir damit umgehen.

Über das Malen kann ich den Kindern einen Weg zeigen, sich von ihren Affekten zu befreien, ohne sie zu verdrängen und ohne sie an einem anderen auszulassen. Die Wut z. B. kann ich herausmalen. Alle Kinder stehen vor Tischen mit einem großen Papier, das mit Tapetenkleister eingestrichen ist, damit die Bewegung gut fließen kann. Jedes Kind holt sich seine „Wutfarbe" (Finger- oder Kleisterfarbe). Ich zeige ihnen, wie man Wut herauslassen kann: Ich wähle selbst eine Farbe, die für mich im Augenblick Wut am besten ausdrückt. Ich beginne mit einer Bewegung aus den Schultergelenken, vom Bauchnabel aus mit beiden Händen von mir weg, wobei ich die Wut hörbar aus mir herauslasse, mit einem Ton oder einem Zischen. Der Strich von mir weg ist mit einem lauten Ausatmen verbunden, das folgende Heranholen der Hände mit einem lauten Einatmen. Nachdem ich dies gezeigt habe, fordere ich die Kinder auf, mitzumachen. Anfänglich male ich nach der Demonstration weiter mit, für die meisten Kinder ein wichtiger Faktor, der ihnen die Erlaubnis gibt, sich auf diese ungewohnte Art zu malen einzulassen. Später gehe ich herum und unterstütze einzelne Kinder, bei denen die Bewegungs-Atmungs-Koordination nicht klappt. Ich achte darauf, daß der Arm sich von der Schulter aus bewegt, daß der Atemrhythmus stimmt und daß der Ton gut hörbar wird. Damit die Gruppe in einen gemeinsamen Rhythmus kommt, gebe ich folgende Anweisungen: „Wir atmen jetzt alle gemeinsam tief ein, und während wir mit einem Zischen ausatmen, bewegen wir die Hände auf dem Blatt von uns weg... wir lassen sie auf dem Blatt und holen sie, während wir einatmen, wieder zu uns her. Mit dem Einatmen holen wir uns gleichzeitig neue Luft und Ruhe."

Diese Übung stimuliert zugleich gut die Atmung und den Schulter- bzw. Brustbereich. Sie fördert den Mut zu expandieren, die Kinder trauen sich, sich auszudehnen, ohne in Chaos zu verfallen, und das wirkt ermutigend auf die Seele zurück. Die Übung läßt sich auf vielfältige Weise ausschmücken und abwandeln. So muß sie nicht auf Wut bezogen sein. Niedergeschlagenheit und Bedrücktheit können mit einem lauten Seufzer ausgeatmet werden, während man sich beim hörbaren Einatmen aufrichtet und sich mit neuer Energie versorgt, beim Ausatmen wieder alles Gift aus sich herausläßt.

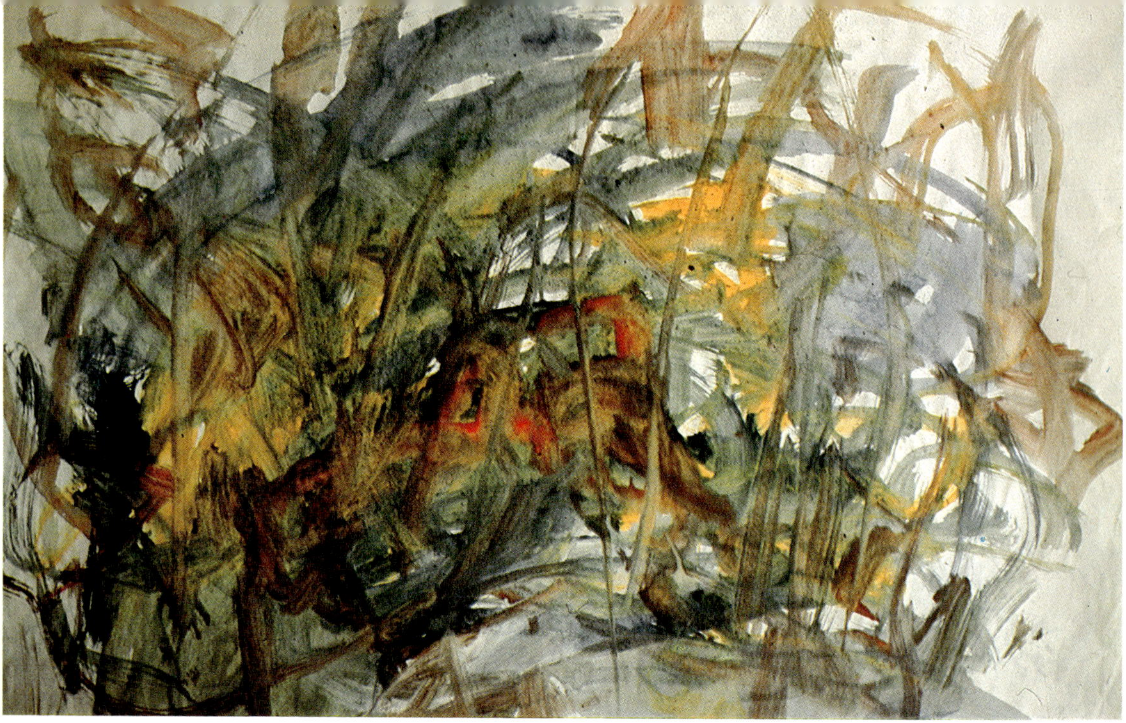

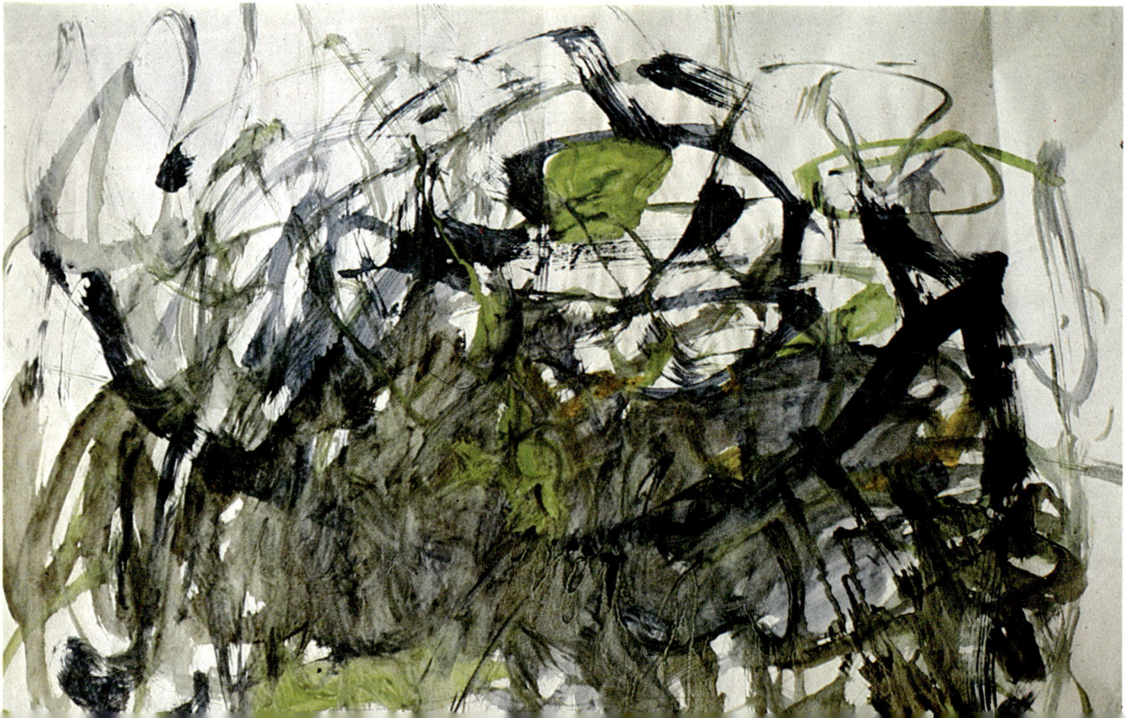

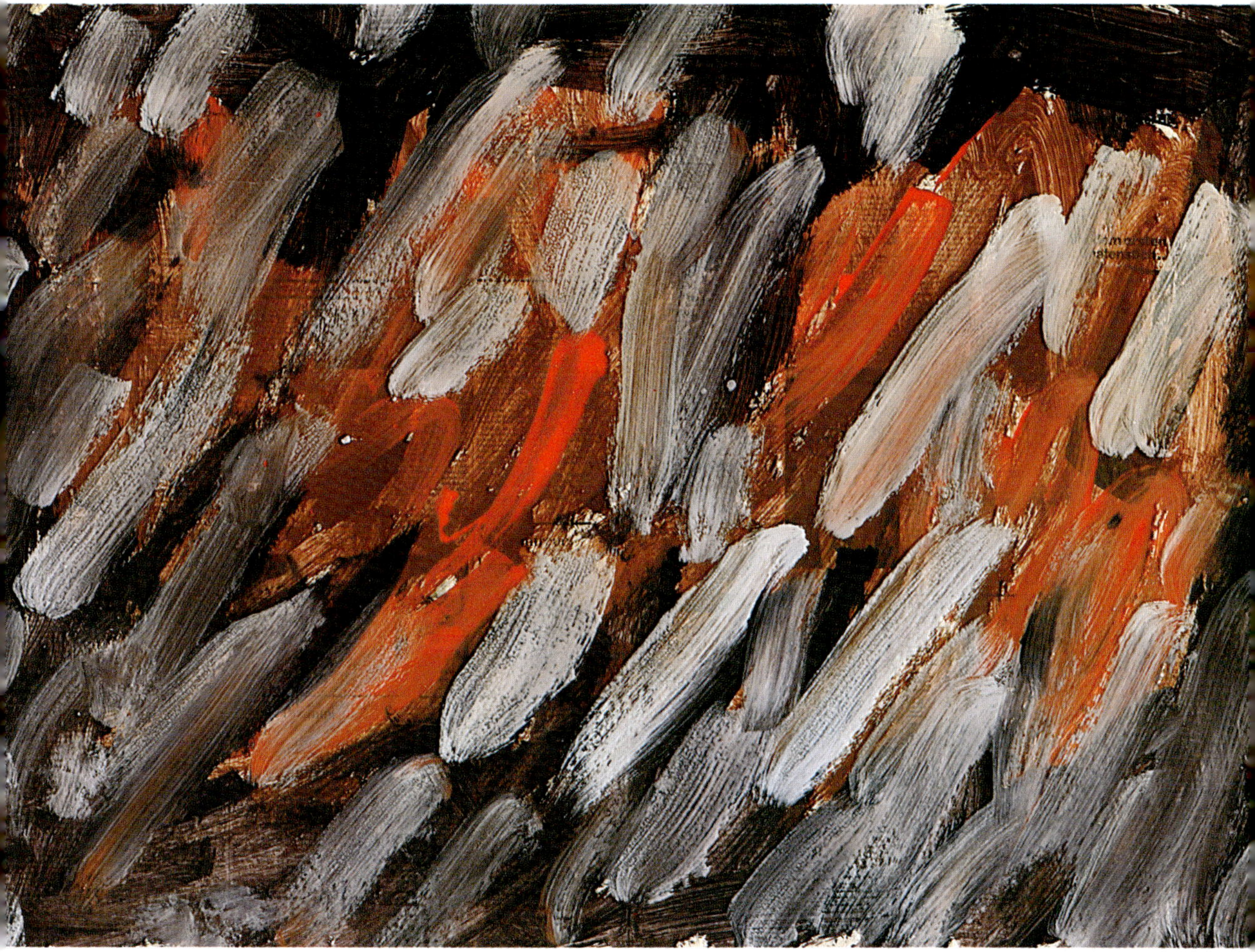

*Abb. 22 a–b (je 97,5 × 74,5 cm): „Messpainting" (Text S. 50)*

*Abb. 23 (79,4 × 56 cm): „Messpainting" (Text S. 50)*

Es können neutrale Vorstellungsbilder gegeben werden wie Wind oder Wirbelwind, steigendes und fallendes Wasser, eine Welle, ein pulsierendes Herz. Beim Ausatmen wird das alte Blut hinausgepumpt, beim Einatmen frisches Blut und frische Energie hereingeholt. Die Bewegung gibt immer das Negative, Verbrauchte vom Körper weg, holt mit dem Einatmen neue frische Energie zum Körper hin.

Die Übung kann zu einem Paar- oder Gruppenspiel ausgedehnt werden:
Zwei Kinder stehen sich gegenüber, bewegen sich im gleichen Rhythmus aufeinander zu – und wieder weg. Oder die ganze Gruppe kann im Kreis auf einem großen Blatt gemeinsam malen. Schematisiert besteht die Bewegungseinheit aus zwei Ellipsen, von denen oft nur der obere Teil auf dem Papier sichtbar wird:

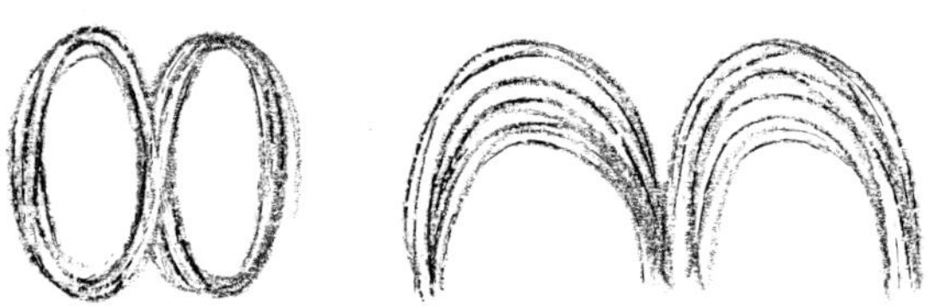

Haben die Kinder das Prinzip verstanden, kann ich sie auffordern, eigene Bewegungen zu erfinden, die z.B. ihre Wut ausdrücken. Dies ist vor allem in Situationen nützlich, in denen ein Konflikt besteht und sie tatsächlich wütend sind. Den impulsiveren Kindern fällt es leicht, den gehemmteren schwer. Beide profitieren von der obigen Übung: letztere, weil die Struktur der Übung ihnen eine Brücke zum Expressiven baut, erstere, weil der gleichmäßige, mit dem Atem verbundene Rhythmus von Ausdehnung und Zusammenziehung beruhigend ist und eine natürliche Ordnung in ihre Tendenz zum chaotischen Agieren bringt. Ich wiederhole diese Übung oft, und bald kommen die Kinder von selbst und sagen: „Ich will mir meine Wut aus dem Bauch malen."
Für introvertierte Kinder, die viel schlucken, öffnet dies eine Möglichkeit, nach „draußen" zu gehen. Kindern, die zum Agieren neigen, d.h. dazu, unbewußt Spannung in Handlung umzusetzen, wird Form gegeben und die Möglichkeit, sich ihrer eigenen Gefühle bewußt zu werden und über das reine Abreagieren hinauszugehen. Allen vermittelt es die Erfahrung: Wenn ich eine Wut habe, muß ich ihr nicht ausgeliefert sein. Ich muß sie nicht blindlings schlucken oder blindlings raushauen.
Ich kann sie in Stimme, Bewegung und Form bringen; somit beherrscht nicht mehr die Wut mich, sondern ich forme sie.
Für mich ist das Wesentliche dieser Erfahrung nicht das Abreagieren oder daß ein Affekt kreativ umgesetzt wird, sondern daß ich leer werden kann von Affekten, Spannungen etc., die sonst mein Denken und Fühlen besetzt halten würden.

### Spontanes Malen

Eine andere Art, sich im Malen zu befreien, ist, den spontanen Ausdruck zuzulassen, sich ganz ohne Regeln im Schmieren und „Batzen" ausleben zu dürfen. Kindern, deren kreative Entwicklung durch eine zu strenge Reinlichkeitserziehung eingeschränkt wurde, kann dies zu einem Durchbruch verhelfen.

In jedem Alter müssen dem Kind bestimmte Dinge erlaubt und möglich sein, damit sich seine Fähigkeiten entfalten können. So wie die eingebundenen

Füße der Chinesenmädchen nicht wachsen konnten und verkrüppelten, so verkrüppeln auch die kindlichen Anlagen, wenn die Einschränkungen zu groß sind. Ein kleines Kind muß die Dinge ertasten können, zunächst mit dem Mund, später auch mit den Händen, um sie zu begreifen. Wird das nicht erlaubt, können Sprachstörungen die Folge sein, das Kind „begreift" nicht. Oder seine Lust, die Welt zu erobern, kann gehemmt sein; es darf nichts „angreifen".

Ebenso gibt es im dritten Lebensjahr eine Phase, in der alles, was uns schmutzig erscheint, ungeheuer interessant ist: matschige Erde, je matschiger, umso besser, Sand, Dreck und Abfälle auf der Straße und sogar der eigene Kot. In dieser Phase lieben es manche Kinder, mit „ihrer Wurst" – die ihr Eigentum, ihr erstes, bewußt wahrgenommenes Produkt ist – zu spielen. Dann werden allerdings die Erwachsenen, die vorher so begeistert waren, als die Wurst in's Töpfchen fiel, „sauer". Dann ist sie „bäh, bäh und Stinki". Wie soll man das verstehen! Am liebsten möchte man sie gar nicht mehr hergeben. Am besten ist, man behält sie drin. Hier liegt die Wurzel für Zwanghaftigkeit, Geiz, übertriebene Ordnungsliebe, für ein starkes An-sich-Halten, Sich-Zusammenhalten. Diese Kinder können schwer aus sich heraus, haben ständig Angst, etwas falsch zu machen, und sind oft in ihrer Spontaneität und Kreativität eingeschränkt. Wenn sie Glück haben, z. B. auf dem Lande aufwachsen und in der nassen Erde spielen können, werden die Folgen dieser strengen Erziehung gemildert. Die Stadt kann meistens kein Gegengewicht bieten. So bleibt manchen Kindern nur eine Therapie oder ein guter Kindergarten, um das Versäumte nachzuholen. Fingerfarben, Kleisterfarben und Tapetenkleister, ebenso Ton (siehe S. 75 ff.), eignen sich hervorragend. Sie sollten immer bereitstehen.

Einige Kinder ergreifen die Möglichkeit, sich mit Farbe auszutoben, von selbst, wenn sie sich bietet. Ganz spontan benutzen sie Farbe als ungezähmtes Ausdrucksmittel. Es ist notwendig, dafür zu sorgen, daß dann die Umgebung entsprechend eingerichtet ist. Den Kindern wird von vorneherein eingeschärft, daß das „Farbensauen" nur an einem bestimmten Ort und in keinem anderen Raum möglich ist, auch zu Hause nicht. Es erleichtert ihnen den Realitätsbezug, wenn sie verstehen, daß wir hier die Möglichkeit haben, alles mit Farbe zu bekleckern, dies aber nicht selbstverständlich ist. Ihre Eltern zu Hause erlauben mit Recht nicht, daß sie dasselbe im Wohnzimmer oder Kinderzimmer ausprobieren. Wie sollten sie das wieder säubern können? Vom Teppich und von den Wänden? „Sie verbieten das nicht, um dich zu ärgern, sondern aus gutem Grund."

Es ist günstig, mit den Kindern zum Malen in einen voll ausgekachelten Raum zu gehen. Wenn dieser einen Abfluß hat, wird die anschließende Reinigung, an der sich die Kinder beteiligen, zum Vergnügen. Duschen, Bäder oder notfalls geräumige Toiletten leisten gute Dienste.

Sabine, ein achtjähriges Mädchen, war bei mir in Behandlung. Die vorrangigen Gründe waren, daß sie noch immer einkotete und unter Konzentrationsstörungen litt. Sie hatte eine schlimme Geschichte hinter sich, Kindsmißhandlung und Heimerziehung. Jetzt hatte sie eine Adoptivmutter, die ihr sehr zugetan war, aber auch streng und auf Ordnung bedacht. Als ich Sabine Fingerfarben und Kleister anbot, zeigte sie mir selbst, was sie brauchte. Sie nahm die Farben mit in das gekachelte Badezimmer und holte dort, auf dem Boden kauernd, all das in vielen Heimjahren Versäumte nach, Stunde um Stunde. Sie benutzte die Farben in dicken Klumpen,

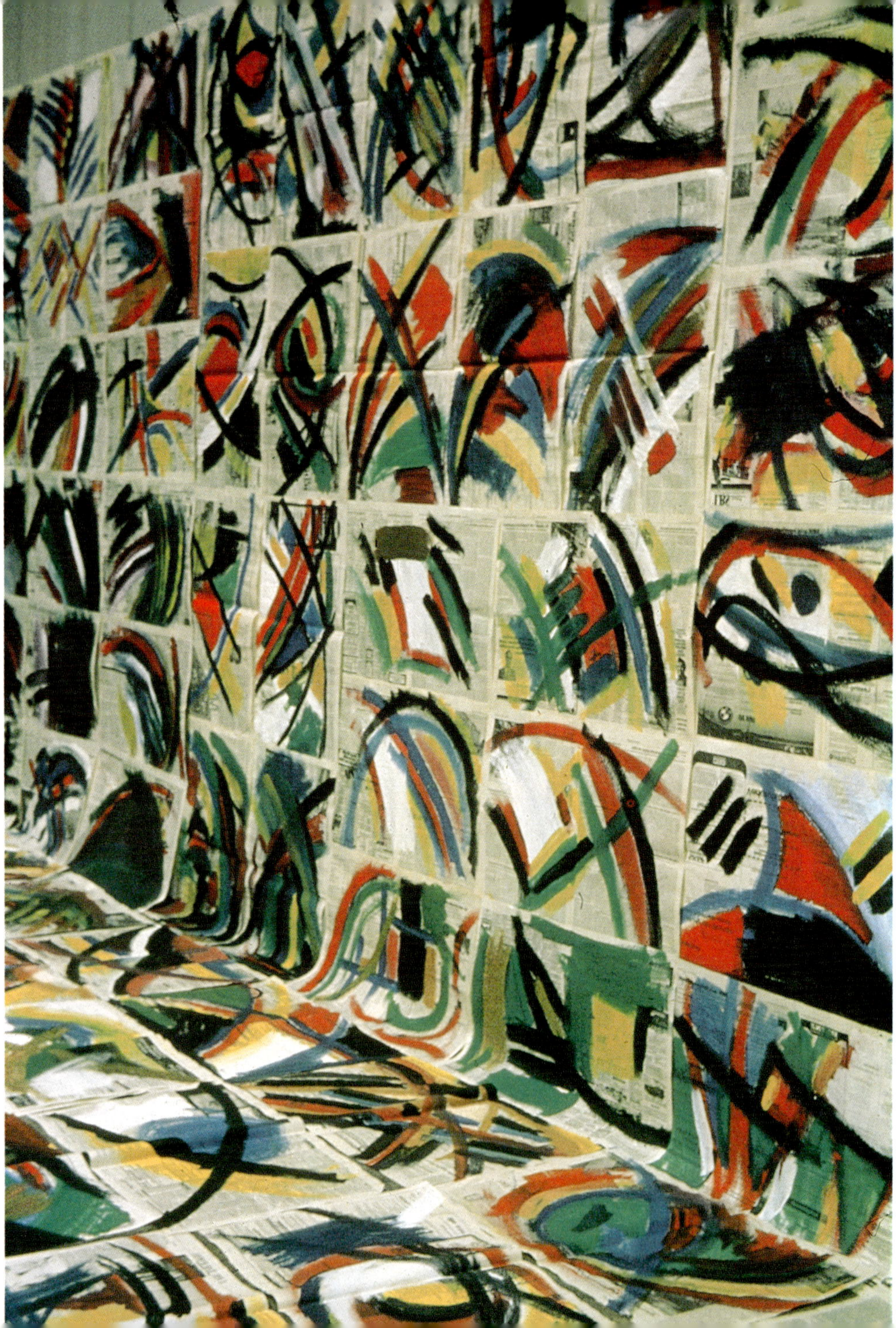

schmierte sie auf Boden und Papier, goß Wasser hinzu, bis alles eine glitschige, braune Soße war. In dieser panschte sie herum und durchlebte dabei Szenen ihrer Vergangenheit. Z. B. schlug sie auf die „Bilder" ein und schrie: „Du Sau, du elende, wirst du endlich lernen! Ich werds dir zeigen, du Drecksau! Du stinkst! Du stinkige Sau!" Der jahrelang zurückgehaltene Ärger, der sich nur in Form des Einkotens als Rache zeigte, begann sich zu lösen. Die erlittenen und erduldeten Demütigungen fügte sie nun Farbe und Papier zu. Auch die gegenwärtigen Schrecken verarbeitete sie auf diese Weise. Ältere Kinder hatten sie im Keller in einen Lattenverschlag gesperrt, sie verhöhnt, durch die Latten gespuckt, mit Wasser und Farbe bespritzt, sie eingeschlossen in tiefer Ohnmacht zurückgelassen. An die Kachelwand malte sie diese Kinder andeutungsweise und gab ihnen alles zurück, befreite sich von ihrer ohnmächtigen Wut.

Nach mehreren Wochen dieser Selbstbefreiung entstand das erste Bild, das erhalten blieb. Sehr liebevoll malte sie eine „wunderschöne Frau". „Das bin ich, wenn ich mal groß bin. Dann trete ich im Fernsehen auf, und alle bewundern mich." Sie hängte das Bild an die Wand, kletterte auf den Tisch daneben und inszenierte ihre Fernsehshow.

Das Thema „wunderschöne Frau" beschäftigte sie noch lange. Sie sagte dazu: „Meine Eltern haben gesagt, daß ich eine häßliche Frau werden soll, keine Königin. Ich bin aber die Königin geworden. Was meine Eltern gesagt haben, geschieht nicht. Sie haben nicht recht. Was Gott sagt, geschieht." Scheinbar hatte ich bei diesem Prozeß nicht viel zu tun. Wie getrieben vollbrachte Sabine alles von alleine, und ich ließ sie gewähren. Es war mir klar, daß sie selbst am besten wußte, wie sie sich heilen könnte. Die meisten Kinder wissen das und entwikkeln ihre eigenen heilenden Kräfte, wenn man ihnen den Anstoß gibt und dann den nötigen Raum gewährt. Meine Aufgabe bestand „nur" darin, liebevoll und verstehend dabei zu sein, zur richtigen Zeit das Richtige zu sagen und – falls notwendig – stellvertretend die Kontrolle zu übernehmen. Es lag an mir, darauf zu achten, daß Sabine sich nicht verletzte, daß ihre Kleider nicht beschmutzt wurden (sie zog sie von sich aus aus), daß nichts kaputt ging und auch ich nicht verletzt wurde. Damit ein Kind sich so gehenlassen kann, braucht es die Gewißheit, daß jemand wohlwollend dabei ist und über seine Handlungen wacht, sie versteht und annimmt – jemand, der in der Lage ist, aus dem Chaos wieder herauszuführen. Sonst würde das vollkommene Chaos drohen, das zutiefst erschreckend ist.

*Abb. 24: „Messpainting". Alle Bilder stammen von einer Person (Text S. 51)*

Einem vierjährigen Jungen und seiner Mutter half das spontane Malen ebenfalls. Sie war verzweifelt und beschämt, weil Andreas immer wieder die Wände von Kinder- und Wohnzimmer mit seinem Kot „bemalte". Stets gelang es ihm, einen unbewachten Augenblick zu finden, um seine Gemälde anzubringen, die auf wenig Anerkennung stießen. Andreas tobte und malte sich im „Batzraum" aus und erhielt zu Hause in seinem Zimmer eine Ecke, in der er frei malen durfte. Nicht immer geht das so schnell. Hier kam zu Hilfe, daß die Mutter verständnis- und liebevoll war und die Wurzeln für Andreas' Nachholbedarf in einer Zeit lagen, die er wegen einer längeren Krankheit seiner Mutter bei der Großmutter verbringen mußte.

Kleinere Kinder lieben es ganz besonders, ihren ganzen Körper voll Farbe einzuschmieren. Diese

Art von glitschigem Hautkontakt erleben sie als sehr lustvoll; er eröffnet ihnen eine neue Erfahrung ihres Körpers. Oft ist das Problem allerdings, daß gerade Kinder, die es sehr nötig hätten, aus sich herauszukommen, dazu nicht in der Lage sind. Sie mögen z. B. die Farben gar nicht erst anfassen. Ihnen muß erlaubt werden, sich ganz langsam daran zu gewöhnen.

### „Messpainting"

Älteren Kindern und Jugendlichen kann das sogenannte „messpainting" helfen, zum spontanen Malen zurückzufinden.

Meine Erfahrungen mit „messpainting" stammen vorwiegend aus der Arbeit mit Studenten. Diese vertiefen sich weitaus intensiver und konsequenter in den Malprozeß, als das für Kinder und Jugendliche im Rahmen von Kindergarten, Freizeitheim oder Schule möglich wäre. Ich habe jedoch gefunden, daß diese Malweise auch in abgekürzter Form Jugendlichen soviel bringt, daß ich sie trotz geringerer Erfahrungen mit dieser Altersgruppe kurz darstellen möchte, als Anregung vor allem für Lehrer und Freizeitpädagogen. Die Bezeichnung „messpainting" stammt von W. Luthe, der die „Creativity Mobilisation Technique (CMT)" entwickelt hat (Blumberger, 1977), und heißt übersetzt etwa: „Durcheinandermalen".

Da ich bisher keine überzeugende Übersetzung gefunden habe, benutze ich den amerikanischen Ausdruck. Die Grundidee des „messpainting" liegt darin, durch eine bestimmte Anordnung, die im folgenden umrissen wird, das spontane Malen zu befreien und damit Kreativität überhaupt anzuregen. Das Vorgehen, das ich beschreiben werde, ist zwar durch CMT angeregt worden, erklärt diese Technik jedoch nicht.

Benutzt werden: Zeitungspapier in großen Mengen, Wasser zum Reinigen der Pinsel, Finger-, Kleister- oder Dispersionsfarben, und zwar: rot, gelb, grün, blau, braun, violett, schwarz, weiß. Jede Farbe ist in einem Topf mit eigenem weichen, breiten Pinsel. Es können auch die Finger benutzt werden. Der Nachteil hierbei ist, daß die Farben sehr schnell einheitlich braun werden.

*Die Spielregeln für das Malen sind folgende:*

- Es wird sehr schnell gemalt, etwa alle zwei Minuten hintereinander ein neues Bild, bis ca. 10 bis 14 Bilder in einem Arbeitsgang entstanden sind.
- Das Zeitungspapier wird dabei zu mindestens 80 % bedeckt; es wird jeweils der ganze Bogen verwendet.
- Die Malbewegung kommt aus dem Schultergelenk, der ganze Arm ist einbezogen. Es wird die Grob-, nicht die Feinmotorik benutzt.
- Die freie, spontane Malbewegung hat Vorrang vor der Ästhetik. Die Bilder sollen nicht schön sein, sondern einen ungehemmten Bewegungsablauf widerspiegeln, der möglichst wenig kontrolliert wird. Der Maler soll beim Malen nicht auf das Produkt, sondern auf den *Prozeß* konzentriert sein. Die *Abb. 22a/b S. 44* zeigen Bilder, bei denen dies geglückt ist, *Abb. 23 S. 45* hingegen zeigt eines, bei dem Kontrolle vorherrscht: Der Rand ist stark beachtet, die Bewegung in einer Richtung festgehalten.

Der Sinn dieser Regeln ist, Überlegen, Planen, Nachdenken, Analysieren und Kritisieren möglichst auszuschalten und einen mehr intuitiven, ganzheitlichen, unbewußten Malprozeß zu ermöglichen.

Gleichzeitig bieten sie eine Struktur, die genügend äußeren Halt gibt, um sich beim Malen selbst in sein individuelles Chaos zu wagen.
Anfänglich fällt das vielen schwer. Der Jugendliche hat bereits die Vorstellung, daß ein Bild etwas Schönes, Geordnetes sein soll. Diese Vorstellung ist mit der Annahme verbunden, daß dies nur mit bewußtem Gestaltungswillen und Kontrolle möglich ist. Es herrscht großes Mißtrauen gegen das Unbewußte, und die übermäßige Kontrolle läßt die ungeheure Gestaltungskraft, die in Bildern von kleinen Kindern noch sichtbar ist, beim Jugendlichen verkümmern.
Vor allem für Schulkinder ist diese Malart anregend und ausgleichend. Sie ermöglicht ihnen Bewegung nach stundenlangem Sitzen. Zudem ist in unseren Schulen das Gleichgewicht erheblich gestört zwischen der Ausbildung von Intellekt und analytischem Denken – diesem Bereich kann die feinmotorische Bewegung zugeordnet werden – und der Ausbildung von ganzheitlichem Denken, Intuition und Phantasie – diesem Bereich kann die Grobmotorik zugeordnet werden. Wird im Kunstunterricht ausschließlich feinmotorisch gezeichnet und gemalt, unterstützt selbst dieses musische Fach die bereits vorhandene Diskrepanz, und ein wichtiger Teil des menschlichen Spektrums wird nicht nur nicht entwickelt, sondern verkümmert. Für eine harmonische Persönlichkeit ist es jedoch notwendig, daß beide Fähigkeiten gleichermaßen entwickelt werden und sich in ihrer Funktion gegenseitig unterstützen. Dazu möchte „messpainting" beitragen.

Diese Malart einzuführen, ist vor allem dann sinnvoll, wenn sie oft wiederholt werden kann. Erst dadurch entsteht ein allmählicher Prozeß der Lockerung. Dieser Prozeß darf durch die Umgebung nicht behindert werden. Der Arbeitsraum muß so gestaltet sein – notfalls mit Plastikplanen abgedeckt –, daß Farbe verspritzt werden darf. Angst, etwas zu beschmutzen, würde den gesamten Prozeß verhindern. Gut geeignet ist z. B. ein Werkraum. Falls die Bilder erhalten bleiben sollen, müssen sie zum Trocknen nebeneinander gelegt werden, da sie sonst zusammenkleben. Das kann unter Umständen auf dem Gang geschehen. Kleisterfarbe ist wasserlöslich und kann vom Boden entfernt werden.

Es ist gut, vor Beginn des Malens die grobmotorische Bewegung vorzuführen und mit den Kindern und Jugendlichen einzuüben. „Schwing deine Arme in großen Bewegungen aus der Schulter heraus. Kreisförmig..., wie eine Acht..., jetzt durcheinander. Mehrmals hin und her. Erfinde neue, große Bewegungen. Jetzt stell dir vor, du hast einen dikken Pinsel in der Hand und bemalst mit großen Schwüngen eine Wand vor dir."
Hat ein Kind Schwierigkeiten in der Grobmotorik, muß ihm mit gezielten Bewegungsübungen geholfen werden. Die Teilnahme am „messpainting" sollte immer freiwillig sein. Es sollte so eingeführt werden, daß im Vordergrund der Spaß steht und die Jugendlichen sich nicht durch Regeln erschlagen fühlen. Sind sie mit Hingabe dabei, kann für sie ein wichtiger Prozeß einsetzen. Unbewußtes Material taucht auf, wird sichtbar und zur Bearbeitung freigegeben. *Abb. 24 S. 48* zeigt eine Wand mit Bildern, die während des „messpaintings" entstanden sind. Sie ermöglicht einen Eindruck von der intensiven Wirkung dieser Malerei. Die Bilder wurden von einer Person innerhalb sehr kurzer Zeit gemalt.

In einer Gruppe, die sich die Farben selbst kaufen und mischen mußte, verwendete Ursula Grün am wenigsten. Sie ging so sparsam damit um, weil dies die teuerste Farbe war, obwohl sie sich dann jedes-

mal ärgerte, wenn sie ihr beim Malen ausging. Gleichzeitig konnte sie nicht davon ablassen, geometrische Figuren und geordnete Muster darzustellen. Es gelang ihr einfach nicht, den Arm frei schwingen zu lassen. Eines Tages wurde ihr ihr eigener Geiz zu bunt. Sie rührte genügend Farbe an und gab großzügig aufs Blatt, auf dem sie alles zu einem braunen Brei vermalte.
Gleichzeitig fing sie an, fürchterlich zu schimpfen. „Mach doch keinen solchen Saustall, was soll denn das! Schmier nicht so!" Gleichsam als Antwort malte sie noch heftiger weiter. Sie erzählte später, daß ihre Mutter wie von selbst aus ihr sprach und sie deren Worte benutzte, Worte, die sie endlos oft gehört und geschluckt hatte. Während des Malens schien sie sich von all diesen Einschränkungen zu befreien; die Muster verschwanden, und nach einer Phase des Chaos entstanden – innerhalb von zwei bis fünf Minuten – großzügige, schöne Bilder.

In Angelikas Bilder tauchten immer wieder Augen auf. Sie entstanden ganz von selbst, ohne daß sie es wollte. Es wurde ihr unheimlich, denn wenn die Bilder um sie lagen, umgaben sie überall Augen. Gleichzeitig fiel es ihr schwer, beim Malen nicht immer daran zu denken, wie die anderen ihre Bilder beurteilen würden. So stellte sie gleichsam unbewußt ihre innere Kontrollinstanz in Form von überwachenden, überall gegenwärtigen Augen dar. Bisher hatte sie nie bezweifelt, daß die anderen ihr so kritisch gegenüberstanden. Anhand der Bilder konnte sie sehen, daß diese Kontrolle in ihr selbst entsteht. Normalerweise sind die Augen, denen wir begegnen, tatsächlich im Besitz eines anderen Menschen, und wir können sie mit unseren phantasierten Augen und unserem eigenen Vorwurf verwechseln. Durch die Materialisation im Bild konnte Angelika sie wieder als ihr eigenes Produkt begreifen und entsprechend relativieren lernen.

## 3. Körpererfahrung und Malen

### Yoga und Bioenergetik

Wie sehr aufgestaute und ungelöste Affekte und Konflikte gefangennehmen und eine konstruktive Tätigkeit verhindern, wurde mir klar, als ich mit einer Gruppe von in ihrem Verhalten sehr schwierigen Kindern begann, Yoga- und bioenergetische Übungen in das Tagesprogramm aufzunehmen. So können diese Kinder, die seelisch kein Gleichgewicht haben, es auch körperlich nicht halten. Übungen, bei denen Balance zu halten ist, müssen mit sehr kleinen Schritten und viel Geduld aufgebaut werden. Bei jeder Übung kamen alle gestörten Verhaltensmuster zutage und hinderten die Kinder bereits daran, eine Anweisung aufzunehmen. Ein Junge z. B. fing immer sofort an zu jammern: „Das kann ich nicht, das geht ja gar nicht!" Ein Mädchen konnte eine Bewegung nur ausführen, wenn man sich mit ihr zusammen bewegte. Sobald die Kinder in die Situation versetzt werden, sich mit sich selbst in meditativer, ruhiger Art zu beschäftigen, kommt ihr ganzes Elend und ihre ganze Störung zutage. Die

einen versuchen sich durch wildes Agieren aus dieser Lage zu befreien, die anderen durch Resignation und Jammern.
Nur eine Umgebung, die die Konzentration fördert, kann es den Kindern ermöglichen, sich auf sich zu besinnen. Dazu gehören z.B. möglichst wenig Außenreize; ein verdunkelter Raum mit Teppichboden (viele Übungen finden auf dem Boden statt); eine brennende Kerze in der Mitte, darum als Kreis ein dickes Tau, Radius mindestens ein Meter, je nach Gruppengröße. Um diesen Kreis sitzen die Kinder, die Grenze des Taus darf nach innen nicht überschritten werden. Grundhaltungen sind der Fersensitz, der Schneidersitz oder das Krokodil. Eine weitere Regel: Es wird nicht durcheinandergeredet. Um an diese Regel zu erinnern, eignet sich eine Yoga-Übung, die alle gemeinsam wiederholen, wenn jemand die Regel vergessen hat: Zischen wie eine Schlange – sch..., sch..., sch... –, eine Übung, die gleichzeitig den Atem vertieft.
Wieder ist es notwendig, den Kindern eingangs mitzuteilen, worum es geht. Ich erkläre ihnen meistens, daß jeder Mensch in seinem Bauch ein unsichtbares Reich hat, das die Quelle von Glück und Frieden ist (Hara). Die meisten Menschen haben vergessen, wo der Eingang zu diesem Reich ist, oder sie haben den Schlüssel verloren. Für jeden Menschen gibt es Wege dorthin, doch sie sind schwer zu finden und mühsam zu begehen. Es sind keine gewöhnlichen Wege, wie wir sie von draußen kennen. Es sind Wege, die nach innen führen. Und diese Wege wollen wir erkunden. Äußeres Zeichen für die Kinder sind Kerze und Kreis, Symbole für uns, daß wir auf der Suche nach dem Weg nach innen sind.

Alles, was uns die Wege, die zum inneren Reich führen, finden läßt, haben wir selbst: z.B. den Atem. Ich lasse die Kinder bewußt tief und langsam in ihren Bauch atmen. Die Hände halten dabei den Bauch und spüren, wie er sich hebt und senkt. Für manche Kinder ist dies bereits unerträglich. Oft hilft eine körperliche Berührung, um sie ruhig werden zu lassen, z.B. eine Hand leicht auf Kopf oder Rücken oder die eigene Hand auf ihre Hand auf dem Bauch. Wenn die Kinder sehr unruhig sind und ihre Gedanken nicht zur Ruhe kommen, lasse ich sie ihre Atemzüge still zählen. Dazwischen gebe ich immer wieder die Anweisung: „Ihr atmet in den Bauch; ihr fühlt euren Bauch dabei von innen, fühlt, wie er sich hebt und senkt, hebt und senkt."
Dann wechsle ich den Atemrhythmus: lasse sie viermal tief und schnell atmen, einmal tief und langsam, wiederhole das zweimal. Ich mache sie auf die Unterschiede der Atmungsweise aufmerksam.
Diese oder andere Atemübungen vor jeder Sitzung vertiefen Atem und Konzentration.
Nun fordere ich sie auf, ein inneres Bild entstehen zu lassen vom Inneren ihres Bauches, als stünden sie in der Bauchhöhle und schauten sich um. „Dabei das Atmen nicht vergessen! Was siehst du? Wie ist das Licht, wie die Temperatur?"
Emotional gestörten Kindern fällt eine innere Bildvorstellung oft sehr schwer. Deshalb lasse ich sie nach dieser Übung ihren Bauch zeichnen oder malen, wie sie ihn von innen gesehen haben. Zeichnen und Malen schulen die Wahrnehmungsfähigkeit, in diesem Fall die innere. Die Fähigkeit der Kinder, eine innere Vorstellungswelt aufzubauen, wird gefördert. Es ist schön, diese Phantasiereise in den Bauch von Zeit zu Zeit zu unternehmen und die Bilder aufzubewahren. Sie ergeben eine interessante Dokumentation über die Reisestationen.

Nach diesen Vorbereitungen ist es möglich, mit den Yoga- und bioenergetischen Übungen zu beginnen.

Damit der Leser eine Vorstellung und Anregungen für die eigene Arbeit bekommt, sind am Ende des Kapitels einige Übungseinheiten, speziell für Kinder zugeschnitten, dargestellt. Ich möchte denjenigen, der diese Übungen ausprobiert, warnen, falls er sehr unausgeglichene Kinder in seiner Gruppe hat. Die Übungen bauen Energie auf. Seelisch unausgeglichene, blockierte Kinder sind auch körperlich unausgeglichen und blockiert. Sie sind nicht in der Lage, sich bioenergetisch aufzuladen und sich wieder in einem natürlichen Rhythmus zu entladen. Ihr Körper hat es lange geübt, Entladungen nicht zuzulassen, z.B. durch Wutanfälle oder Tränen, wenn dies in der Familie nicht erlaubt ist. Er hat sich sozusagen gegen die Entladung gepanzert, so daß diese in einem harmonischen Rhythmus gar nicht mehr möglich ist. Entsprechend haben sich Körper und Psyche auch dagegen gewappnet, zuviel Energie aufzunehmen. Ein sehr einfaches und verbreitetes Beispiel ist die Verflachung des Atems; je weniger geatmet wird, umso geringer ist die Energieversorgung, umso weniger wird auch gefühlt. Ein Kind in einer Familie, in der z.B. Weinen tabu ist, kann, wenn es seelisch verletzt wird, den Atem anhalten. So spürt es den Schmerz kaum, muß nicht weinen-, doch ein natürlicher Reinigungsprozeß des Körpers ist unterbrochen, rhythmische Ladung und Entladung sind verhindert.

Bringe ich solche Kinder, denen der natürliche Lade- und Entladungsrhythmus nicht möglich ist, durch beschriebene oder ähnliche Übungen dazu, sich energetisch aufzuladen, so muß ich sehr behutsam vorgehen, um den Organismus nicht zu schokkieren. Zunächst wird das Kind sich verweigern und sich nicht der Situation aussetzen wollen, mehr Energie zu sammeln, als es gewohnt ist. Es muß viel Vertrauen zu mir haben, und meine Begleitung muß behutsam und ermutigend sein. Ich kann es mit Worten unterstützen und gegebenenfalls mit Körperkontakt. Dabei findet eine beruhigende Energieübertragung statt. Ich werde das Kind ermutigen, diesen neuen Energiefluß auszuprobieren. Spüre ich jedoch, daß seine Abwehr zu stark wird, werde ich es nicht weiterdrängen. Es ist dem Geschick und dem Feingefühl des einzelnen überlassen, behutsam mit dem Kind Wege aus seiner Sackgasse herauszufinden. Ist es gelungen, Energie zu mobilisieren, wird das Kind in der Regel versuchen, sie auf seine alte, gewohnte Weise wieder zu verringern. Es fängt an zu jammern oder hört auf zu atmen oder haut wild um sich, rast umher.

An diesem Punkt ist es wichtig, das Verhalten in Bahnen zu lenken, die nicht bereits eingefahren sind und dazu dienen, die Energie verpuffen zu lassen. Ich fordere die Kinder an diesem Punkt auf, zu malen. Es ist verblüffend, in welcher Geschwindigkeit sie sich nach diesen Übungen ihre Problematik von der Seele malen. Oft entstehen ganze Bildfolgen, häufig in verschlüsselter Form, meist jedoch auf einer tiefen und verdichteten Verständnisebene, Träumen ähnlich. Mit Worten wäre das Kind nie in der Lage, seine Problematik so zu schildern. Selbst wenn das Kind seine eigene Bildsprache nicht erfassen kann, ist ein wichtiger Augenblick von fundamentaler Erkenntnis festgehalten. Nach Möglichkeit spreche ich mit den Kindern über ihre Bilder und die darin enthaltenen Botschaften, wobei ich mich hüte, alles zu deuten. Das Unbewußte ist in seinem Wissen dem Bewußtsein oft weit voraus, und die Verbindung von beiden muß behutsam hergestellt werden. Gebe ich eine Deutung zu früh oder unvorbereitet, wehrt sich das Kind heftig oder zieht sich zurück. Ich will die Situation nicht ausnutzen, daß ich das Kind zu einer Ausdrucksform verleitet habe, bei der es mehr über sich verrät, als es normalerweise selbst „weiß“.

Im folgenden ist eine Übungsfolge beschrieben, die sich in der Praxis mit emotional sehr gestörten Kindern im Alter von sechs bis sieben Jahren entwickelt hat, um dem Leser zu ermöglichen, sich den Ablauf vorzustellen. Die einzelnen Übungssegmente wurden teils dem Yoga entnommen, teils in Anlehnung an bioenergetische Übungen entwickelt. Altersgemäß entwickelte Kinder ohne große Störungen haben in der Regel Freude an den Übungen, und es ist unproblematisch, sie mit ihnen durchzuführen. Die Kinder profitieren durch bessere Atmung, Konzentration, Balance und Körperbewußtsein. Problemkinder brauchen für die Übungen sehr viel Geduld, Vorbereitung und Anleitung. So ist es bei ihnen wesentlich wichtiger, daß Anfangsrituale wie oben beschrieben eingehalten werden, daß ihnen während der Übung diese immer wieder erklärt und spielerisch gezeigt werden, daß sie auch bei nur ansatzweisem Erfolg bestärkt und behutsam weitergeführt werden.

*Der Vogel* (verbessert Balance und Haltung; vgl. R. Carr, 1977)

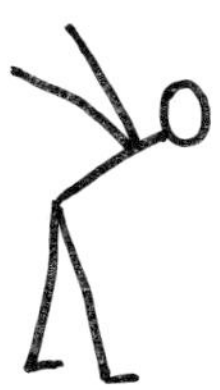

„Wir sind Vögel – wir lieben es, hoch in den Himmel zu fliegen! Unsere Arme sind die Flügel, wir schwingen sie nach hinten und fliegen hoch in die Luft! Wenn wir auf dem Boden sind, gehen wir auf Zehenspitzen und strecken unsere Flügel weit, weit nach hinten... Wir sind so leicht wie Vögel, und unser Gang ist beschwingt.“ Die Kinder gehen und „fliegen“ im Kreis. „Nun malen wir die Vögel.“

*Der Frosch* (verbessert Balance und Haltung; vgl. R. Carr, 1977)

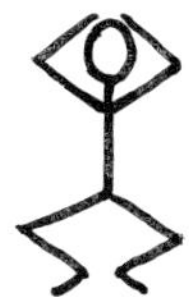

„Wir sind Frösche. Wir sitzen auf den Fersen. Die Hände haben wir auf dem Kopf. Wir haben eine tiefe, quakende Stimme. Mit unseren Beinen können wir in die Höhe springen.“ Die Kinder hüpfen im Kreis und „quaken“ dabei. „Nehmt eure Farben und malt die Frösche.“

Beide Übungen zeigten, daß die emotional schwierigen Kinder kaum in der Lage waren, die Balance zu halten, und es auch nur sehr schwer üben konnten. Nach einiger Zeit war immer eine Lockerungsphase notwendig, in der sie sich austoben konnten, meist mit Musik, bevor weiter geübt werden konnte. Oder es wurde eine Übung eingeschaltet, die weniger eigene Disziplin erfordert, z. B.:

*Wald*

Es werden zwei Reihen gebildet aus Kindern und beteiligten Erwachsenen. Jeder ist ein Baum im Wald, die Arme sind die Äste, die sich mehr oder weniger im Wald bewegen. Geräusche von Wind und Tieren werden imitiert, während die Arme und Oberkörper geschwungen werden. In der Mitte zwischen den Reihen ist Platz für einen Menschen, über dem sich die „Zweige“ berühren. Das letzte Kind in einer der beiden Reihen beginnt, mit geschlossenen Augen durch den Wald zu gehen oder zu krabbeln, wobei es von den wogenden Ästen berührt und gestreichelt wird. Ist es hindurch, stellt es sich am anderen Ende wieder unter die „Bäume“, und das Kind gegenüber geht durch den Wald, stellt sich danach ebenfalls wieder auf. Das nächste kommt an die Reihe und so fort, bis alle an der Reihe waren.

*Getragen werden*

Eine weitere Übung machte den Kindern anfangs Angst, zunehmend aber liebten sie dieses Vertrauensspiel. Ein Kind liegt mit geschlossenen oder verbundenen Augen auf dem Boden. Die Gruppe kniet um das Kind, legt die Hände unter seinen Körper und hebt es langsam und sachte hoch, trägt es in wiegenden Bewegungen durch den Raum, bevor es ganz langsam und sanft wieder hinuntergelassen wird. In unserem Fall trugen die Erwachsenen das tatsächliche Gewicht, die Kinder beteiligten sich symbolisch. Jugendliche können unter Anleitung ein Gruppenmitglied selbst tragen. Diese Übung entwickelt langsam das Vertrauen, ohne eigene Anstrengung getragen zu werden, und die Fähigkeit, sich den anderen ohne Angst zu überlassen. Beides Qualitäten, die unseren Kindern völlig fehlten.

*Meeresschaukeln*

Die Kinder sitzen auf dem Boden mit angezogenen Beinen, die Arme um die Knie gelegt. Die Grundübung besteht darin, aus dieser Haltung heraus nach hinten zu rollen, so daß die immer noch festgehaltenen Beine nach oben zeigen, um von dort wieder in die anfängliche Position zu rollen, ohne die Beine loszulassen. Dies wird etwa zehnmal wiederholt. Diese Übung kann in verschiedene Phantasien eingebaut werden, z.B.: „Du liegst am Meeresboden. Du bist eine Muschel oder eine Meerespflanze oder ein Stein und wirst mit den Wellen hin- und hergerollt, immer mit den Wellen hin und her." Wird dazu eine Kassette mit Meeresrauschen gespielt, ist gleichzeitig eine rhythmische Anregung gegeben.
Die meisten Kinder unserer Gruppe brauchten direkte Unterstützung. Klaus sagte: „Ich bin ein ganz schwerer Stein, der sich nicht bewegt." Erst als er die Wellen in Form von Händen wirklich spürte, wurde ihm Bewegung möglich.

*Blume auf der Wiese*

Die Grundbewegung geht vom Knien aus. Die Kinder knien auf dem Boden mit erhobenen Armen. Dann senken sie Oberkörper und Arme, bis der Kopf den Boden berührt und die Arme vor ihnen liegen. Vorstellungshilfe: „Stell dir vor, du bist eine Blume auf einer Wiese, die sich öffnet und schließt. Wenn die Sonne kommt, öffnest du dich; dein Oberkörper, deine Arme gehen nach oben, du atmest tief ein. Wenn ein Wind kommt oder Regen oder die Nacht, schließt du dich. Du gehst mit Armen und Oberkörper nach unten, bis dein Kopf auf dem Boden liegt..." Auch hierbei brauchten die Kinder direkte Unterstützung. Andi sagte: „Meine Blume ist abgeschnitten." Er mußte Unterstützung im Rücken fühlen, um die Bewegung zulassen zu können.

*Tier*

Viel Spaß macht die Übung: „Stell dir vor, du bist ein Tier"... „Nimm deinen Rücken herunter, auch deine Arme, und lege die Handflächen auf den Boden. So stehst du wie ein Tier auf allen vieren. Den Kopf streckst du nach oben, soweit wie möglich, als wäre oben an der Decke etwas, das dich interessiert... Jetzt fang an, in dieser Haltung zu laufen, und stell dir vor, du bist ein Tier, das so ist, wie du gerne sein möchtest. Du hast all seine Kraft. Und seine Stimme. Gib Laute wie das Tier." Die meisten waren Tiger oder ähnliches und brüllten fürchterlich. Nur Sonja war ein Küken, das jämmerlich piepste: „Was ist mit meiner Mutter, die brütet mich nicht aus! Ich frier, die ist so kalt!" Sonja wuchs bei einer Nachbarin auf, weil sie für die Mutter zuviel Arbeit bedeutete.

*Zirkus*

Am Boden ist eine „Zirkusmanege" in Kreisform gekennzeichnet. Die Kinder sind die Zirkustiere, die Clowns etc. und gehen zu Beginn der Vorstellung im Kreis. Dabei zeigt jeder, wie kräftig er ist, indem er möglichst fest aufstampft. Nach dem Stampfen im Kreis führen alle jeweils gleichzeitig die bereits gelernten Übungen vor. Sie sind z. B. alle „Schaukeläffchen" (vgl. „Meeresschaukeln"), „Frösche", „Vögel" und so fort.
Anschließend darf jedes Kind seine eigene Vorstellung in der Manege geben.

Nach jeder Übungseinheit wird gemalt. Die Bildgeschichte von Lisa entstand nach der Tierphantasie *(Abb. 25a–e S. 59).*
Lisa, sieben Jahre alt, ist die zwergenwüchsige Tochter eines Alkoholikerehepaares. Zu Hause ist sie der Spielball der Launen ihrer Eltern. In der Sonderschule für Erziehungsschwierige ist sie unscheinbar, zurückgezogen, unkonzentriert. Sie ist nicht schulreif und in ihrer körperlichen und geistigen Entwicklung zurück. In ihren Phantasien beschäftigt sie sich damit, sich umzubringen.
Durch die Übungseinheit „Stell dir vor, du bist ein Tier und du hast seine Kraft" setzte sie sich intensiv mit ihrem Wunsch auseinander, selbst so stark und gefährlich zu sein, wie sie ihre Umwelt, vor allem die Eltern, erlebt. Innerhalb weniger Minuten zeichnete sie die ganze Bilderserie. Ihre Kommentare zu den Bildern:
„Ich bin ein großes, starkes Pferd" *(Abb. 25a).*
„Ich bin ein riesengroßer Hund" *(Abb. 25b).*
Auf das dritte Blatt *(Abb. 25c)* zeichnet sie Blume, Sonne und Himmel. Nach einigem Zögern setzt sie ein Haus dazwischen, dem die Eingangstüre fehlt, das auf einem Bein steht und völlig in der Luft hängt. Das entspricht ihrer Situation: Sie hat kein zuverlässiges Zuhause. Man kann das Haus auch als Symbol ihrer selbst verstehen: Sie kann sich zwischen Himmel und Erde nicht verankern und phantasiert davon, sich von einem Hochhaus herunterzustürzen.
Das vierte Bild zeigt wieder ihren Wunsch nach elementarer Kraft und der Möglichkeit, aggressiv zu sein: „Einmal werde ich ein wildes Tier – ein Krokodil". Seitlich zeichnet sie „große Zähne" *(Abb. 25d).* Wie sehr sie diese Wünsche unter der Oberfläche halten muß, zeigt ihre nächste Zeichnung: Auf ein neues Blatt malt sie auf den linken unteren Rand fünf gelbe Blumen, sonst bleibt das Blatt leer *(Abb. 25e).* Sie nimmt das Bild eines großen, kraftstrotzenden Drachens mit gewaltigem, zahn-bewehrtem Maul. Ihre Erzieherin hatte ihn gemalt, und er lag zufällig auf dem Tisch. „Das ist drunter", sagte sie und bestand darauf, daß der Drache unter ihr Blumenbild geklebt wurde. So war er zwar vorhanden, aber unsichtbar. Die Oberfläche bleibt harmlos wie Lisas Erscheinung, darunter jedoch haust der gefährliche Drache.

## Der Körper, seine Verspannungen und ihre Bedeutung

Der Körper ist wie ein offenes Buch der Seele. Versteht man seine Sprache, ist sehr viel von ihm abzulesen über Charakter und Grundproblematik eines Menschen. Ebenso zeigt er die augenblickliche Verfassung eines Menschen an. Vieles macht sich im Körper schon bemerkbar, bevor es auf der gedanklichen Ebene bewußt wird. Im Extrem wirken sich Probleme, die auf der Ebene von Gedanken und Gemüt unbewußt bleiben und nicht gelöst werden, im Körper als Krankheiten aus. So sehr sind Körper, Seele und Gemüt verbunden, daß einer des anderen Leiden und Freuden mitträgt. Ist jemand traurig, weint er. Ist er fröhlich, lacht er. Beides vollzieht der Körper. Es ist bereits erwähnt worden, daß diese harmonische Zusammenarbeit empfindlich gestört sein kann. Wird der Ausdruck seelischen Empfindens durch den Körper nicht erlaubt, muß der Körper sich panzern, möglichst so stark, daß die seelische Empfindung gar nicht mehr wahrgenommen wird.

Wie die Seele auf den Körper wirkt, so beeinflußt der Körper die Seele und die Gedanken. Jeder weiß, daß er erst den Körper befrieden muß, um geistige Ruhe zu finden. Wer großen Hunger hat, wird vor allem ans Essen denken. Wer sehr friert, zieht sich auch seelisch zusammen. In gewisser Weise ist der Körper ein Tyrann, der seinen Tribut fordert und die Leiden von Seele und Gemüt nicht trägt, ohne die Rechnung dafür zu fordern. Nachdem er jedoch Seele und Gemüt beeinflussen kann, finden wir über ihn auch einen Zugang, um seelische Spannungen zu mindern. Dazu sollten wir unseren Körper sehr gut kennen. Er hat ein eigenes Gedächtnis, und in seinen chronischen Verspannungen sind die Erinnerungen gespeichert an die Erfahrungen, die diese Panzerung notwendig machten.

Wenn wir daran arbeiten, körperliche Verkrampfungen zu lockern, lösen sich auch seelische. Übungen, wie sie im vorhergehenden Teil dieses Kapitels beschrieben wurden, können dazu beitragen. Aber auch das Wissen um die Verspannungen kann diese mildern, wenn es dazu benutzt wird, sich öfter an sie zu erinnern und sie ganz bewußt loszulassen. Es ist hilfreich, sich klar darüber zu sein, was eine Verspannung auf der seelischen Ebene bedeutet. Dazu muß die Sprache des eigenen Körpers gelernt werden. Leider kennen wir eher die Umlaufbahn des Mondes um die Erde als die Signale unseres Körpers. Es gibt kein Fach in der Schule, das dieses Wissen vermittelt. „Leibeserziehung" besteht in erster Linie darin, sportliche Geschicklichkeit und Leistung zu erwerben.

Im folgenden ist eine Übung beschrieben, die als Einführung in das „Körperalphabet" verstanden werden kann. Sie ist zum einen eine Lockerungsübung nach dem Prinzip, daß es verspannte Muskeln entspannt, wenn sie noch stärker angespannt werden. Gleichzeitig vermittelt sie Bewußtheit über die einzelnen Körperteile, ihren Grad an Verspannung und deren Bedeutung. Sie ist durch eine Anregung von Paul Rebilliot (siehe Literatur/Workshops) entstanden. Die Kinder oder Jugendlichen liegen auf dem Rücken (Teppichboden oder Matten als Unterlage). Bei kleineren oder unkonzentrierten Kindern ist es gut, wenn sie sich sternförmig im Kreis legen, die Füße oder Köpfe in der Mitte des Kreises. Falls zum Liegen nicht genügend Raum oder Unterlagen vorhanden sind, ist die Übung auch im Stehen möglich. Bei kleineren Kindern kann dies sogar notwendig sein, da sie mehr Kontakt und Anleitung als ältere brauchen. Sie können die Augen offen halten, größere sollten sie schließen. Der Leiter macht ihnen jede Einheit vor, und sie machen es gemeinsam nach. Das geht mit viel Spaß vor sich. Älteren Kindern und Jugendlichen wird zuerst eine Entspannungsübung und dann etwa folgende Anleitung gegeben:

*Abb. 25 a–e (je 29,7 × 42 cm): Lisa, 7, Bildserie (Text S. 57)*

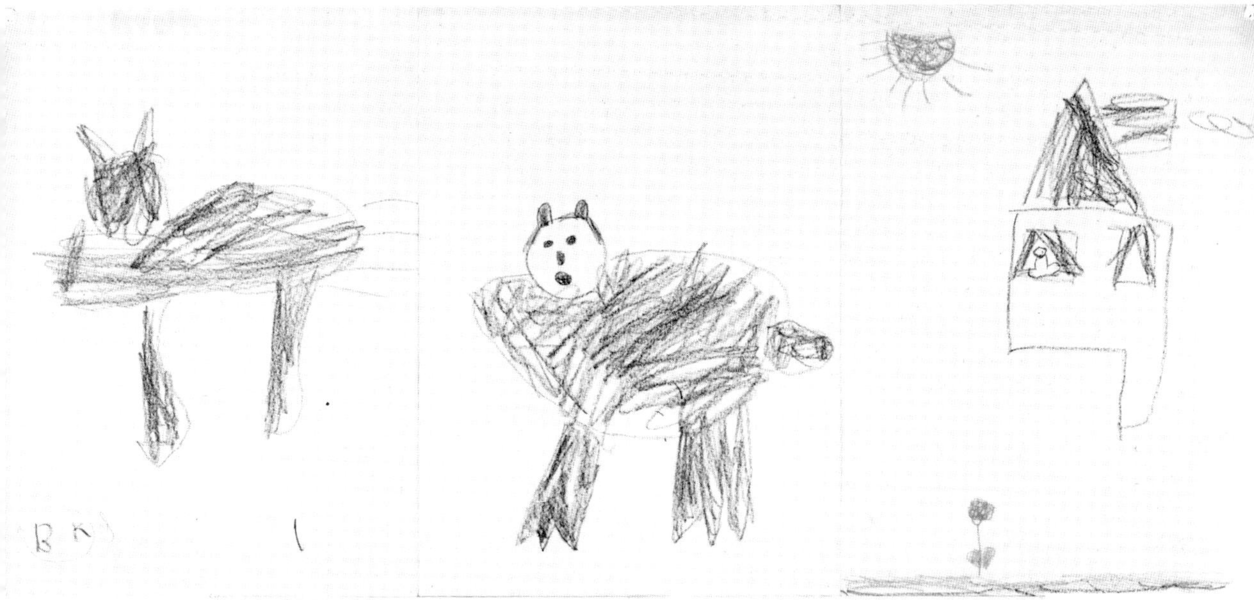

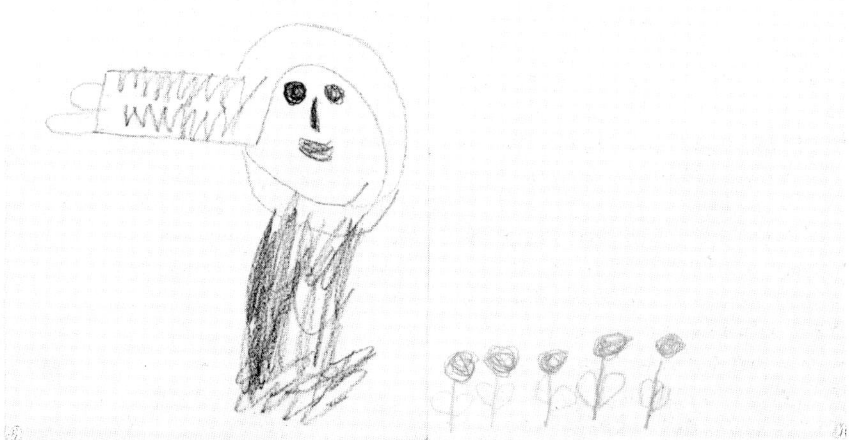

„Spüre, wie du auf dem Boden aufliegst, mit welchen Körperteilen du Kontakt mit ihm hast... Welche liegen auf, welche nicht? Untersuche das am Rücken, an Nacken, Armen und Beinen... Finde deine Längskörperachse. Anhaltspunkte sind die Nase, die Mitte deiner Brust, der Bauchnabel, die Mitte zwischen den Beinen. Sieh nach, ob diese Achse gerade ist, ohne sie zu verändern. Wenn nicht, stelle die Abweichungen fest...
Stelle sonstige Abweichungen in der Symmetrie fest, jedoch ohne dich zu bewegen. Liegen rechter und linker Arm unterschiedlich? Die beiden Beine? Ist dein Kopf schief? Das Rückgrat?...
Verfolge deinen Atem: Wie weit geht er hinunter? Bis zur Kehle? Zur Brust, in den Bauch, in dein Geschlecht?"
Im folgenden gehen wir den ganzen Körper in seinen einzelnen Teilen durch, mit Anspannung und Entspannung. Ich erklärte zunächst: „Wir beginnen beim Kopf. Wir spüren zuerst, ob wir in der Stirne Spannungen haben und was wir mit diesen festhalten. Was würde eure Stirne sagen, wenn sie sprechen könnte?" Dann spannen wir sie an – nur die Stirne! –, so fest wir können, halten den Atem an dabei und lassen wieder los, mit einem tiefen Seufzer. Das wiederholen wir dreimal. Dann schauen wir, was wir in der Nase für Spannungen haben, probieren sie ein bißchen aus, schnüffeln und fragen, was wir mit der Nase tun oder festhalten. Wenn wir sie jetzt anspannen, spannen wir die Stirne mit an und lassen auch gemeinsam los. Wieder dreimal. So gehen wir den ganzen Körper durch. Wenn wir einen neuen Teil anspannen, nehmen wir die „alten" mit, bis am Ende der ganze Körper angespannt und wieder entspannt wird.
Auf diese Weise wird der ganze Körper in all seinen Teilen bearbeitet. Bei jedem Teil wird untersucht, was damit vorwiegend getan oder festgehalten wird.
Jeder hat Papier, Bleistift und Malkreiden neben sich liegen. Nach einer kurzen Ruhepause am Ende der Übung zeichnet er schematisch einen Körper von vorne und einen von hinten. Es kommt hierbei nicht darauf an, einen schönen oder richtigen Körper zu zeichnen, sondern nur, daß Kopf, Rumpf, Arme und Beine erkennbar sind. Dann trägt er mit einer frei zu wählenden Farbe seine Spannungen in die Körperteile ein, die er als am meisten verspannt empfunden hat. Er ergänzt in Worten, was diese Spannungen ausdrücken.
Mit einer anderen Farbe werden die entspannten Körperteile zusätzlich gekennzeichnet.
Die *Abb. 26a–f S. 61* zeigen Beispiele solcher Darstellungen. Alter der Zeichner: 18 Jahre.
Für kleinere Kinder kann diese Übung vereinfacht werden. Eine Möglichkeit sei genannt: Zunächst legt sich ein Kind auf großes Packpapier, ein anderes Kind fährt seine Umrisse nach, so daß jedes Kind ein lebensgroßes Körperschema von sich erhält. Am besten werden diese anschließend an der Wand in Kopfhöhe befestigt, und jedes Kind stellt sich vor seinem Bild auf. Dann bekommt es ebenfalls die Anweisung, die einzelnen Körperteile zu erkunden, herauszufinden, was dieser Körperteil gerne tun würde, ihm eine Farbe zuzuordnen etc. Je kleiner die Kinder sind, umso unmittelbarer müssen sich Malen und Zeichnen an das jeweilige Empfinden anschließen. Dazu haben sie Farben in Reichweite.

„Schließ deine Augen und spüre, wie sie sich von innen anfühlen. Halte sie geschlossen und mach mit ihnen kreisende Bewegungen. Schau, ob du innerlich etwas siehst dabei. Rolle die Augen hin und her... Leg jeweils den Mittelfinger auf ein Augenlid,

*Abb. 26 a–f (je 29,7 × 42 cm): Körperbilder, 18*

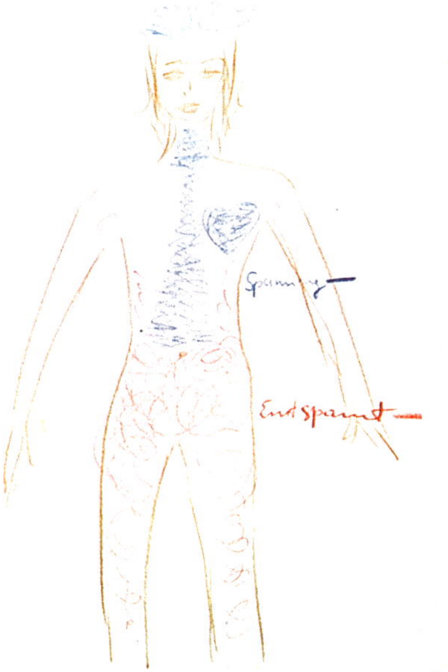
Spannung
Entspannt

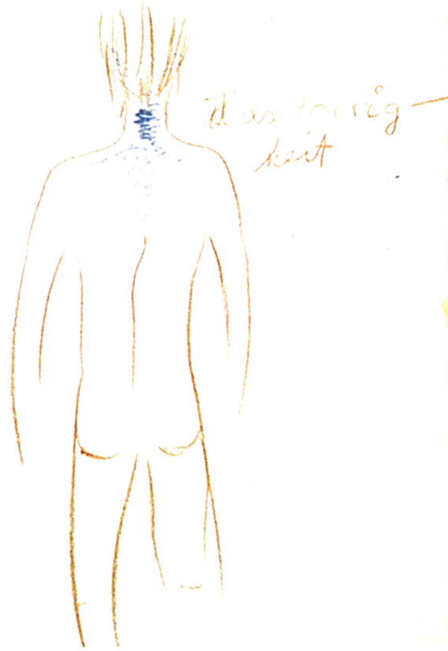

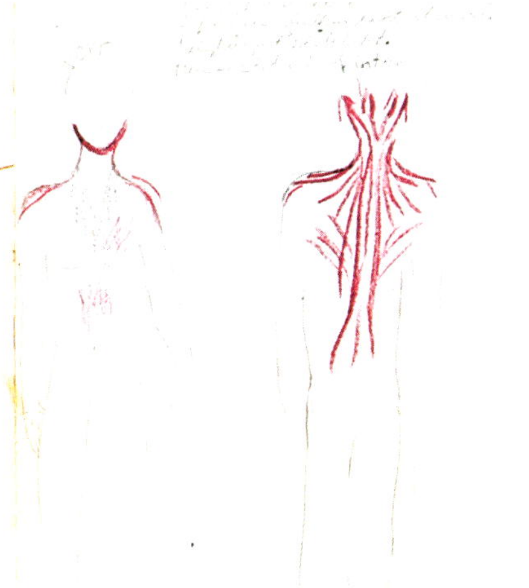

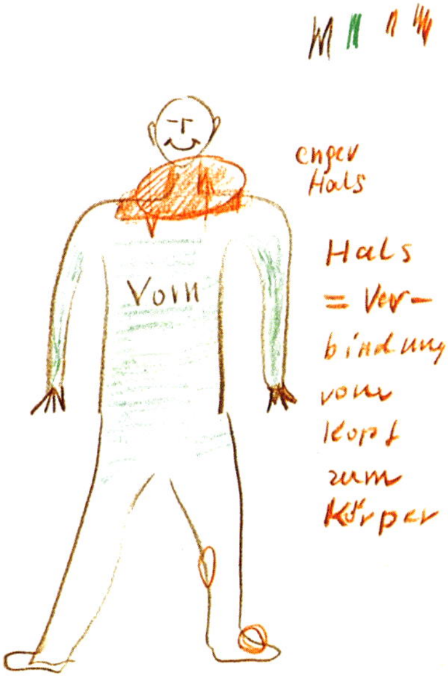
enger Hals
vorn
Hals = Verbindung vom Kopf zum Körper

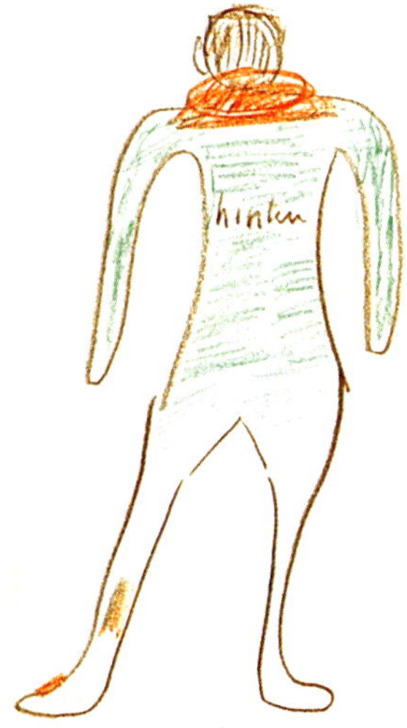
hinten

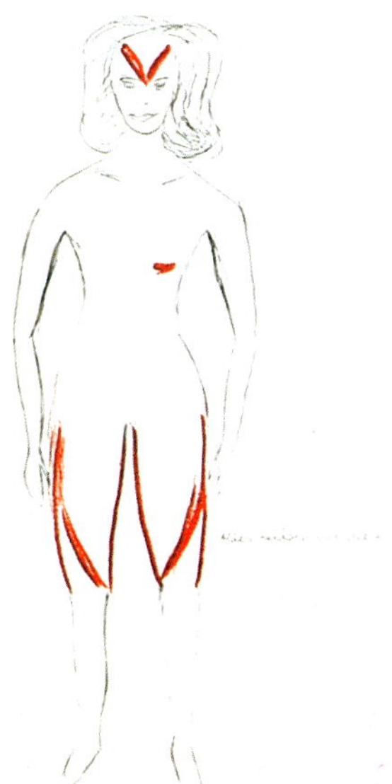

fühle die Rundungen deiner Augen. Schau, ob du etwas siehst... Jetzt spann die Augen ganz fest an, so fest du kannst, halt den Atem dabei an (ich mache hörbar mit) und laß jetzt wieder los (hörbares Ausatmen).
Noch einmal: einatmen – anspannen – ausatmen. Und noch einmal...
Jetzt öffne die Augen wieder, nimm die Farben und mal die Augen in das Bild dir gegenüber, genau in Augenhöhe. Mal sie so, wie du sie von innen empfunden hast."

So wird der ganze Körper durchgegangen, bis die Umrisse voll ausgemalt sind. Das Kind braucht dabei die Körpergrenzen nicht zu beachten, es kann über sie hinausmalen, wenn das seiner Vorstellung entspricht. Die Umrisse können auch ganz ohne Vorgaben ausgemalt werden, was Kindern und Jugendlichen viel Spaß macht. So entsteht ein zweites, lebensgroßes „Ich", das gut zu weiteren Arbeiten benutzt werden kann.

### Körper-Abdrucke

Noch mehr Spaß machen Körperabdrucke. Vor allem Kinder mit schlecht entwickeltem Körperbewußtsein bekommen durch sie einen besseren Kontakt zu ihrem Körper. Man beginnt mit Hand- und Fußdrucken. Die Kinder machen mit Fingerfarbe „Stempel" aus Händen und Füßen und gehen und klatschen. Dann verteilen sie Farbe auf ihrem Bauch und „drucken" diesen. Auf diese Weise kann vom ganzen Körper – hinten und vorne – ein Abdruck entstehen. Es macht sehr viel Spaß und ist zusätzlich eine gute Kontaktübung, wenn sich die Kinder gegenseitig mit Farbe „einschmieren". Diese „Drucke" bleiben entweder, wie sie sind, oder sie werden zu einem vollständigen Körperbild ergänzt. Die Kinder können aus ihnen etwas über die Plastizität ihres Körpers lernen. An manchen Stellen liegt der Körper auf der Erde auf, dort wird er sichtbar. Andere Stellen wölben sich über den Boden und drucken sich nicht ab. Bei manchen Kindern sind vielleicht Stellen abgedruckt, die bei anderen nicht sichtbar werden. Dies kann verglichen werden, um die Ursache an den jeweiligen Körpern zu finden.

### Bewegung – Malen

Wie jeder ein bestimmtes Haltungsmuster hat, so hat er auch bestimmte Bewegungsgewohnheiten, die ganz unbewußt vollzogen werden. Diese können durch Malen sichtbar gemacht werden und durch ihre Vergrößerung gleichzeitig zu einer Lockerung und Zentrierung führen.
Der Raum wird folgendermaßen vorbereitet:
An den Wänden hängen große Papiere (Pack- und Abdeckpapier), mindestens die Spanne beider Arme breit. Die Höhe ist nach Körpergröße plus nach oben gestrecktem Arm bemessen. Idealerweise liegt auch auf dem Boden Papier. Fingerfarben stehen bereit, eventuell breite Pinsel; möglich sind auch Ölpastellkreiden.

Es wird etwa folgende Anleitung gegeben:
„Während ihr meint, still zu sitzen, machen die meisten von euch Bewegungen, die einen kleinere, die anderen größere. Bleibt genau so sitzen, wie ihr

*Abb. 27 (61,5 × 43 cm): „Bewegung – Malen" (Text S. 65)*
*Abb. 28 (42 × 29,7 cm): Martina, 15, „Metapher" (Text S. 93)*

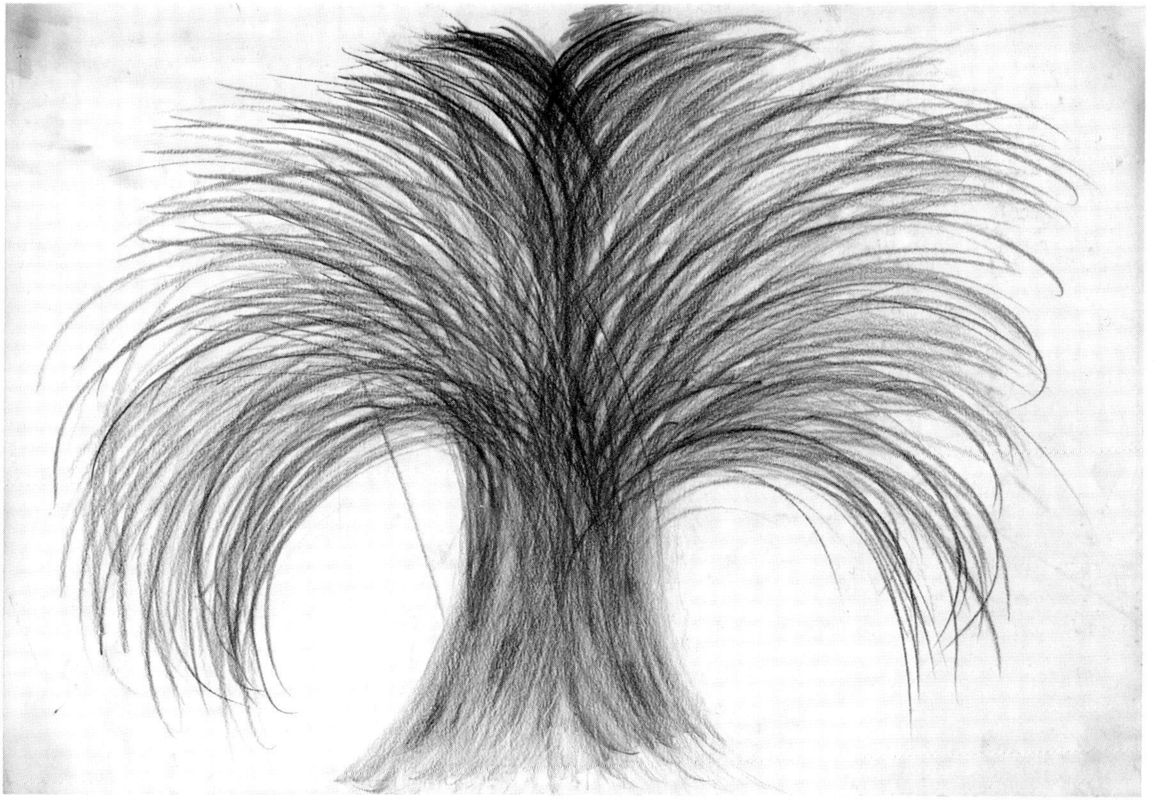

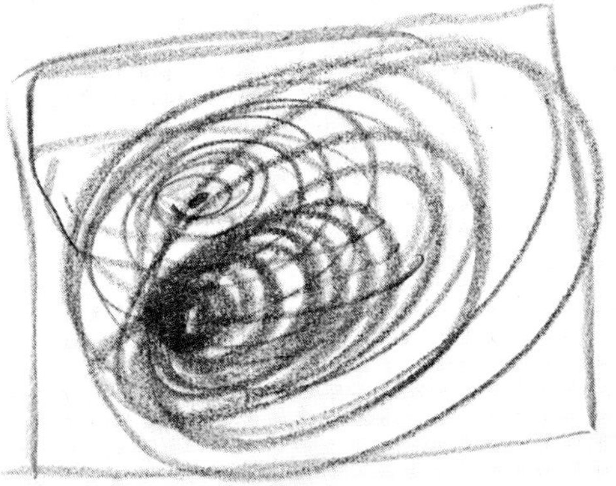

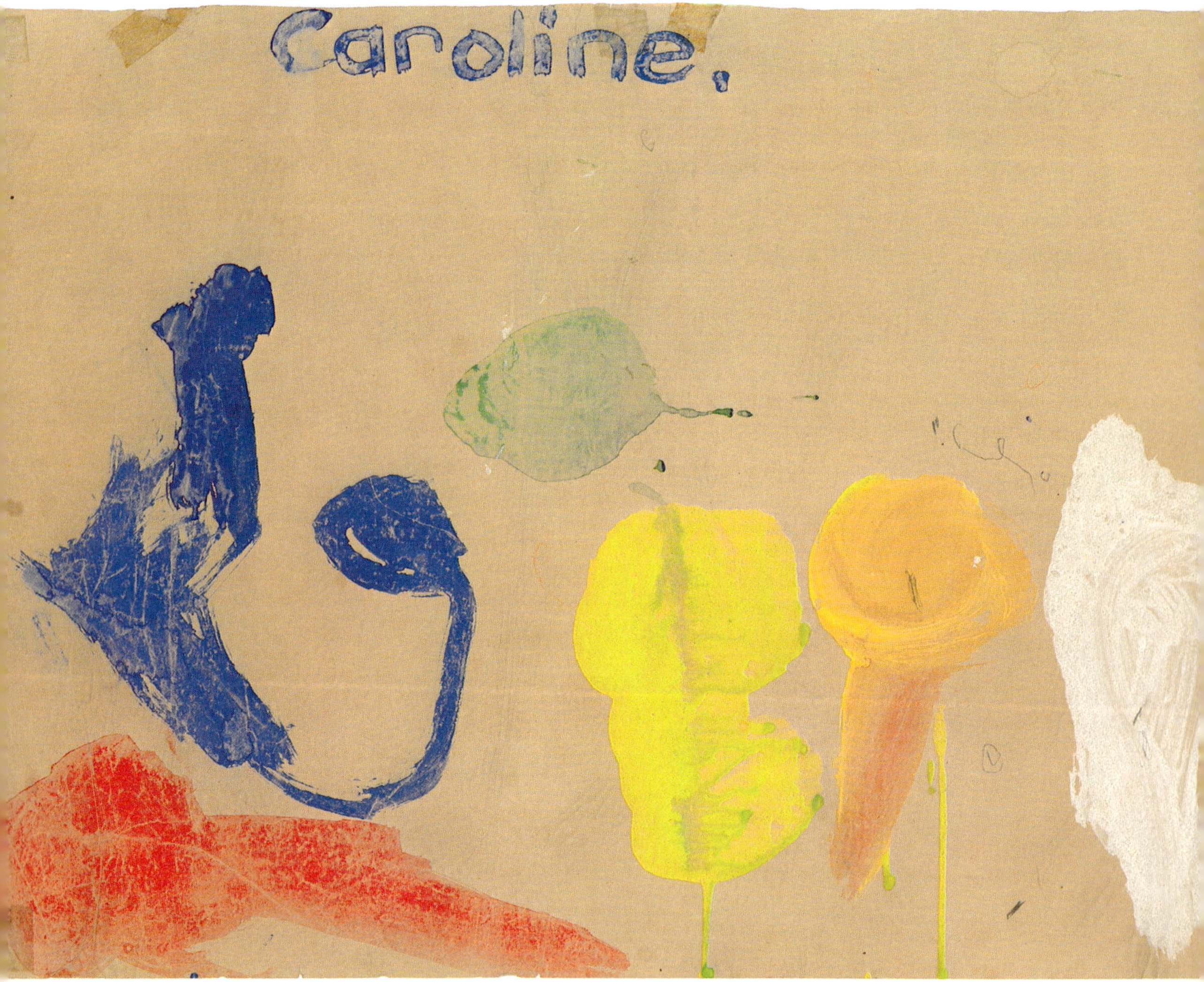


*Abb. 29 (50,7 × 38 cm): Caroline, 7, „Klangbild“*

sitzt, und beobachtet, welche Bewegungen ihr gerade macht. Sie können winzig sein, nur mit dem kleinen Finger oder der kleinen Zehe ausgeführt werden. Oder ein Zwinkern mit dem Auge. Beobachtet euch ganz genau. Diejenigen, die keine Bewegung entdecken können, bleiben ganz ruhig sitzen, eine ganze Weile, bis sie wahrnehmen, daß der Körper sich bewegen möchte. Laßt die Bewegung dann spontan entstehen. Erfindet keine, sondern wartet, bis sie sich von selbst entwickelt."

Es wird Zeit gegeben zur Entwicklung und Wahrnehmung der Bewegungen. „Erkundet nun, ob diese Bewegung ein bestimmtes Ziel hat oder etwas Bestimmtes ausdrücken will. Werdet euch bewußt, was es ist." (Pause)

„Ganz allmählich vergrößert ihr jetzt die Bewegung. Sie wird immer größer – ganz langsam. Um sie noch größer werden zu lassen, bezieht ihr die nächsten Glieder mit ein. Wenn es zum Beispiel der Finger war, wird die Hand und allmählich der ganze Arm miteinbezogen. Ihr laßt die Bewegung wachsen und wachsen, bis sie nicht mehr größer werden kann. Ihr wiederholt sie ganz, ganz oft, bis ihr sie genau kennt. Vergrößert sie, indem ihr aufsteht dazu." (Pause)

„Nun geht zur Wand, zu eurem Papier, nehmt Farbe und malt diese Bewegung ganz groß auf das Papier. Ihr könnt auch das Papier auf dem Boden benutzen. Malt in großen, ausladenden Bewegungen." Wenn die räumlichen Möglichkeiten gegeben sind und die Stimmung entsprechend ist, kann daraus eine Gruppeninteraktion entwickelt werden, in der die Bewegung zum Tanz wird und Raum und Gruppe ergreift.

*Abb. 27 S. 63* zeigt ein Bild, das aus der kreisenden Bewegung beider Arme entstanden ist.

Anschließend werden die Bilder besprochen und der Prozeß, aus dem sie entstanden sind. Wie war die Bewegung anfänglich, was war ihr Ziel und ihre Bedeutung? Wie hat sie sich im Laufe des Prozesses in ihrer Motorik und ihrer emotionalen Qualität verändert? Wie wurde diese Veränderung empfunden?

Welche Erlebnisqualität hat die Bewegung?

Der während des Malens durch die Wiederholung entstehende Rhythmus, der zunehmend fließender, lockerer wird, entspannt und zentriert den Malenden. Wie er es auch anstellt, die Bewegung der Arme wird ihn immer wieder zur Körpermitte zurückführen und so ein Gefühl für sein *Zentrum* entstehen lassen, aus dem heraus er sich mehr und mehr bewegt und gestaltet. Ist die Bewegung gehemmt, wird sie in den Schultern, den Armen oder der Hüfte festgehalten, kann mit diesen Blockierungen weitergearbeitet werden, um sie zu lösen.

**Klangbilder**

Wußten Sie schon, daß Klänge Farben und Formen haben? Schauen Sie sich *Abb. 29 S. 64* an und lassen Sie in Ihrem Ohr eine Melodie dazu entstehen. Wir haben es umgekehrt gemacht: Caroline, eine siebenjährige Engländerin, hat das Bild zu verschiedenen Klängen komponiert.

Wir haben für die Klangbilder alles mögliche benutzt: Orff'sche Musikinstrumente, klassische wie z.B. Flöte, aber auch ganz banale Geräusche: das Auftreten mit Stiefeln, mit hochhackigen Schuhen, Topfdeckel, Händeklatschen, Summen, Singen...

Die Klänge werden so intensiv wie möglich aufgenommen, Bewegungen entstehen dazu, oder die Töne entstehen erst durch die Bewegung. Oder wir hören Schallplatten bzw. Kassetten und malen dazu. Auch verschiedene Stimmen können gemalt werden: hohe, tiefe, laute, leise, flüsternde, sanfte, wütende..., Stimmen, die wir selbst ausprobieren. Geräusche und Töne dringen unmittelbar in uns ein, wir können uns vor ihnen kaum verschließen. In uns lösen sie spontan Gefühle aus, die sehr direkt umgesetzt werden können in Bewegung und Tanz oder über das Medium der Farbe in Bilder.

## 4. Polaritäten

Jeder von uns kennt das „Einesteils – Andernteils" in sich, das: Ich möchte gern, aber... Nach Karl Valentin: „Wolln hätt ma scho mögn, aber derfn ham ma uns net traut."
Immer wieder kämpfen zwei Seiten in uns gegeneinander, im banalen Alltag und in der Tiefe unserer Seele. Oft wird dies als der Kampf zwischen Licht und Dunkel dargestellt, zwischen Gut und Böse. Er findet meist ganz unbewußt statt und nimmt uns viel Energie und Kraft, ohne daß wir es wissen. Wir fühlen uns müde, abgespannt, lustlos, entscheidungsunfähig und ahnen gar nichts von dem Widerstreit in uns. Wir spüren nur die Auswirkungen. Und solange wir nichts wissen von dem Kampf in uns und die Parteien nicht kennen, die in uns gegeneinander kämpfen, sind wir diesen Auswirkungen hilflos ausgeliefert. Oft sind wir der Meinung, Ärger, Angst, Trauer nicht zeigen und nicht leben zu dürfen, und schlucken unsere Affekte hinunter, ohne sie zu verarbeiten. Dabei entfremden wir uns von uns selbst und vertiefen die Spaltung in uns.
Den Kindern geht es nicht anders. Sie sind hin- und hergerissen zwischen ihrem Bedürfnis nach Zärtlichkeit, Geborgenheit und ihrem Stolz, dem Willen, groß und tapfer zu sein, sich nichts anmerken zu lassen. Zwischen dem Impuls, der Mutter eine Freude zu machen, und dem Ärger, daß sie schon wieder etwas verbietet. Zwischen dem Wunsch, gut zu sein in der Schule, und der Unlust zu lernen. Vieles mehr steht sich entgegen. Kinder machen sich von sich aus selten klar, daß gegensätzliche Impulse gleichzeitig vorhanden sind, und können das deshalb auch nicht akzeptieren, sondern sind – wie wir – lustlos, ärgerlich, unzufrieden, ohne recht zu wissen, warum; oder sie sind verwirrt darüber, daß sie auf jemanden, den sie lieben, eine Wut haben. Eltern nehmen den Konflikt oft nicht wahr, sondern verstärken eher eine Seite, meistens die sozial angepaßtere. Es ist sehr wichtig und wirkungsvoll, mit Kindern und Jugendlichen an ihren Polaritäten zu arbeiten, um ihnen zu helfen, sich besser zu verstehen und anzunehmen. Wesentlich dabei ist, daß die abgespaltenen Anteile wieder integriert werden, denn nur dann ist eine ganzheitliche, ausgeglichene Persönlichkeit möglich. Zum einen geschieht das ständig in der täglichen Arbeit, zum anderen kann es mit gezielten Übungen unterstützt werden.

### Rechte Hand – linke Hand

Wieder kommt uns eine Phantasiereise zu Hilfe: „Stell dir vor, du gehst spazieren, hier oder draußen

oder zu Hause, wo du willst. Du hast deine beiden Hände geöffnet. So, als wollten sie etwas aufnehmen. Geh umher und suche etwas für deine linke Hand. Etwas, das du gerne in deine linke Hand nehmen möchtest... Wenn du es gefunden hast, nimm es und schließ die Hand. Jetzt geh weiter und suche etwas für deine rechte Hand. Es kann ein Gegenstand sein oder ein Tier, ein Mensch, ein Bild. Schließe sie, wenn du es hast.
In der nächsten Minute kommst du hierher zurück und bringst beides mit. Öffne jetzt die Augen und zeichne, was du in der linken und was du in der rechten Hand hältst."

Klaus, zehn Jahre, zeichnete eine Babyflasche (links) und ein Fahrtenmesser (rechts). „Das ist die Flasche von Rudi" (seinem kleinen Bruder). – Ich hole eine Babyflasche aus dem Schrank und gebe sie ihm. „Sei dein kleiner Bruder und zeig mir, wie er die Flasche hat. Wenn du willst, spiel ich deine Mutter." – Klaus nimmt die Flasche und sagt: „Du mußt mich auf den Schoß nehmen." – Ich nehme ihn, und er liegt selig da und nuckelt an der Flasche. „Wünschst du dir manchmal, so in Mutters Armen liegen zu können?" – „Ja, aber ich bin schon groß."

Wie er später erzählt, zeigt das Fahrtenmesser seine Größe und Stärke. Er ist wie ein Indianer und läßt sich nichts anmerken. „Heulen ist für kleine Kinder!" – „Und auf den Arm genommen werden auch?" Er nickt heftig. „Und trotzdem hast du manchmal Sehnsucht danach, obwohl du groß bist und stark wie ein Indianer, der sich nichts anmerken läßt." – Es ist wichtig für Klaus, sich dies zugestehen zu können. Seine verschlossenen Züge sind ein bißchen weicher, als er verschmitzt sagt: „Indianer waren auch mal Babies."

## Zwei Haltungen

Eine Übung für ältere Kinder und Jugendliche:

Ich sitze mit den Kindern im Kreis auf dem Boden, und wir sprechen darüber, was sie am Wochenende erlebt haben. Wie sich das Gespräch seinem Ende zuneigt, sage ich plötzlich: „Bleib jetzt genau in der Haltung sitzen, in der du gerade bist, auch wenn sie dir unbequem erscheint. Spür, wie gut oder schlecht du so atmen kannst, ob dein Kopf gebeugt oder gerade ist, wie dein Rücken ist, wie deine Arme und Beine. Spür genau in die Haltung hinein, was sie ausdrückt, wie du dich fühlst in ihr. Verändere sie nicht. Gib ihr jetzt einen Namen oder eine Eigenschaft, z.B.: Die Haltung ist ängstlich oder wie ein Tiger auf dem Sprung oder wie eine Spinne im Netz. Nimm dir Zeit und suche, was für deine Haltung paßt." (Pause)
„Jetzt nimm genau die gegenteilige Haltung ein. Ändere alles so, daß es genau zum Gegenteil wird: deinen Rücken, deinen Kopf, deine Arme, deine Beine. Wenn z.B. deine Beine angewinkelt waren, dann strecke sie jetzt. Erkunde nun, wie diese Haltung ist, was sie ausdrückt. Finde einen Namen oder ein Bild für sie." (Pause)
„Und jetzt male oder zeichne beide Haltungen. Auf dem Bild mußt nicht du sein. Es kann ganz abstrakt sein oder das Bild darstellen, das du gefunden hast, oder die Stimmung ausdrücken, die jeweils zu der Haltung gehört."

Es ist erstaunlich, wie sehr an den Haltungen sichtbar wird, wie jemand durch's Leben geht. Vor allem Jugendliche in der Pubertät schlagen sich mit dem Problem ihrer inneren Gegensätzlichkeit herum, was viel mit der Identitätskrise zu tun hat, in der sie stecken.

Carolas erste Zeichnung zeigte einen Packesel. „Der Esel ist schwer bepackt und läßt den Kopf hängen. Er liegt auf dem Boden mit eingeknickten Beinen. Seine Last ist so schwer, daß er kaum aufstehen kann." – „Ist das ein Gefühl, das du kennst?" – „Ja, ich fühle mich oft so belastet und müde, vor allem in der Frühe denke ich oft, ich mag gar nicht aufstehen." – „Vieles bedrückt dich! Leg jetzt von diesem Haufen Kissen in die Mitte, Carola, auf dein Eselsbild. Stell dir vor, jedes von ihnen ist eine der Lasten, die du trägst. Leg sie alle auf deinen Esel. Nimm, so viele du brauchst." – Sie häuft einen ganzen Berg auf den Esel. „Das ist wirklich viel!" – „Und jetzt nimm eines nach dem anderen herunter und sag dabei, welche Last es ist. Beschreib sie dabei."
Es folgt eine Menge Lasten: die Verantwortung für die kleinen Geschwister (beide Eltern sind berufstätig), die kränkelnde Mutter, die Carola frühzeitig als Stütze benutzt, die Schule – ihre häuslichen Probleme belasten sie so, daß sie nicht zu ihrer Schularbeit kommt – etc. Uff, das ist wirklich viel. Nach alledem lasse ich sie die Haltung ihres zweiten

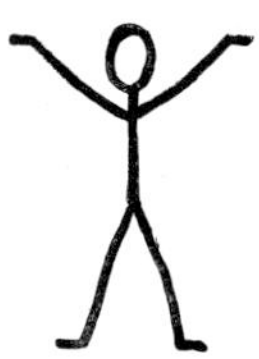

Bildes einnehmen – ein Mensch mit hocherhobenen Armen – und sie tief atmen. Ihr blasses Gesicht wird rosig dabei. „Wie fühlst du dich in dieser Haltung?" – „Groß und leicht!" – „Gut, geh so ein bißchen herum." Sie fängt an zu gehen. „Was fällt dir dabei alles ein, was du magst in deinem Leben?" – „Ich bin gern draußen auf der Wiese und im Wald. Ich singe gerne. Ich gehe gern mit meiner Freundin spazieren." Es folgt noch einiges, woran sie Freude hat. – „Denkst du an diese Dinge manchmal morgens im Bett, wenn du nicht aufstehen magst?" – „Nein, nie." – „Du vergißt manchmal, daß es diese Seite in deinem Leben auch gibt." – „Ja."

**Wie ich bin, sein möchte und nicht sein darf**

Die Tür-Phantasie (S. 32–34) kann ebenfalls so umgewandelt werden, daß Polaritäten thematisiert werden.
„Rechts von dir ist eine Türe und links von dir ebenfalls. Du weißt, hinter der einen Tür ist, was dir Freude macht im Leben, hinter der anderen, was du nicht magst und was dich quält. Öffne jetzt die erste Türe und schau dir alles an, was dahinter ist." Nach einiger Zeit: „Öffne jetzt die zweite Türe und erkunde, was hinter dieser ist."
Oder: „Hinter der einen Tür ist ein Spiegel, in dem du dich so siehst, wie du gerne sein möchtest. Hinter der anderen einer, in dem du alles an dir siehst, was du nicht magst. Es ist ein besonderer Spiegel. Du kannst nicht nur sehen, wie du aussiehst, sondern auch, wie du bist.
Geh zum ersten Spiegel, der dich so zeigt, wie du gerne wärst, und schau dich genau an, deinen Körper, dein Gesicht, deinen Ausdruck. Wenn du jetzt durch diesen Spiegel hindurchgehst, kommst du in die Welt, in der du leben würdest, wenn du ganz deinen Wünschen entsprechen würdest. Was findest du dort? Wie begegnen dir die Menschen? Geh zurück zum anderen Spiegel. Was findest du hinter diesem? Wie sind die Menschen dort zu dir? Mal dich in beiden Welten!"

Eine einfachere Möglichkeit ist, zwei Malthemen zu stellen:

1. „Mal dich so, wie du gerne sein möchtest, wie du dich am besten und schönsten vorstellst. Mal dazu, was du dann alles hast und was du brauchst, um so schön und gut zu sein.
2. Mal all deine häßlichen Seiten, wie du gar nicht sein möchtest, was du nicht magst an dir und wovor du Angst hast.

Auf den Bildern muß nichts zu erkennen sein, es können einfach Linien, Farben, Formen sein. Du kannst sie nachher erklären."

Sehr häufig kommen in der scheinbar negativen Seite sehr vitale und kräftige Impulse durch, die als aggressiv und unangepaßt gedeutet werden, während die erste Thematik oft scheinangepaßte, lächelnde Geschöpfe hervorbringt, vor allem bei Mädchen. So sind letztere häufig ein Spiegel der verinnerlichten gesellschaftlichen Werte, während erstere zeigen, was sich dahinter verbirgt, bzw. was abgespalten ist und nicht gelebt wird.

Maria (17 Jahre), ein sehr ängstliches, zurückhaltendes Mädchen, das sich mit immerwährenden Selbstvorwürfen marterte, malte zwei Bilder von sich.
Das erste Bild *(Abb. 30a S. 70)* zeigt ein harmloses, trauriges, blasses Mädchengesicht, eher vorsichtig gemalt. Das zweite Gesicht *(Abb. 30b)* ist feurig, kräftig in den Farben (vor allem rot und grün), mit glühenden Augen und furchterregend bezahntem Mund. Es entspricht nicht dem Schönheitsideal, gleicht eher einem Dämon. – Ich fordere Maria auf, nacheinander diese beiden Gesichter zu sein.
*Erstes Bild:* „So mögen mich die Leute. Ich bin lieb und folgsam. Ich falle niemandem zur Last. Die Leute denken, ich bin Ordnung, und mir fehlt nichts. So kann ich mich sehen lassen und brauche keine Angst zu haben, jemandem auf die Nerven zu gehen." – „Wem könntest du auf die Nerven gehen?" – Sehr spontan: „Meiner Mutter" (Pause). „Sie verträgt es nicht, wenn ich laut bin."
*Zweites Bild:* „Ich habe ein riesiges Maul mit Zähnen. Ich kann alle beißen. Die Leute fürchten sich vor mir. Ich bin sehr stark und wohne im finstern Wald. Ich komme vor allem nachts, wenn die Leute meinen, ich schlafe. Dann gehe ich um und beiße."
Sie macht leichte, dann heftigere Bewegungen mit dem Kiefer. – Ich unterstütze sie darin: „Mach das! Schnapp mit den Zähnen zu! Gib einen Ton dabei!"
Ich halte das Bild so, daß sie es sehen kann, und versuche meine Anweisungen so zu formulieren, daß ich ihr Erlaubnis gebe, das zu tun, wovon ich sehe, daß ihr Körper es will und gleichzeitig daran gehindert wird. Ich versuche ihr zu ermöglichen, den mühsam unterdrückten Impuls freizulassen.
Sie beißt die Zähne laut aufeinander. Ihr Körper ist total angespannt und verkrampft vor unterdrückter Wut. Sie ballt die Fäuste, preßt sie an den Leib. – „Laß deine Hände tun, was sie wollen!"
In fast ohnmächtiger Gebärde hebt sie sie in den rechten Winkel, läßt sie wieder fallen, hebt sie wieder, geht auf die Zehenspitzen und zurück. – „Stampf mit den Füßen auf!"
Sie fängt an zu stampfen und mit den Händen zu schlagen, läßt sich dann auf den Boden fallen. Ich biete ihr ein dickes Polster an, das ich vor sie hinlege. – „Benutze das!"
Sie fängt an, auf das Kissen einzuschlagen. „Ich hab es satt, satt! Ich will nicht mehr! Ich will nicht, ich will nicht! Ich will nieeeeeecht! Laßt mich endlich so, wie ich bin!"
Ihre sonst zaghafte und sehr leise, piepsende Stimme gewinnt einen enormen Umfang. Endlich bekommt sie einen Wut- und Trotzanfall, wie er vor ca. 15 Jahren notwendig gewesen wäre. Ihre vitalen Kräfte brechen durch, die sich normalerweise im sogenannten Trotzalter nach außen wenden, zur Abgrenzung von der Umwelt, von den nahen Bezugspersonen, um eine eigene Persönlichkeit zu werden. Maria war dies nie erlaubt gewesen, aus verschiedenen Gründen. Bis heute kann sie sich nicht von anderen abgrenzen. Werden in der Trotzphase die Wutanfälle mit Gewalt oder Drohungen

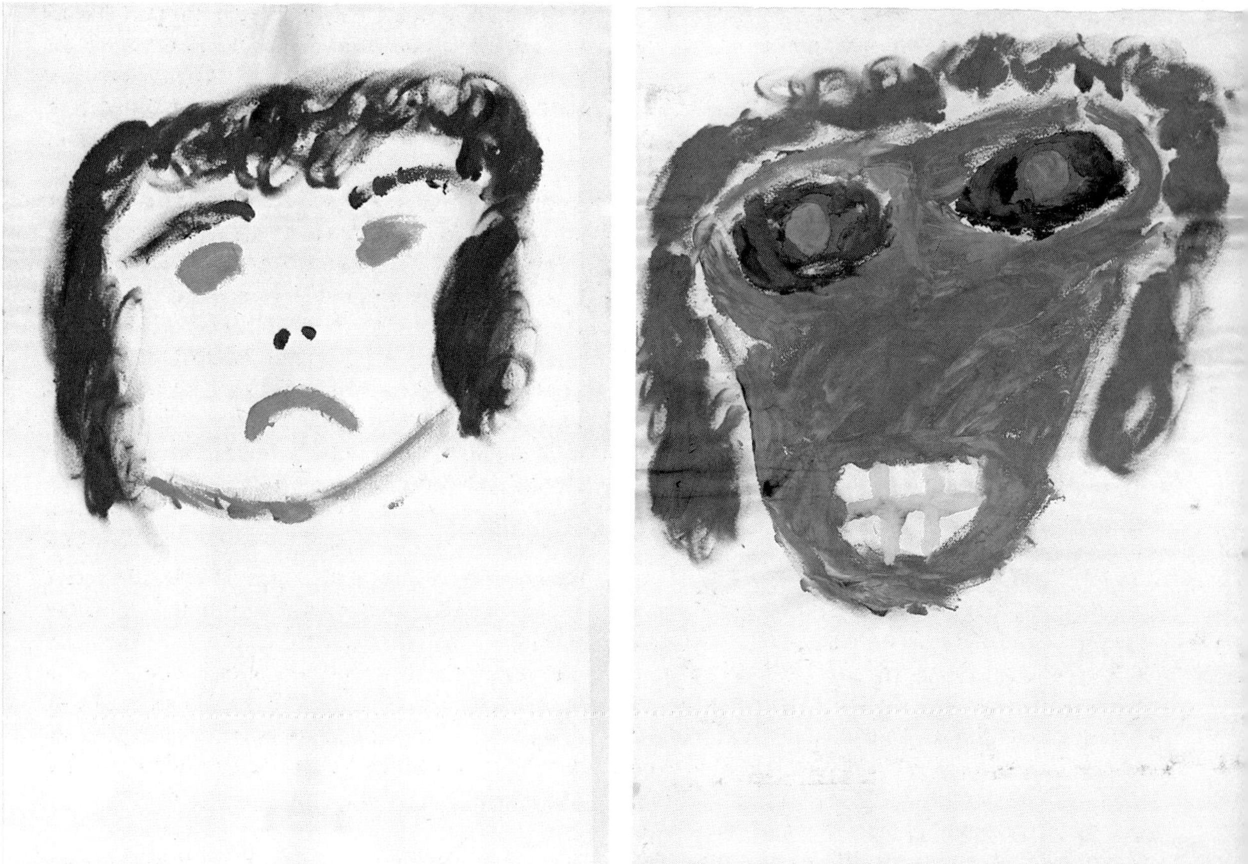

*Abb. 30 a–b (je 29,7 × 42 cm): Maria, 17, Polaritäten (Text S. 69)*

gänzlich unterdrückt, verliert das Kind den Kontakt zu sich selbst, und schwere Störungen in der Persönlichkeit sind die Folge. So ist es in einer erfolgreichen Therapie oft unumgänglich, daß nicht gelebte Wutanfälle nachgeholt werden, in einem geschützten Raum, in dem niemand verletzt werden kann. Nur dann ist es möglich, die Angst vor der eigenen Wut zu verlieren.

In der weiteren Arbeit mit dem „wilden Tier", dem „Dämon", wie Maria das zweite Gesicht nannte, verstand sie den Zusammenhang mit ihren nächtlichen Ängsten. „Ich komme vor allem nachts" war der Schlüsselsatz dazu, den sie spontan ergänzte: „...und quäle dich und mach dir Angst." Sie verstand, daß die ganze Wut auf die anderen, die Eltern und die jüngeren vier Geschwister, die sie niemandem zeigte, in sie selbst ging, sich dort verwandelte und sich als Angst wieder bemerkbar machte.

Sie bekam eine Ahnung von ihrer Kraft und ihrer Möglichkeit, sich aufzulehnen, sich selbst zu leben. In ihrem Falle allerdings war die Sprache des Unbewußten stärker als ihre Fähigkeit, diese neue Entdeckung zu integrieren. Ihre Abhängigkeit und ihre Angst, von der Familie abgelehnt zu werden, wenn sie sich in ihrer vollen Kraft zeigt, waren so groß, daß sie diese Erfahrung nicht nutzte. Es wurde ihr allerdings klar, wie sehr sie sich nach anderen richtet und sich selbst aufgibt, und es besteht die Hoffnung, daß sie eines Tages aus dieser Erkenntnis Nutzen ziehen wird. Diese Entwicklung ist ein langer Prozeß.

Im folgenden sei eine weitere geleitete Phantasie beschrieben, die viel Material entstehen läßt für die Arbeit an den Polen des Unterdrückers in jedem Menschen und des Unterdrückten.

„Stell dir vor, du gehst einen Weg entlang. Schau dir die Landschaft an, das Wetter, die Stimmung... Du näherst dich einer Höhle, die mit einem Verschlag verschlossen ist. Wie du näher kommst, bemerkst du, daß in dieser Höhle ein Wesen eingeschlossen ist, das herauszukommen versucht. Du stehst eine Weile vor dem Verschlag und stellst dir genau vor, wie dieses Wesen aussieht, weshalb es in diesem Verschlag ist, wer es eingesperrt hat und warum. Was ersehnt es sich? Wie versucht es herauszukommen, hat es Hoffnung? (Pause) – Jetzt überlege, daß du es herauslassen könntest. Was würde geschehen? (Pause) – Laß es jetzt heraus! Was geschieht? (Pause)

Zeichne das Wesen, das in der Höhle wohnt, und dich, wie du davor stehst."

Maria sah in der Höhle ein halb verhungertes, verwahrlostes Wesen, halb Tier, halb Mensch, das kaum noch die Kraft hatte, sich selbst zu befreien. Trotzdem versuchte es immer wieder, aus seiner mißlichen Lage herauszukommen. Wie wenig Erbarmen Maria mit ihrem triebhaften, vitalen Persönlichkeitsanteil hat, wurde deutlich, als sie sich weigerte, das Wesen zu befreien, mit dem Argument, sie wisse nicht, wer es eingesperrt habe, und sie müsse diesen erst um Erlaubnis fragen.

Die Arbeit an den Polaritäten kann man plastisch erweitern, indem die Kinder oder Jugendlichen die Pole (z. B. die beiden Gesichter) als Masken darstellen, die auch getragen und zum Spielen verwendet werden könne. Die Masken können ganz einfach aus Papier hergestellt werden, was oft sehr wirkungsvoll ist, aus Pappmaché oder aus Gipsbinden, bemalt oder unbemalt.

Beim Spiel mit Masken ergeben sich viele Möglichkeiten: Ein anderes Kind kann den zweiten Pol übernehmen, nach Anweisung des Erbauers. Die

Kinder können sich Masken der anderen aussuchen, solche, die sie besonders anziehen, und solche, die sie besonders abstoßen. Auch darin wird wieder sichtbar, was ein Kind annehmen kann an sich, was sein Ideal ist, aber auch, was es ablehnt und unterdrückt.

Für jüngere Kinder müssen diese Übungen etwas vereinfacht werden, z. B.:
„Stell dir vor, du bist ein liebes, angenehmes Tier, das allen Freude macht. Wie siehst du aus? Was tust du? Wie sind die Menschen zu dir? – Stell dir vor, du bist ein böses, häßliches Tier. Wie siehst du aus? Wie wirst du behandelt? Wie lebst du?" Und so fort.

Eine andere Möglichkeit ist, die Kinder eine „gute" und eine „schlechte" Kasperlfigur wählen und mit diesen spielen zu lassen.
Oder: „Stell dir vor, du bist jetzt sehr lieb und gut, so, wie alle dich mögen. Nimm dir Farben, die dazu passen, und zeichne Linien und Formen, die dies ausdrücken. – Stell dir vor, du bist jetzt ganz bös, so, wie dich keiner mag. Nimm wieder Farben, die dazu passen, und zeichne Linien und Formen, die das ausdrücken. Man braucht nichts zu erkennen auf den Bildern."
Ich kann die Kinder auch auffordern, dazu Töne zu geben und die Töne mit den Linien zu koordinieren. Bei dieser Art zu malen, male ich anfänglich selbst mit, um den Kindern zu zeigen, wie es geht, und um sie zu ermutigen.

Eine dreidimensionale Weise, die Polarität innen/außen darzustellen, ist folgende: Die Kinder oder Jugendlichen erhalten einen Schuhkarton, Pinsel, Farbe, Klebstoff und Collagematerial. Jedes gestaltet den Karton innen so, wie es sich innerlich fühlt, wie es in ihm aussieht, und außen so, wie es sich nach außen gibt oder wie es meint, daß es von anderen Menschen gesehen wird.
Kleinere Kinder sind oft nicht bereit, sich so direkt darzustellen, aber sehr gut in der Lage, es indirekt zu tun, in der Identifikation mit etwas, das außerhalb ihrer selbst ist, so wie sie ihre Puppen und Tiere ihre innersten Geheimnisse aussprechen lassen, die sie nie direkt jemandem sagen würden. Sie sind sehr bereit, sich in etwas anderes zu verwandeln, z. B. in einen Cowboy oder Indianer und zeigen in dieser Verkleidung ihr inneres Denken und Fühlen. So fällt es ihnen leichter, auf den Vorschlag einzugehen, wenn er folgendermaßen formuliert ist: „Über Nacht ist eine Fee gekommen und hat dich in ein Haus verwandelt: Wie siehst du als Haus innen aus, wie siehst du außen aus? Nimm den Karton, male und beklebe ihn innen so, wie dein Haus innen aussieht, außen so, wie es nach außen aussieht."

### Mann – Frau

Ich kann auch direkt zwei polare Themen stellen und vorschlagen, zwei Bilder oder Collagen anzufertigen, wozu vor allem Abbildungen aus Zeitschriften verwendet werden. Für Jugendliche ist ein brennendes Thema die Polarität Mann – Frau. Auf einer Collage wird alles zum Thema „weiblich" gesammelt, auf der anderen zum Thema „männlich". Dann sammle ich all die Eigenschaften, die sich in den Collagen niederschlagen: Eine Frau ist..., ein Mann ist... Anschließend kann ich daraus eine bunte Liste erstellen, auf der die Eigenschaften durcheinanderstehen, und jedem in der Gruppe eine Kopie geben. Jeder kreuzt die Eigenschaften an, von denen er merkt, daß sie auf ihn zutreffen oder die er verkörpern möchte. Nun trenne ich wieder nach Ge-

schlecht, so daß jeder finden kann, daß er zu soundsoviel Prozent weibliche und männliche Eigenschaften verkörpert, d. h., daß jeder die Polarität weiblich – männlich in sich trägt und die „reinen" Typen, wie sie den Jugendlichen in den gesellschaftlichen Rollenklischees entgegenknallen, Pseudotypen sind, während die Ganzheit der Person von den Spannungen der Pole getragen wird. Ich kann die Jugendlichen dahin leiten, ihrer polaren Teile bewußt zu werden und die befruchtende Kraft darin zu entdecken.
Es macht Spaß, gemeinsam zu diesen Klischees Sprüche zu sammeln,die die Trennung der Pole im Volksmund zeigen. Beispiel: Wenn ein Mädchen pfeift, weint die Gottesmutter.

*Eine Phantasieübung zum Thema Mann – Frau*

„Stell dir vor, du gehst über eine Wiese und kommst an einen Waldrand. Er ist sehr dicht, dunkel und undurchdringlich. Etwas jedoch zieht dich, du möchtest unbedingt in diesen Wald. Du findest keinen Weg und so zwängst du dich durch das Dickicht und tauchst in das dämmrige Licht des Waldes ein. Er ist üppig mit Pflanzen bewachsen, durch die du dir deinen Weg ertastest. Er nimmt dich in sein schweigendes Dunkel auf. Langsam kommst du voran. Dann bleibst du stehen und lauschst. Hörst du etwas? Wie fühlst du dich in diesem Wald?
Du gehst weiter. – Führt dich inzwischen ein Weg oder tastest du noch immer durchs Unterholz?
Plötzlich siehst du, daß sich der Wald in einiger Entfernung lichtet. Langsam bewegst du dich darauf zu, und wie du dich näherst, erkennst du, daß dort eine Lichtung ist. Du gehst bis zu ihrem Rand und spähst durch die Zweige. Die Lichtung ist leer, aber etwas hält dich davon ab, sie zu betreten. Du wartest eine Weile.
Plötzlich siehst du, daß ein Mann die Lichtung von der einen Seite betritt und eine Frau von der anderen Seite. – Wie sehen sie aus? Wie ist ihre Haltung? Wie alt sind sie? Welche Kleidung tragen sie? Sie gehen auf die Mitte der Lichtung zu. – Was geschieht? Was machen sie? Du beobachtest sie. Was fühlst du dabei? Was wecken die beiden in dir? (längere Pause)
Jetzt spürst du, daß der Augenblick des Abschieds gekommen ist. Beide verlassen die Lichtung wieder. Was empfindest du, wie du sie gehen siehst?
Du bleibst noch eine Weile stehen und spürst in dir die Wirkung des Erlebten. Dann kehrst auch du um und gehst zurück durch den Wald.
Nimm Papier und Farbe und male das Paar (oder modelliere aus Ton). Wenn du damit fertig bist, mal ein neues Bild, hier auf diesen dünnen Karton, das nur einen von beiden darstellt, den, den du im Augenblick am liebsten malen möchtest. Wenn du damit fertig bist, geh herum und schau dir die Bilder der anderen an. (Pause)
Nimm jetzt den Karton, der nur eine Gestalt zeigt, halte ihn vor dich und fange an, damit in der Gruppe umherzugehen. Zeige dein Bild und sieh dir die Bilder der anderen an.
Identifiziere dich mit deinem Bild. Fang an, dich so zu bewegen wie die Gestalt, die es darstellt. Mach ihre Stimme nach. Probier sie erst mit Tönen aus, bevor du Worte nimmst. Sprich jetzt mit anderen als diese Gestalt. Erzähle ihnen, wer du bist, wo du herkommst, was du machst, ob du gemocht und geachtet wirst, wer dein Partner ist... Fang ein Gespräch an. – Trenn dich nach einer Weile und such dir einen anderen Partner.
Nach ca. 15 Minuten: Such dir jemanden, mit dem du deine Erfahrungen austauschen möchtest."
Es schließt sich wie immer eine allgemeine Besprechung an.

**Ich zwischen...**

Sehr anregend, vor allem für ältere Kinder und Jugendliche, sind Themen, die beginnen: „Ich zwischen..." Schule und Freizeit – Lebendigkeit und Erstarrung – Hoffnung und Angst – Liebe und Haß – Gestern und Morgen – Kindheit und Erwachsensein – Familie und Freunden – Vater und Freund – Mutter und Freundin – Licht und Schatten – Tag und Nacht – Hell und Dunkel – Gehorsam und Ungehorsam – Wollen, Können und Müssen – Phantasie und Wirklichkeit – Einsamkeit und Freundschaft – Individualität und Gesellschaft – Zwang und Freiheit. Dies sind nur einige Beispiele. „Ich" kann als Name im Bild stehen.

Ein Mädchen, das kurz vor ihrem dreizehnten Geburtstag Symptome einer beginnenden Magersucht zeigte, bekam das Thema: „Ich zwischen 12 und 13". Der linke Teil der Zeichnung, der die Zwölf darstellte, zeigte Klarheit und Natürlichkeit, eine harmonische Welt: Sonne, Vögel, Pflanzen, spielende Kinder. Die Dreizehn hingegen zeigte aufsteigendes Unwetter, einen schwarzen Raben (Unglücksvogel), immer wieder die Drei, die größer und zu den runden Formen von Busen und Gesäß wurde, ein puppiges Frauengesicht, das durchgestrichen war, einen Lippenstift. Dreizehn, sagte sie, sei eine Unglückszahl, zwölf eine Glückszahl. Während des Gesprächs fragte ich sie, auf welcher Seite ihr Vater und auf welcher ihre Mutter stünde, wenn sie es zuordnen könnte. Spontan stellte sie den Vater nach links, die Mutter nach rechts, und daran rollte sich die Tragödie ihres dreizehnten Geburtstages auf: Ihre Vorstellung, dreizehn sei schmutzig, trüb, ungerade, schlecht, hatte mit der beginnenden sexuellen Reife zu tun, die sie ablehnte, weil sie nicht Frau werden wollte. Ebenso wie ihr Vater lehnte sie die „schmierige, unästhetische" Weiblichkeit der Mutter ab und lebte in der tiefen Angst, ihr geliebter Vater würde sie verstoßen – wie er es seelisch mit der Mutter tat, sobald sie Frau würde. Auf keinen Fall wollte sie so werden wie die Mutter. Ewig wollte sie Kind und vom Vater geliebt bleiben. Hier trug das Bild wesentlich dazu bei, daß das Mädchen ihren Grundkonflikt verstehen konnte. Doch auch in weniger dramatischen Situationen können Jugendliche die verschiedenen Seiten ihres Lebens durch die Darstellung sichtbar und mit Hilfe des anschließenden Gesprächs bewußter werden lassen.

**„Kuchenstücke"**

Ebenfalls eine anschauliche Form, die eigene Person darzustellen, ist es, einen Kreis in Segmente aufzuteilen wie einen Kuchen mit verschieden großen Stücken. Jedes Segment stellt mit eingetragenen Worten, mit Bildern oder einfach mit Hilfe der Farbe einen Teil der Person dar. Die Größe steht in Relation zum Raum, den die entsprechende Seite in ihr einnimmt, z.B.

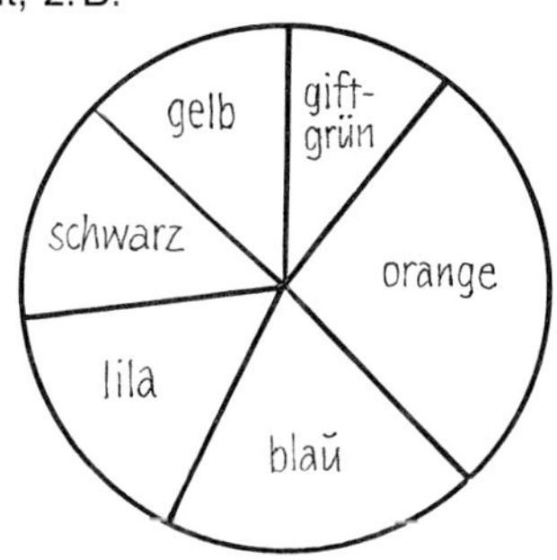


| | |
|---|---|
| gelb | = klares Denken |
| giftgrün | = Verwirrung |
| orange | = Freundschaft, warme Gefühle |
| blau | = Ruhe |

lila = Streben nach äußerer Anerkennung
schwarz = Angst

Die Erfahrung zeigt, daß es Kinder und Jugendliche sehr erleichtert, die gegensätzlichen Seiten in sich zu erfahren. Es ermöglicht ihnen weitgehend, sich zu akzeptieren. Manchmal erinnern sie sich dann während eines Tiefs an ihre positive Seite. So werden die inneren Kräfte in ihnen unterstützt, die gegen Hoffnungslosigkeit und Resignation gerichtet sind. Ihre Zeichnung kann ihnen dabei eine Hilfe sein. So kam Carola auf die Idee, ihr Bild des aufgerichteten Menschen ihrem Bett gegenüber aufzuhängen, um beim Aufwachen daran erinnert zu werden. Sie verschönerte die Zeichnung noch, indem sie eine natürliche Umgebung hinzumalte.
Für viele ist es ein Erlebnis zu sehen, daß auch andere Kinder ähnliche Kämpfe auszufechten haben, und zu erfahren, daß nicht alles, was sie für so schlecht hielten, tatsächlich negativ ist. Oft ist es nur die Form, in der sich ein Impuls äußert, oder das Wertsystem der Eltern, das ihn so unerwünscht erscheinen läßt. So ist es in vielen Familien, vor allem des Mittelstands, ein Tabu, konfliktgeladene und unangenehme Themen anzusprechen oder seine „negativen" Gefühle wie Ärger, Eifersucht oder sogar Trauer zu äußern, was es für das Kind (und auch für den Erwachsenen!) sehr erschwert, mit diesen Gefühlen umgehen zu lernen. Es ist eben nicht so, daß, was nicht gezeigt wird, nicht vorhanden ist, sondern es führt unterschwellig ein Schattendasein und bricht plötzlich in schwer verständlicher Form hindurch.
Viele Lern- und Konzentrationsstörungen haben hier ihre Wurzel. Durch das Malen und die anschließende Arbeit mit den Bildern lernen die Kinder und Jugendlichen, ihre Gefühle zu zeigen, und erfahren, daß dies mit keiner Katastrophe verbunden ist. Sie lernen sich dadurch kennen und können so ihre Gefühle besser steuern.

# 5. Dreidimensionales Gestalten

### Modellieren mit Ton

Ton ist ein wunderbares Medium. Seine weiche, erdige Substanz regt das sinnenhafte Ertasten an, weckt taktile Sensibilität und Freude. Ton hat den Vorteil, daß er sich mit geschlossenen Augen bearbeiten läßt, so daß er gestaltet werden kann, ohne daß das oft kritische und interpretierende Auge den Vorgang beeinflußt. Ton ist sauber; wo er hinkommt, ist er in trockenem Zustand wie Staub zu entfernen. Er ist billig und leicht erhältlich und regt dazu an, zu allem möglichen benutzt zu werden. Mit Wasser gibt er eine breiige Substanz, die zum Schmieren gut geeignet ist. Er bietet der formenden Hand mehr oder weniger Widerstand, je nachdem, wieviel Wasser beigemengt wird. Er kann geschlagen, geworfen, gemischt, auseinandergerissen und wieder zusammengefügt werden; er reagiert, verändert sich,

ist aber trotzdem nicht zu zerstören; er bleibt immer Ton, der wieder zu einem Klumpen geformt werden kann.
Die meisten Kinder haben Freude, mit Ton zu experimentieren. Einige scheuen sich, das „dreckige Zeug" anzufassen, was an sich schon sehr aufschlußreich ist. Diese Kinder sind oft durch allzu strenge Reinlichkeits- und Sauberkeitserziehung in ihrer Berührungslust und kreativen Ausdrucksfreude gehemmt (vgl. S. 46 ff.). Sie neigen dazu, vorsichtig und kontrolliert zu sein. Ich respektiere diese Angst und lasse ihnen viel Zeit, den Ton und seine Möglichkeiten zu erkunden, anfangs mit Instrumenten wie Modellierhölzern oder mit dünnen Plastikhandschuhen, oder ich lasse sie einfach zusehen, wie die anderen mit Ton arbeiten, und lege ihnen ebenfalls eine Tonkugel hin, die sie benutzen können oder nicht, wie und wann sie wollen.

*Vorbereitung, Material*

Die Kinder können an Tischen oder auf dem Boden sitzend arbeiten. Jedes hat eine Unterlage aus Plastik oder festem Papier und ein Gefäß mit Wasser. Vor die Arbeit mit Ton schalte ich manchmal eine „zärtliche" Übung, einen sanften Massage-Kontakt, der gleichzeitig die Haut geschmeidig hält, denn Ton trocknet die Haut aus. Die Kinder sitzen im Kreis, der erste, der dritte, der fünfte usw. wendet sich seinem rechten Nachbarn zu; ich gebe jedem in die offene Hand ein paar Tropfen geruchlosen Hautöls und bitte die beiden Partner, sie sich gegenseitig in die Hände zu massieren, teils mit geschlossenen, teils mit offenen Augen.
Nun erhält jedes Kind oder jeder Jugendliche einen Klumpen Ton, der größenmäßig gut in der Hand liegt. Ich fordere alle auf, den Ton mit geschlossenen Augen zu erkunden, die Finger hineinzudrükken, den Ton wieder zu pressen, daß die Form sich ändert, ihn zu streicheln, ganz zart die Oberfläche abzutasten, ihn mit sanften Bewegungen zu drükken, mit einem Finger zu kreisen, mit der Handfläche zu kreisen, mit beiden Handflächen zu drücken, mit den Fingern zu drücken. Kleinere Kinder wollen die Augen meistens offenhalten; sie folgen auch nicht gerne den Anweisungen, also lasse ich sie gewähren und fahre trotzdem mit meinen Vorschlägen fort. Ich fordere sie auf, in den Ton hineinzuzwicken, ihn zu nehmen und damit auf die Unterlage zu schlagen, es richtig knallen zu lassen, den Ton hinzulegen und draufzuschlagen, es klatschen zu lassen, mit der Handkante, mit der Handfläche, mit der Faust fest zuzuschlagen, Töne zu geben, Worte; ihn wieder aufzunehmen, eine Wurst daraus zu drehen, durch Hin- und Herrollen zwischen den Handflächen, die Wurst immer dünner werden zu lassen, bis sie reißt; eine Kugel zu formen usw. Alles, was mir einfällt, wie mit dem Ton zu experimentieren ist. Ich habe dabei selbst Ton in der Hand und spüre und erfahre selbst, wozu ich die Kinder auffordere; das hält mich besser in Kontakt mit der Gruppe und gibt mir ein Maß für die Geschwindigkeit meiner Worte.
Ich fordere die Kinder auf, den Ton mit allen Sinnen zu erfahren; die Konzentration in die Fingerspitzen, in die Hände zu schicken und zu spüren; den Ton zu riechen; ihn an die Lippen zu führen, mit den Lippen abzutasten, ihn zu schmecken; Geräusche mit ihm zu produzieren – schmatzende, klatschende – und zu hören; zu schauen erst ganz zum Schluß.

Diese ausführliche Erkundung steht am Beginn, wenn ich mit einer Gruppe oder einem Kind zum erstenmal mit Ton arbeite. Bei allen späteren Übungen, bei denen mit Ton gearbeitet wird, wiederhole ich nur Teile davon, um die Sensibilität zu entwik-

keln; ich lasse die Kinder tasten, kneten, riechen usw., mit geschlossenen Augen den Ton bearbeiten, sich auf die Finger konzentrieren. Ich kann entweder sagen: „Ertastet, findet eine Form, die im Ton steckt, holt sie raus, befreit sie!" Oder ich stelle ein Thema: „Laßt ein Bild von euch selbst entstehen, denkt an euch, wie ihr seid, während eure Finger den Ton bearbeiten. Haltet die Augen geschlossen und laßt das Bild von euch durch eure Hände in den Ton fließen."
Oder: „Laßt euer Lieblingstier entstehen..."
So oder so: Das Ergebnis verkörpert immer einen Teil der Persönlichkeit des Gestalters. Grundsätzlich arbeite ich mit den entstandenen Figuren in gleicher Weise wie mit den Bildern. Ich lasse die Kinder sich identifizieren, sich beschreiben, sie als Figuren sprechen und in Kontakt mit anderen treten etc. (vgl. dazu auch: Oaklander, 1981, und Stevens, 1975).
Die achtjährige Diana hatte eine runde Kugel. Sie sagte: „Ich bin ein Ball; jeder kann mit mir spielen." – „Ist das in deinem Leben so, daß man mit dir spielen kann?" Nach kurzem Zögern berichtet sie, daß ihre jüngeren Geschwister sie immer ärgern und die jüngste Schwester sie bis zur Unerträglichkeit kitzelt und sie sich nicht dagegen wehren kann. Es ist ihr von den Eltern eingeschärft worden, daß sie das nicht darf, daß sie die „Kleinen" nicht schlagen darf. Während sie so von ihrer ohnmächtigen Wut auf die Schwester spricht, schlägt sie, ohne es zu merken, mit der rechten Handkante immer wieder auf ihre Tonkugel, die sie in der linken Hand hält. Ich mache sie darauf aufmerksam und fordere sie auf, es weiterzumachen, die Kugel aber auf den Tisch zu legen und sich dabei vorzustellen, daß es ihre Schwester sei. „Und sag was zu ihr!" Während sie schlägt, preßt sie hervor: „Ich schlag dich tot, ich schlag dich tot, ich bring dich um." Diana war in der Gruppe als gehemmtes Kind bekannt, das andere oft hinterrücks und hinterlistig ärgerte. So offen hatte sie ihre Wut noch nie gezeigt. Plötzlich sagte sie ganz entspannt und zufrieden: „So, jetzt mag ich was anderes spielen." Ich nötigte sie nicht, weiter darüber zu reden, was geschehen war, ganz offensichtlich wollte sie das nicht. Es wird genug Gelegenheiten geben, dieses Thema wieder aufzugreifen.

Eine weitere Möglichkeit ist die, jedes Familienmitglied modellieren zu lassen: „Es ist nicht nötig, daß man sie erkennt. Du kannst mir später sagen, was wen darstellt. Es müssen auch keine Menschen sein, für jeden irgendeine Form, die zu ihm paßt. Einer kann z. B. ganz spitz sein, wenn er dich immer ärgert, einer ganz rund usw. Es können Phantasiegestalten sein, Dinge oder Tiere."
Nach dem Modellieren: „Jetzt stell sie so auf, wie es dir stimmig erscheint. Einer ist z. B. ganz weit weg von den anderen, zwei sind besonders nah, so, wie es für dich stimmt."
Ich kann auch bestimmte Situationen vorgeben, z. B.: „Stell dir vor, du kommst nach Hause, und es gibt Abendessen. Mach für jedes Familienmitglied eine Figur und setze sie um den Tisch."
Andere Situationen sind z. B. der Sonntagnachmittag, ein Familienstreit, Vater kommt nach Hause etc. Sie können anschließend mit den Figuren durchgespielt werden. Zusätzlich sage ich meistens: „Sag zu jedem etwas, was du magst an ihm, und etwas, was du nicht magst."

Der zwölfjährige Robert modellierte seine Familie folgendermaßen: Vater: eine Art offener Mantel; darin seine vierjährige Schwester. Mutter: ein kompaktes, keulenartiges Gebilde, das am Vater lehnt und ohne diese Anlehnung gar nicht stehen kann;

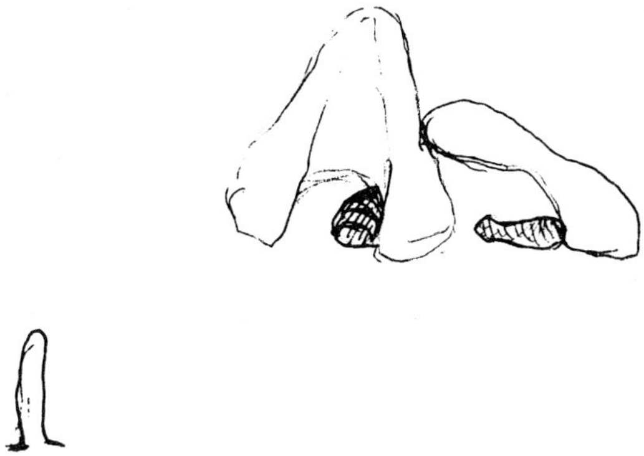

unter ihr, zwischen Vater und ihr, liegt das jüngste Brüderchen. Robert selbst steht in einiger Entfernung allein.
Ich fordere ihn auf, sich mit dieser abseits stehenden Figur zu identifizieren.
„Ich bin ein Leuchtturm." – „Was sagt dein Leuchten denn?" – „Es sagt, daß die herschauen sollen, daß da was ist, aber die schauen nicht. Ich muß immer noch heller und heller leuchten." – „Wo schauen sie denn hin?" – „Auf die Dinger da" (deutet auf die symbolisierten Geschwister), „weil die noch so klein sind." – „He, sag ihnen mal, daß sie zu dir herschauen sollen. Vielleicht hören sie dich, wenn sie dich nicht sehen." Es folgte ein längeres Gespräch über seine einsame Verzweiflung, die den Hintergrund hatte, daß er meinte, für alle regressiven Bedürfnisse sei er schon zu groß, emotionale Wärme und Geborgenheit gehörten nur den Geschwistern, ebenso Anerkennung. Seine verzweifelten „Leuchtsignale" stießen überall auf Unverständnis und Ablehnung: Leistungs-, Konzentrationsstörungen, aggressives, störendes Verhalten in der Schule. Mit Roberts Einverständnis hoben wir seine Tonfamilie – die so für sich selbst spricht – auf und luden seine Eltern ein, zu einer gemeinsamen Besprechung zu kommen. Während dieser Unterredung forderte ich die Eltern auf, die dargestellten Figuren zu spielen. Unter anderem sagte die Mutter (als Tonfigur) zum Leuchtturm: „Ich habe dein Leuchten schon gesehen, aber gar nicht verstanden, daß du mich meinst. Du bist so weit weg." In der Tat hatten die Eltern die Signale nicht als Hilferufe verstanden, sondern als Ärgernis. Zum erstenmal sprachen sie miteinander über ihre Empfindungen und Wünsche und verließen die Stunde hoffnungsfroh.

Dies war für mich ein Beispiel, wie wichtig es ist, den Phantasien und Einfällen der Kinder zu folgen und sich nicht mit den eigenen Assoziationen zufriedenzugeben. Meine spontane Vermutung war, so wie ich Robert kannte, daß er in seiner phallischen Stärke gesehen werden wollte (der Turm als altbekanntes Symbol dafür). Er selbst war in der Lage, dies viel zentraler als Hilferuf zu formulieren.

Es gibt eine unendliche Vielzahl von Themen, die modelliert werden können: Tiere, die ideale Familie, Freunde, Freundinnen, die anderen Gruppenmitglieder, Lehrer/in, die Schul- und Klassensituation (nimm einige aus deiner Klasse, die dich beschäftigen oder in irgendeiner Weise – im Guten oder Schlechten – wichtig sind für dich), Märchenfiguren, Ungeheuer, Monster. Es ist gut, die Phantasie der Kinder auf vielerlei Weise anzuregen, denn die meisten, vor allem Schulkinder, neigen dazu, sobald sie Ton in der Hand haben, „nützliche" Dinge zu formen wie Aschenbecher, Kerzenhalter, Vasen.

Übungen, in denen jeder eine Figur gestaltet hat, können als Gruppenübung weiterentwickelt werden: „Schließt eure Augen wieder: Erinnert euch, wer rechts von euch sitzt (die Gruppe sitzt im Kreis). Nehmt jetzt entweder von eurer eigenen Figur et-

was Ton weg oder nehmt von dem Ton in der Mitte und formt eine weitere Figur. So groß oder klein, wie ihr wollt, als Geschenk für euren rechten Nachbarn. Laßt eure Finger gestalten und denkt dabei an den Nachbarn. (Pause)
Schaut euch an, was das ist, was ihr weggebt. Ist es etwas, das für euch wertvoll ist oder was ihr loswerden wollt, oder etwas, wovon ihr meint, der andere kann es brauchen? (Pause)
Gebt es jetzt weiter! Empfangt selbst euer Geschenk und ertastet es mit geschlossenen Augen! Was will es euch sagen? Was versteht ihr? Was könnt ihr annehmen? Freut es euch, ärgert es euch? Wißt ihr, von wem es kommt? Was bedeutet es, daß gerade er euch das gibt?"

Diese Übung zeigt viel, wie der einzelne mit Geben und Nehmen umgeht. Die meisten wollen ihre eigene Figur nicht zerstören und lösen das Problem so, daß sie neuen Ton holen; sie geben keinen Teil von sich selbst weg, weil es Überfluß außerhalb gibt. Andere nehmen von ihrer Figur Teile weg, die sie nicht mehr an ihr mögen.
Wenige weigern sich, etwas zu geben, und einige mißverstehen (trotz deutlicher Anweisung) die Aufgabe, geben ihr eigenes Tongebilde weiter und stehen bei der darauffolgenden Besprechung mit fast leeren Händen, „nur" mit dem Geschenk der anderen da. Dies kann verschieden erlebt werden. Ein 18jähriger Junge war zunächst sehr betroffen, als ihm bewußt wurde, daß er „sich" weggegeben hatte. Er hatte sich als Fluß dargestellt. Dann vertiefte er sich in sein Geschenk und wurde sehr freudig. Er empfand plötzlich das ganze Leben und im Augenblick die Gruppe als Fluß, in der Geben und Nehmen im Kreis fließen: Er gibt, bekommt, jeder gibt, bekommt, er hält nicht fest, läßt den Fluß fließen.
Ein 16jähriges Mädchen hatte ihre Figur ebenfalls weggegeben, worüber sie jetzt fast weinte. Im Gespräch stellte sich heraus, daß dies ein Lebensprogramm ist; sie kann nichts für sich behalten, gibt alles her. Sie hat das Gefühl, es stehe ihr nicht zu, irgend etwas für sich zu haben. Diese Erkenntnis machte sie sehr betroffen, als sie bemerkte, daß sie dies vollkommen freiwillig tat, daß es hier niemand von ihr verlangt hatte und wohl auch sonst im Leben kaum.

In kleineren Gruppen lasse ich manchmal die Figuren im Kreis gehen und sie alle mit geschlossenen Augen ertasten, bis sie wieder in der Hand des Urhebers sind. Ich kann vorher fragen: „Was ist das für ein Gefühl: der Gedanke, durch alle Hände zu gehen? Was befürchtest du, und/oder was ist schön an dem Gedanken?"
Dann folgt die Anweisung: „Behandelt jede Gestalt sorgsam, so daß sie nicht verändert wird. Erfaßt ihre Form, ihre Oberfläche, ihre Aussage und laßt sie, wie sie ist. Werdet euch bewußt über die Vielfalt der Formen und wie jede ihre Eigenart und ihre Schönheit hat."
So erhält jeder seine eigene Figur wieder wohlbehandelt zurück. Damit kein Chaos entsteht, gebe ich jeweils das Signal zum Weitergeben.
Ebenso ist es möglich, die auf S. 91 beschriebene Übung „Drei Fragen, drei Antworten" anzuschließen. Statt der Zeichnung wird eine Tonfigur anhand der Fragen mit Ton ergänzt. Nur die Anweisungen von S. 91 müssen entsprechend leicht abgewandelt werden.
Nachdem alle Figuren gezeigt und besprochen worden sind, ist eine zusätzliche Möglichkeit, schweigend aus allen Einzelfiguren eine Gruppenplastik zu gestalten. Es kann ein sehr schöner Prozeß entstehen, wenn nach der ausführlichen Beschäftigung

mit den einzelnen nun die Gruppe die gemeinsame Aufgabe bewältigt, aus den vielen Einzelteilen ein Ganzes zu schaffen.
Hin und wieder gibt es jemanden in der Gruppe, der seine Tonfigur mit Wut und Wucht hinschmeißt und die darunterliegenden begräbt und zerstört. Wenn ich das verhindern will, sage ich: „Falls jemand von euch seine Figur hinschmeißen will, soll er das bitte am Anfang erledigen, damit die anderen nicht zerstört werden."
Auf diesem „Fundament" kann dann die Gruppenplastik aufgebaut werden.

### Plastisches Gestalten von Körperhaltung und Bewegung

So wie Körperhaltung und Bewegung mit Bildern wiedergegeben werden können, so können sie auch modelliert werden (vgl. dazu S. 67 und S. 62 ff.).
Hier seien einige weitere Anregungen kurz dargestellt.
„Geh im Raum umher, mit geschlossenen Augen. Spüre deine Haltung dabei. Wie ist sie? Wie sind deine Schultern, vorgebeugt oder gerade? Wie hältst du deinen Kopf? Deine Arme? Berührst du beim Gehen den Boden zuerst mit den Zehenspitzen oder mit den Fersen? Drückst du die Knie durch...?"
„Bleib jetzt stehen und spür deine Haltung..." Es werden Anregungen zum Erkunden der Haltung gegeben. Nach einer Weile: „Laß jetzt deinen Körper eine Haltung oder Bewegung finden, die ihm im Augenblick entspricht. Gib seinen Impulsen nach. Entweder findest du das Richtige ganz spontan – dann halte es – oder du probierst, bis du es findest... Beweg dich jetzt in dieser Weise immer stärker, bis du ganz zu dieser Bewegung wirst... Jetzt nimm dir eine Scheibe Ton und forme diese Haltung oder Bewegung."
Diese Bewegung kann auch gezeichnet werden *(vgl. Abb. 31 S. 81).*

Die nächsten Vorschläge beginnen ebenfalls damit, daß im Raum unhergegangen wird. Plötzlich kommt die Aufforderung, an einen Helden oder eine Heldin zu denken und beim ersten Einfall zu bleiben. Sind es Jugendliche, kann die Aufforderung heißen: „Held oder Heldin aus der Kindheit".
„Fang an, wie dieser Held oder diese Heldin zu gehen. Nimm seine oder ihre Haltung ein, werde immer mehr zu ihm oder ihr. Deine Bewegungen sind wie seine oder ihre, du beginnst zu gehen, zu fühlen wie er oder sie...
Fang an, seine oder ihre Stimme nachzuahmen, in Tönen zuerst, dann in Worten, sprich mit den anderen als dieser Held – diese Heldin..."
Anschließend wird der Held oder die Heldin in Ton modelliert und auf eine Pappunterlage gestellt, auf die alle seine guten Eigenschaften geschrieben werden.
Die gleiche Übung kann mit „Schauspieler" oder „Tier" oder einem „Menschen von einem anderen Stern" gemacht werden, oder was sonst passend erscheint.

Es kann auch der Abenteurer in jedem gefunden werden. Während die Gruppe im Kreis sitzt, ergeht plötzlich die Aufforderung:
„Bleib in der Haltung, in der du jetzt bist, und schließ die Augen. Stell dir vor, du blätterst in einem Abenteuerbuch. Gerade blätterst du um und schlägst

*Abb. 31 (42 × 29,7 cm): Mädchen, 16, „Bewegung"*
*Abb. 32 (42 × 29,7 cm): Mädchen, 16, „Tanz"*
*(Text S. 84)*

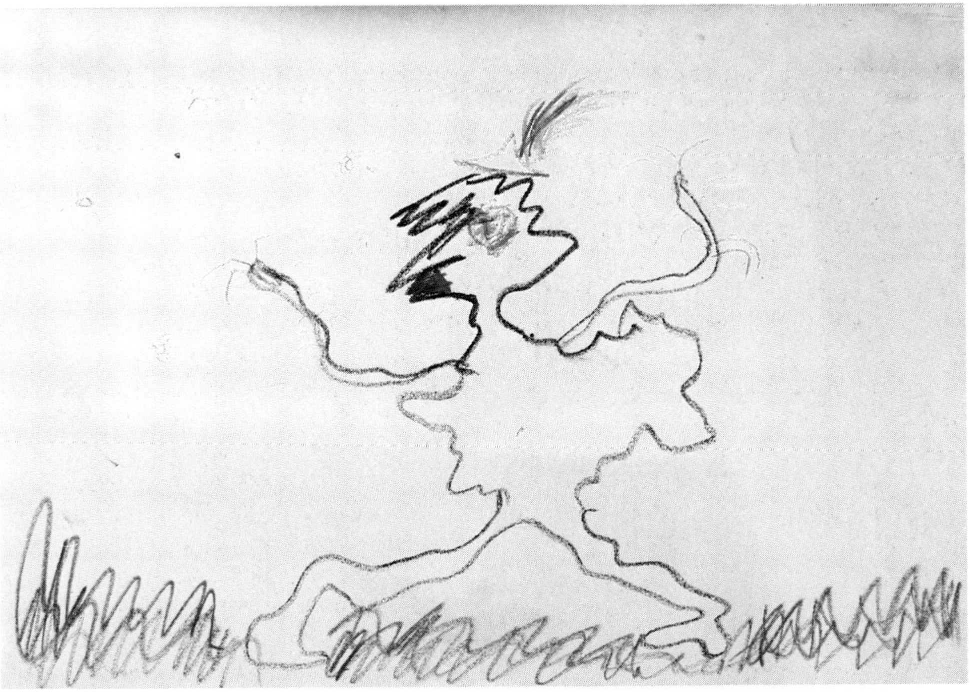

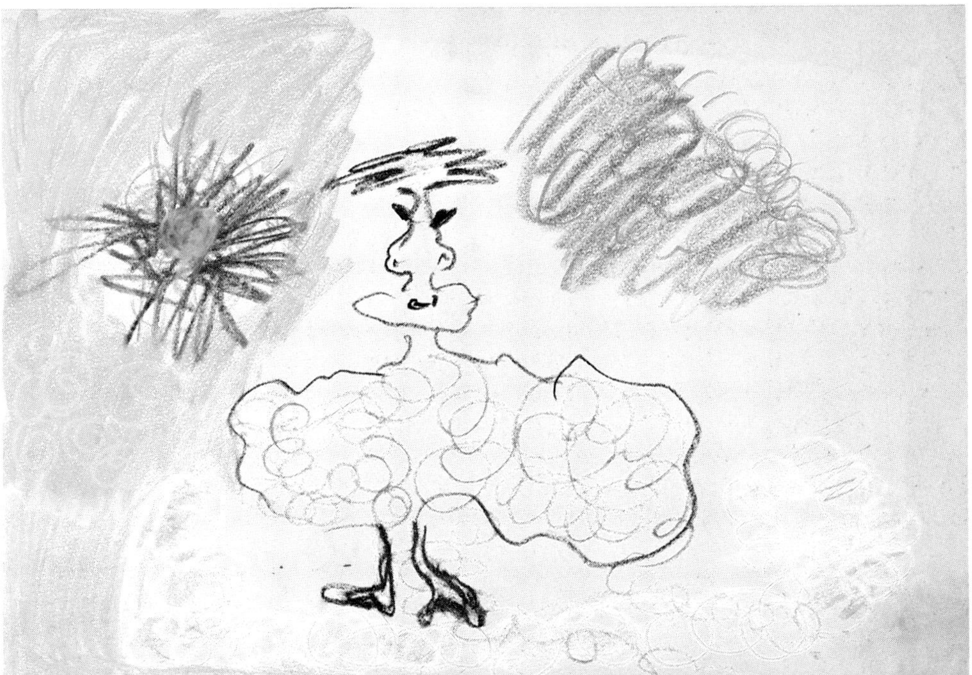

eine Abbildung auf, die den Helden des Abenteuers genau in deiner Haltung zeigt. Was geht in ihm vor? Was ist seine augenblickliche Situation? In welchen Kontakten mit anderen steht er? Was ist vorher geschehen, was geschieht nachher...?
Modelliere nun den Abenteurer in dieser Haltung und schreibe seine Geschichte auf.
Oder: Male ein Bild dazu" (vgl. P. Rebilliot (Workshop).

### Verbindung von Ton und Bildern

Von Elisabeth Tomalin (London) habe ich die Anregung erhalten, Ton oder andere dreidimensionale Figurationen in Verbindung mit Bildern zu verwenden.
Wieder wird mit geschlossenen Augen aus einer Tonkugel eine Gestalt geformt, etwa ein Symbol für sich selbst oder die augenblickliche Stimmung. Anschließend wird sie mit offenen Augen intensiv wahrgenommen. Man kann mit ihr herumgehen, einen Platz im Raum für sie suchen und finden, ihr einen Namen geben, eine innere Zwiesprache mit ihr halten, sich mit ihr identifizieren usw. Nachdem hierfür genügend Zeit gegeben wurde, wird vorgeschlagen, zu der Figur oder für sie ein Bild zu malen – am besten mit Fingerfarben und Kleister. Wenn das Bild fertig ist, wird sie auf „ihren" Platz im Bild gesetzt. Sie sieht sich dann dort um: Was hat sie bekommen? Wo befindet sie sich? Ist sie wirklich auf „ihrem" Platz?
Die Gestalt kann auch aus anderen Materialien hergestellt werden, z.B. aus Draht und Seidenpapier, Stoffen oder Kreppapier, oder in der Natur gefunden werden (*siehe Abb. 39 S. 103).*
Der umgekehrte Weg ist ebenso möglich. Zuerst werden die Bilder gemalt, mit oder ohne Thema, in einer kleinen Gruppe oder einzeln. Anschließend kann mit Ton hinzugefügt werden, z.B. etwas, das noch fehlt oder das an dem gemalten Ort oder in der dargestellten Situation benötigt wird.
Weitere Beispiele: Das Malthema heißt „Meine Geheimnisse" – aus Ton wird jemand ergänzt, der sie sieht.
Thema: „Was fürchte ich?" oder „Meine Ängste". Hinzugefügt wird jemand (oder etwas), der Schutz gibt.
Diese Bereicherung durch ein anderes Medium ermöglicht es dem Gestaltenden, seinen Blick für neue Dimensionen zu öffnen.

### Weitere Materialien

Noch vielerlei weiteres Material kann verwendet werden, z.B. Mehlteig (dieser kann farbig hergestellt und/oder bunt bemalt werden), Plastilin, Pappmaché, Draht, alle Arten von Schachteln, Abfällen, Stoffe, Dosen, Holz, Pfeifenreiniger etc. Ihre Verwendung führt allerdings eher in den Bereich des Bastelns und eignet sich weniger dazu, das Unbewußte als Gestalter anzuregen.

#### *Kasperlfiguren*

Selbstgebastelte (aber auch alle anderen) Kasperlfiguren können ebenso benutzt werden, wie das bei anderen Materialien bisher beschrieben wurde. Jede Figur erzählt z.B., wer sie ist, woher sie kommt, was ihre Heimat ist, welches ihre größten Wünsche sind, was sie erreichen will auf der Welt etc. Kleineren Kindern müssen die Fragen meist direkt gestellt werden, ältere kann ich vorher instruieren. Es folgt ein Gespräch über den Bezug zum eigenen Leben. In einer weiteren Variante kann sich jedes Kind die

Puppe eines anderen Kindes suchen und als diese berichten, vielleicht einen Dialog halten mit der eigenen. Alle Arten von Rollenspielen, die einige Kinder oder die ganze Gruppe umfassen, sind möglich.

*Abfälle*

Ich kann die Kinder Abfälle aller Art sammeln lassen. Jedes baut eine Plastik, die ich zum Schluß mit Farbe besprühen kann, wobei Gold und Silber besonders beliebt sind. Für viele Kinder ist es wichtig, zu erleben, wie etwas Wertloses bedeutend werden kann, wenn ich es neu behandle oder mit anderen Augen sehe. Sie können das auf sich selbst beziehen. Bei dieser Gestaltungsart kommen oft phantastische, überraschende Ergebnisse zustande.

*Draht*

Draht ist so biegsam, daß der Phantasie keine Grenzen gesetzt sind. Es können ganz bizarre Gebilde entstehen. Ergänzt werden kann mit Stoff oder buntem Seidenpapier, um Figuren herzustellen. Diese können allein für sich benutzt werden oder im Zusammenhang mit Bildern. Ich kann z.B. für eine Figur eine Heimat malen oder für ein Bild eine oder mehrere Figuren herstellen, es sozusagen bevölkern (siehe auch S. 82).

*Holz*

Holzreste, wie sie in Schreinereien zu bekommen sind, eignen sich gut für gestalterische Arbeiten. Man kann sehr viel machen damit: hämmern, sägen, lärmen, bohren, schnitzen. Holz läßt sich bemalen. Man kann Kraft aufwenden und muß doch genau sein. Vor allem macht es Kindern Spaß, und die Ergebnisse sind sehr befriedigend, beides ganz wesentliche Erfahrungen vor allem für emotional schwierige Kinder.

*Ytongsteine*

Sie eignen sich gut zum „Bildhauern", sind weich und leicht zu bearbeiten. Auch das ist eine wichtige Erfahrung für Kinder, wieviel Geduld und Einführung nötig ist, dem Stein eine Form zu entlocken, die der eigenen Vorstellung entspricht.

## 6. Einsatz anderer künstlerischer Medien

Musiktherapie, Psychodrama und Rollenspiel haben sich ihren festen Platz im therapeutischen Bereich erobert und sind ausführlich in der Literatur behandelt worden.

**Tanz**

In der therapeutischen Literatur hat der Tanz weniger Beachtung gefunden, obwohl er mit viel Gewinn einzusetzen ist, auch in Verbindung mit Malen. Als ein Beispiel in diesem Buch ist der Farbentanz erwähnt (siehe S. 98f.). Eine weitere sehr schöne Übung ist, die Choreographie eines Tanzes zu malen. Über einen längeren Zeitraum hinweg entwikkelt jeder seinen individuellen Tanz, zunächst ohne Musik, später zu seiner Lieblingsmusik. Bodentanz sollte ebenso miteinbezogen werden wie der gewöhnliche Tanz. Mit individuellem Tanz ist gemeint, daß keine tradierten Tanzmuster übernommen werden, sondern ein persönlicher Bewegungsausdruck gefunden wird. Anschließend wird die Choreographie mit verschiedenen Farben gezeichnet oder gemalt *(Abb. 32 S. 81)*.

## Rituelles Maskenspiel

Auf S. 71 wurde das Spiel mit Masken erwähnt, das sich spontan aus der Arbeit mit Polaritäten entwikkelt. Die Wirkung des Maskenspiels kann sehr vertieft werden, wenn sein äußerer Ablauf sich nach bestimmten Regeln vollzieht, die genau eingehalten werden. Das Spiel bekommt dadurch eine besondere Konzentration und wird aus dem Rahmen des Gewöhnlichen herausgehoben.

### *Herstellung der Masken*

Masken können auf vielerlei Arten hergestellt werden. Drei Materialien seien erwähnt:
Dünner Karton, am besten weiß, bemalt oder unbemalt; Pappmaché, bemalt oder unbemalt. Masken aus Gipsbinden werden jeweils zu zweit hergestellt. Bei Kindern muß der Erzieher diese Aufgabe übernehmen. Der die Maske abgenommen bekommt, liegt. Seine Augenbrauen, Wimpern und der Haaransatz werden dick mit Vaseline eingestrichen. In die Nasenlöcher werden dicke Strohhalme gesteckt. Bekommt dadurch jemand Angst, können sie frei gelassen werden. Dann werden die Gipsbinden in kleine Stücke geschnitten, nach Gebrauchsanleitung in Wasser getaucht und das ganze Gesicht mit einigen Schichten bedeckt. Der Gips wird so verrieben, daß die Nahtstellen sich schließen. Ist der Gips trocken, wird die Maske vorsichtig vom Gesicht genommen. Sie kann bemalt werden oder weiß bleiben. Ein Gummi wird befestigt, so daß sie getragen werden kann. Bereits das Herstellen der Masken ist für beide Beteiligten meist eine intensive Erfahrung.

Dem Gestalten der Masken kann zur besseren Einstimmung eine Phantasiereise vorausgehen. Ein Beispiel:
„Es ist Abend, du gehst in der Dämmerung einen Weg entlang in einer dir unbekannten Landschaft. Wie sieht diese Landschaft aus?
Langsam wird es dunkel. Da siehst du plötzlich in einiger Entfernung Lichter und die schemenhaften Umrisse einer Burg oder eines Schlosses. Du wirst neugierig und gehst weiter in diese Richtung. Wie du näherkommst, hörst du undeutlich Musik.
Bald wird diese klarer, du nimmst die Melodie wahr. Jetzt kannst du den Eingang erkennen, er ist hell erleuchtet. Du möchtest gerne wissen, was vor sich geht, ohne erkannt zu werden. So schleichst du dich außen zu einem Fenster, ziehst dich am Fenstersims hoch und schaust hinein.
Du siehst, daß drinnen ein Maskenball im Gange ist. Verschwommen kannst du einige Masken erkennen. Du läßt dich wieder hinunter, und wie du wieder auf der Erde stehst, flattert dir eine Karte zu Füßen. Du hebst sie auf und liest: „Einladung zum Maskenball“. Du entschließt dich, die Einladung anzuneh-

men. In diesem Moment spürst du, wie sich einiges an dir verändert: deine Kleidung, deine Haare...
Verwundert gehst du in Richtung Eingang. Während du die Stufen hinaufgehst, offnet sich das Portal. Du trittst ein und stehst unvermittelt jemandem gegenüber. Er oder sie ist dir unbekannt und gleichzeitig seltsam bekannt. Du bist sehr angezogen von dieser Erscheinung und schaust sie dir genau an: ihren Ausdruck, ihre Haltung, ihre Kleidung. Ist es ein Mann oder eine Frau? Wie alt ist sie...?
Plötzlich wird dir bewußt, daß du dir selbst in einem Spiegel gegenüberstehst. Du bist es selbst in deiner Maske für diesen Abend..."
Nach dieser oder einer ähnlichen Phantasiereise können die Masken gestaltet werden.

*Die Vorbereitung des Raumes*

Ein Teil des Raumes bleibt bühnenartig leer, im anderen Teil sitzen die „Zuschauer". Die Masken liegen auf der Grenze von Bühnen- und Zuschauerraum. Die Bühne ist mit „Scheinwerfern" (Spotlights) beleuchtet, sonst ist der Raum verdunkelt, auch bei Tag. Der Raum sollte so gestaltet sein, daß im Bühnenteil eine zweite Türe ist. Wo das nicht der Fall ist, wird seitlich der Bühne ein Vorhang gespannt, so daß es möglich ist, daß die Schauspieler den Zuschauerraum ohne Maske verlassen, sie hinter dem Vorhang aufsetzen und die Bühne am anderen Ende mit Maske betreten. Beispiel:

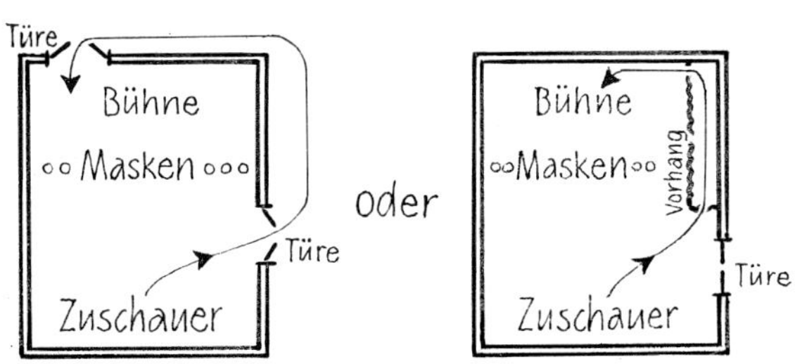


Bei ihrem Abtritt verlassen sie die Bühne mit Maske, die sie vor Betreten des Zuschauerraumes wieder abnehmen. In diesem wird nie eine Maske getragen. – Im folgenden möchte ich zwei Spielvariationen kurz beschreiben:

*Vorstellung*

In der Mitte der Bühne steht ein Sessel, auf den ein Schweinwerfer gerichtet ist. Durch Ziehen von Nummern wird die Reihenfolge der Darsteller bestimmt. Nummer eins geht in oben beschriebener Weise auf die Bühne. Mit Maske setzt er sich auf den Sessel und schweigt eine Weile. Zuschauer und Darsteller lassen die Situation auf sich wirken. Dann stellt er sich vor: wer er ist, wie er heißt, woher er kommt, wohin er geht, was seine „Mission" oder seine Aufgabe in der Welt ist. Die Themen richten sich nach dem Alter der Teilnehmer. Dann verabschiedet er sich und geht. Nach ihm nimmt Nummer zwei den Sessel ein und stellt sich vor, usw., bis alle an der Reihe waren. Es kann kaum beschrieben, sondern muß erlebt werden, welch starke Wirkung Masken selbst mit so einfachen Mitteln haben. Die Verfremdung ist so stark, daß alle in Bann gezogen werden. Sie sehen nicht mehr ihren Kameraden in Verkleidung auf der Bühne, sondern ein fremdes Wesen mit magischer Wirkung.

*Pantomime*

Wieder geht der Darsteller wie bereits beschrieben auf die Bühne. Diesmal ist die Bühne leer, jedoch ebenfalls beleuchtet. Er spielt pantomimisch eine kurze Szene, die er sich ausgedacht hat oder sich während des Spiels ausdenkt. Die Szene zeigt, vollkommen ohne Worte, einen Wesenszug oder bestimmte Eigenarten der Maske.

Vor allem bei Jugendlichen spielt der Schutz der Maske eine wichtige Rolle, um Züge zum Vorschein kommen zu lassen, die sonst nicht gezeigt werden. Die Situation auf der Bühne verstärkt dies. Der Leser möge sich in die Situation hineinversetzen: Hell erleuchtet steht er in einem sonst dunklen Raum. Er ahnt die anderen, sieht sie jedoch nicht, da sie im Dunkeln sind und seine Sicht durch die Maske eingeschränkt ist. Gleichzeitig ist die Maske wie ein Schutz zwischen ihm und der Welt draußen. Er selbst ist nicht sichtbar. Er versucht auch gar nicht, sich selbst darzustellen, sondern dieses Wesen, dessen Gesicht er trägt. Er ist schon mit einer vielleicht vagen Idee auf die Bühne gekommen; aber jetzt, in dieser Ruhe, in der die Zeit ihm gehört, beginnt sie sich zu entfalten. Wie von selbst fängt der Körper an sich zu bewegen, fließen die Ideen aus dem Unbewußten und werden zu spielerischer oder feierlicher Handlung, zum Drama oder zur Glosse, immer jedoch aufgenommen und ermutigt durch die intensive Aufmerksamkeit der anderen, die ganz im Zuschauen aufgehen. Das anfängliche Lampenfieber und alle Angst sind verschwunden, das Spiel gestaltet sich von selbst und zieht Spieler wie Zuschauer in seinen magischen Bann.
Es fasziniert mich immer wieder, was bei diesen Spielen zum Vorschein kommt und in welch anderem Licht als gewöhnlich sich manch einer zeigt. Vor allem sehr schüchterne, die sich sonst meist sehr zurückhalten und nichts sagen, entfalten oft einen ungewöhnlichen Reichtum an Einfällen und Überzeugungskraft; vielleicht, weil dies Spiel jenseits aller gesellschaftlichen Regeln und Vorstellungen beginnt und alles, besonders auch das Skurrile und das ganz Gewöhnliche, eine besondere Ausdruckskraft gewinnt. Spieler und Zuschauer stehen in viel direkterer Beziehung zum Unbewußten, und es entstehen oft archaisch anmutende Szenen.

Die Szenen sind kurz, im Schnitt vielleicht fünf Minuten, höchstens zehn. Man vergißt, auf die Uhr zu schauen. Nach jeder Szene kann Beifall geklatscht werden. Sind alle Spieler dran gewesen, beginnt ein neuer Abschnitt. Es gibt keine festen Regeln, wann was geschieht; so ist auch das folgende nur ein Vorschlag und eine Möglichkeit im Ablauf, der unter anderem davon abhängt, ob eine Gruppe sich einmal in der Woche für ein paar Stunden trifft oder mehrere Tage zusammen ist (siehe S. 129f.).

Zur Auflockerung kann die Trennung der beiden Räume für eine Weile aufgehoben werden, und jeder kann alle zur Verfügung stehenden Masken ausprobieren, wobei spielerische Begegnungen stattfinden und die Masken der anderen kennengelernt werden.
Im darauffolgenden rituellen Spiel sind die Räume wieder getrennt. Jeder kann nun zum Spiel die Maske eines anderen benutzen. Es bleibt nicht mehr nur einer auf der Bühne. Ein anderer oder höchstens zwei schließen sich ihm an und entwikkeln ein gemeinsames Spiel. Bedingung ist immer noch, daß schweigend gespielt wird. Die Spielszenen entstehen aus dem Augenblick.
Hat sich die Spielart erschöpft, können Paare oder kleinere Gruppen sich kurz über die Situation verständigen, die sie darstellen möchten. Die Ausführung selbst entsteht spontan, wieder ohne Worte. Doch sie können sich zum Beispiel fragen: „Spielst du mit: Wir gehen in die Disco?" Was dann entsteht, ist nicht vorausgeplant. Einer geht ganz auf im Typ des Mauerblümchens, ein anderer entwickelt den Anmacher. Die Rollen, die entstehen, entsprechen jeweils dem Charakter des Spielers und seiner gegenwärtigen Situation mit ihren Fragen und Problemen. So kann er sich enthüllen, ohne sich direkt bloßzustellen.

Ein ganzer Zyklus, der aus den Einzel- und Gruppendarbietungen aller besteht, wird gespielt, ohne durch Besprechungen unterbrochen zu werden. Erst ganz am Ende findet eine gemeinsame Besprechung statt. Alle sitzen im Halbkreis vor den Masken. Die Maske, die jeweils besprochen wird, wird in die Mitte gelegt. Der Spieler teilt seine Erfahrungen mit, die Zuschauer ihre Eindrücke.
Dieses Spiel mit Masken wirkt noch lange im Unbewußten nach. Es äußert sich in Träumen und Phantasien.

### Schreiben von Prosagedichten

Sehr eindrucksvoll ist das Wort in seinem künstlerischen Ausdruck. Es kann mit ebenso großem Gewinn benutzt werden wie das Malen, zumal letzteres nicht allen gleichermaßen liegt. Beides läßt sich gut verbinden. Oft diktieren Kinder gerne Gedichte zu ihren Bildern, und zu Gedichten können Bilder gemalt werden.
Wenn ich Kinder und Jugendliche zum Gedichte-Schreiben anrege, sage ich ihnen, daß Gedichte sich nicht reimen müssen, wie viele glauben, sondern daß es sehr schöne Gedichte in Prosaform gibt. Wenn sie versuchen, Reime zu finden, wird die ursprüngliche Aussage meistens verfälscht.
Bettelheim (1982, S. 219) schreibt über die Beobachtung, daß unterprivilegierte Kinder, die sich weigerten, Lesen und Schreiben zu lernen, beides sehr schnell erlernten, als ihnen gezeigt wurde, daß sie das Schreiben benutzen können, um sich ihre Probleme von der Seele zu schreiben. Sie waren geradezu begierig, sich den Wortschatz zu eigen zu machen, der ihrem seelischen Zustand und ihrer Wirklichkeit entsprach.

Willi war ein achtjähriger Junge aus einer verwahrlosten Randgruppenfamilie, die ihm keinerlei soziale und gefühlsmäßige Sicherheit bot. Er diktierte mir folgende Gedichte:

Papa haut Mama
Toni ist unter dem Bett
Ich gehe zu unserem Hund
unter seinem Fell ist es warm
und seine Zunge ist heiß

Das Haus brennt
alles brennt
wenn ich morgen komme
finde ich nichts mehr

Für mich bewahrheitete sich das zweite Gedicht: Als ich ihn eines Tages besuchen wollte, war die Familie über Nacht spurlos verschwunden, niemand wußte, wohin.

Die siebenjährige Claudia, ebenfalls aus einer unterprivilegierten Familie, dichtete:

Vater schlägt Mutter
Männer schlagen Frauen
Mutter schlägt uns
Frauen schlagen Kinder

Vater liebt mich
Mutter brauchen wir nicht
die kann sich einen anderen suchen
ich heirate Vater

Sie konnte sich das von der Seele schreiben. Sprechen wollte sie nicht darüber. Da sagte sie nur: „Reden wir nicht von der Liebe, da wird mir ganz schlecht."

Bei Sabine, acht Jahre, öffneten sich nach dem spontanen Malen (siehe S. 46) die Schleusen, und sie fing an, Teile ihrer Geschichte in verschlüsselter Form als Gedichte mitzuteilen und zu verarbeiten. Es ging immer wieder um die Geburt eines Kindes und um Rache, um Töten, vor allem der Frau, stellvertretend für die Mutter. Diese Mutter hatte Sabine an den Rand des Todes gebracht durch extreme Mißhandlungen, und in der Phantasie nimmt Sabine Rache an allen Frauen, denn alle könnten so sein wie ihre Mutter.
Sie malt eine riesengroße gelbe Sonne an die Tafel, Ausdruck des Lichts, Symbol einer nach allen Seiten hin ausstrahlenden Helligkeit und Weite, Ausdruck von Majestät, männlicher Kraft und Stärke.

Sie dichtet dazu:

Das ist das erste Licht,
das man im Land gehabt hat.
Das Kind soll getötet werden,
wenn ich nicht da bin.
Es ist nicht geschehen,
weil ich da war
und es nicht verriet.

Nur sie selbst konnte sich durch ihre eigene innere Kraft am Leben erhalten, während sie tagelang ohne Essen in eine dunkle Kammer gesperrt war. Gelb, das für sie eine große Rolle spielt, zeigt den positiven Aspekt des Intellekts, die Möglichkeit geistiger Entwicklung, auf die sie angewiesen war, während sie auf die Geborgenheit des Mütterlichen verzichten mußte.

Da ist
ein Tropfen
der Würde
für den König.
Ein Kind ist geboren,
die Tochter von Gott.
Gott will ich töten.
Ich behüte das Kind,
damit es keinen Schaden nimmt.
Ich bin eine Wache,
die wacht immer.
Das wird das Volk sein,
wenn es vergangen ist.
Das Volk baut die Falle
für die Frauen.
Alles ist voll Gift.
Das Volk hat gesiegt,
hat die Frau getötet.
Das Volk wird dich töten,
wird Maria töten.
Ich werde gegen dich kämpfen
mit dem Volk von Amerika.
Du wirst sterben und das Volk.
Ich allein werde leben,
und das Volk wird getötet.
Die Frau muß sterben,
weil sie ihre Tochter
nicht genügend liebt.
Ich habe eine Tochter geboren,
und Jesus ist auch mein Sohn.
Beide sterben nicht.
Sie heiraten
und sterben
dann beide am Kreuz.

# Teil II

# Wege nach außen – Malen als Kommunikation

Bisher wurden vorwiegend Übungen besprochen, bei denen jedes Kind sein eigenes Bild malte, entweder in Einzelsituationen oder in Gruppen. Der Schwerpunkt beim Malen lag auf dem individuellen Ausdruck der eigenen Welt und Phantasie; die Gespräche dienten dazu, diesen besser und tiefer zu verstehen. Die Gruppe spielt dabei insofern eine wichtige Rolle, als sie durch ihre Einfälle, Einsichten und unterstützende Haltung die Sichtweise des einzelnen erweitern und verändern kann. Aber auch beim Malprozeß selbst hat die Gruppe eine Bedeutung; ihre Energie wirkt auf die einzelnen, weshalb auch die Zusammenstellung einer Gruppe nach bestimmten Kriterien von Wichtigkeit ist. So kann z.B. ein natürliches, ungehemmtes Kind durch sein unbefangenes Vorgehen anderen über ihre Hemmschwelle hinweghelfen, ebenso wie ein sehr ruheloses, lautes Kind, das nicht bei sich bleiben kann, die anderen stören mag.

Im folgenden werden Übungen beschrieben, die bildnerisches Gestalten so einsetzen, daß es die Kommunikations- und Kooperationsfähigkeit direkt sensibilisiert, erweitert und vertieft. Malen wird zum Gespräch. Der Zugang zu sich und anderen über das Wort ist oft versperrt. In die Bildsprache aber gleitet das Unbewußte ohne Mühe, fördert Erkennen, gibt Ermutigung und Bereicherung. Die meisten Übungen machen zudem ausgesprochen Spaß und Freude. Sie können in Paaren und in kleinen Gruppen gespielt werden.

Die Beschreibung beschränkt sich auf Anleitungen und Vorschläge. Die Dichte, die in den Gruppen entsteht, die Lebendigkeit, Intimität und Begeisterung, die emotionale Intensität und Herzlichkeit müssen selbst erlebt werden.

## 1. Das Bild als Mitteilung

### Gruppen-Feedback und Projektion

Feedback heißt übersetzt Rückmeldung. In unserem Fall ist damit das gemeint, was ein Gruppenmitglied den anderen darüber sagen kann, wie es sie wahrnimmt und empfindet. Dies schult die soziale Wahrnehmungsfähigkeit. Weiter teilt es ihnen mit, was diese Wahrnehmung in ihm auslöst. Diese Information ist sehr wichtig, um sich selbst und seine Wirkung auf andere besser einschätzen zu lernen. Gerade Jugendliche haben oft große Probleme, sich selbst realistisch zu sehen. Sie stecken in einer Identitätskrise, sind nicht mehr Kind und noch nicht Erwachsener. Die Rolle, die ihnen die Familie zugeschrieben hat, kommt ins Wanken. In diesem Zustand sind sie natürlich auch sehr empfindlich für Kritik, weshalb Feedback-Übungen hohe Anforderungen an den Gruppenleiter stellen. Er muß eine Atmosphäre des Vertrauens schaffen und den Jugendlichen Wege zeigen, wie negatives Feedback in eine Form zu bringen ist, die der andere annehmen kann. Außerdem muß er sich selbst in Frage stellen lassen und mit Kritik angemessen umgehen können. Es ist notwendig, daß er erkennt, wann eine negative Rückmeldung mehr mit demjenigen zu tun hat, der sie äußert, als mit dem, gegen den sie gerichtet ist. So sagt Gisela zu Gabi, die nach Worten sucht: „Mich stört es, daß du immer so lange Pausen machst." Gabi wird rot und fühlt sich kritisiert. Ich frage Gisela: „Was geht in dir vor, während du auf das wartest, was Gabi sagen will?" – „Ich denke daran, wann ich drankomme." – „Hast du es eilig damit?" – „Ich will es hinter mir haben, weil... ich Schiß davor habe." – „Ist es nun dein Problem oder das Gabis, wenn du Schiß hast?" Sie zögert: „Aber sie braucht doch nicht so langsam zu machen." – „Das Problem ist, daß du so mit deiner Ungeduld und Angst beschäftigt bist, daß du ihr nicht mehr zuhören kannst." – „Nun ja..., das stimmt schon." Nach diesem Zwischenspiel kann Gabi ungestört fortfahren.

Es ist wichtig, daß der Gruppenleiter die Jugendlichen darauf aufmerksam macht, daß sie sich nicht alles anziehen müssen, was ihnen andere sagen. Oft sieht jemand sein Gegenüber wie durch eine Brille, die durch seine Erfahrungen gefärbt ist. So wird ein kleines Kind, das einmal von einem Schäferhund gebissen wurde, annehmen, daß alle Schäferhunde beißen, und ihnen aus dem Weg gehen. Ein anderer hat vielleicht mit seiner Mutter, der „ersten" Frau in seinem Leben, schlechte Erfahrungen gemacht und nimmt nun an, alle Frauen seien Feinde.
Ein Mädchen, das von seinem Vater abgelehnt wird, denkt vielleicht, daß alle Männer es ablehnen. Ein anderer verbindet ein bestimmtes Aussehen mit bestimmten Eigenschaften. Auch Erwachsene nehmen so verzerrt wahr. Es ist sehr wichtig, unterscheiden zu lernen, was auf einen zutrifft und was nicht, aber ebenso wichtig ist es, seine eigenen Brillen kennenzulernen.

Der Gruppenleiter muß überdies erkennen können, wenn ein Teilnehmer seine eigenen unterdrückten Wünsche, Aggressionen oder Ängste in den anderen projiziert und dort z.B. bekämpft. Ute fegte Klaus an: „Schon wieder hast du mein Bild rausgesucht. Ich glaub, du stehst auf mich, und äugeln tust du auch immer so." Klaus zuckte mit den Achseln: „Ich glaub, du spinnst." Um herauszufinden, wer nun abwehrt, führten wir das Gespräch weiter, und es stellte sich allmählich heraus, daß Ute auf Klaus „stand", sich das aber nicht zugestehen wollte, da Klaus sich neutral verhielt. So lief der einfache Mechanismus ab (der soviel Verwicklungen bringen kann), daß sie ihren eigenen Wunsch in Klaus hineinprojizierte und ihn dann dafür angriff.
Den Jugendlichen diese Mechanismen zu erklären – Anschauungsbeispiele liefert jede Gruppe genug –, heißt, ihnen eine Möglichkeit zu geben, von den Urteilen anderer unabhängiger zu werden und die eigenen Urteile, die sehr schnell zu Vorurteilen werden, kritisch zu hinterfragen.

## Drei Fragen, drei Antworten

Dies ist eine Form des Gruppen-Feedbacks, die ich so von Elisabeth Tomalin, London, kennengelernt habe. Die Teilnehmer sitzen im Kreis oder stehen um einen Tisch. Vor jedem liegt eine Schachtel Jaxon-Kreiden und ein Blatt Papier.

„Zeichnet auf einen Teil des Blatts, wie ihr euch im Augenblick fühlt. Füllt nicht das ganze Blatt aus, laßt Platz für etwas, das hinzu kommt." Es wird etwa fünf Minuten Zeit gelassen.

„Jetzt kennzeichnet das Blatt mit eurem Namen und rückt nach rechts einen Platz weiter... Ihr steht vor dem Blatt eures Nachbarn. Ergänzt seine Zeichnung um das, was euch zu der Frage einfällt: Wie nehme ich dich – den Zeichner dieses Blattes – wahr?" Nach wieder etwa fünf Minuten:

„Rückt wieder um ein Blatt weiter. Diesmal ergänzt ihr, was euch zu der Frage einfällt: Was mag ich an dir, was möchte ich von dir haben? Das „du" bezieht sich auf den, dessen Name auf dem Blatt steht." Die letzte Frage, nach einem weiteren Platzaustausch entgegen dem Uhrzeigersinn:
„Ergänzt, was euch zu der Frage einfällt: Was möchte ich dir geben?"

Jetzt hat jedes Bild seine ursprüngliche Zeichnung und drei Erweiterungen. Je stärker eine Gruppe sozial entwickelt ist, um so reicher ist das Ergebnis. Es ist eine Schulung im Wahrnehmen und im Geben und Nehmen, die sich besonders gut zum Abschluß einer Gruppe eignet. Jeder gibt zum Schluß etwas von sich. Jeder nimmt ein Geschenk mit nach Hause und Stoff zum Nachdenken über sich und seine Beziehungen zu den anderen.

## Du bist wie...

Dies ist eine Übung, die Beziehungen in einer Gruppe deutlich macht und dazu anregt, offen über sie zu sprechen. Jeder ist aufgefordert, jeden aus der Gruppe auf einem Blatt darzustellen, in Form eines Zeichens, als Farbe oder als Gleichnis. Das Zeichen kann abstrakt sein oder darstellen, wie jemand erscheint, z. B. wie eine Schildkröte oder wie ein Felsen, wie eine Sonne etc. Anschließend wird jede Darstellung besprochen, und die Teilnehmer haben die Möglichkeit, sich gegenseitig zu fragen, wie das Bild gemeint ist. Diese Übung ist sehr komplex und eignet sich eher für ältere Kinder und Jugendliche. Sie bringt viele Anstöße, sich selbst und die anderen genauer wahrzunehmen.

## Ein Bild als Antwort

Die folgende Übung erfordert ebenfalls, sich in den anderen hineinzudenken: Jeder malt ein Bild, das z. B. seine augenblickliche Stimmung zeigt, oder es wird ein Thema gegeben, das dem Gruppenprozeß entspricht. Anschließend gehen alle herum und sehen sich die Bilder der anderen an. Jeder nimmt das Bild eines anderen, das ihn besonders anspricht, und gibt dem Betreffenden eine Antwort in Form eines neuen Bildes *(Beispiele Abb. 33 und 34 S. 99)*.
Bei der anschließenden Besprechung wird folgendermaßen vorgegangen: Jeweils ein Bild mit seiner Antwort liegt im Gruppenkreis. Der die Antwort erhalten hat, teilt seine Reaktion mit: wie er die Antwort versteht, was sie ihm sagt oder gibt, ob sie ihn freut oder ärgert oder unverstanden läßt. Wer die Antwort gab, zeigt auf, was er im Bild des anderen gesehen und wie er es verstanden hat. Er schildert aus seiner Sicht, was er antworten und geben woll-

te. Anschließend wird sein Bild besprochen. Während der Gespräche stellt sich heraus, daß fast immer die gegebene Antwort gleichzeitig eine Antwort auf das eigene Suchen ist, die für einen anderen leichter gefunden wird als für sich selbst. Zwei Beispiele siehe S. 118f.

Es können auch Paare jeweils ein Bild zu einem Thema malen, und ein anderes Paar antwortet.

Eine andere Variante: Zeichnungen (z.B. mit Ölkreiden), die zu irgendeinem Thema entstanden sind, werden eingesammelt und so wieder ausgeteilt, daß niemand seine eigene zurückerhält. Die Aufgabe ist, dieses Bild weiterzumalen, seine Eigenart aufzunehmen und zu beantworten (vgl. Hans Schnell, 1981).

**Bilder statt Worte**

Jeder kennt die Tatsache, daß Bilder etwas ausdrücken können, was in Worten nicht möglich oder sehr schwierig wäre. Gezielt wird das z.B. in der Karikatur benutzt. Das Bild ist hier nicht zuerst Selbstausdruck, sondern entsteht in der Absicht, etwas mitzuteilen.
In schweren Familien- oder Partnerkrisen, in denen eine Verständigung über Sprechen nicht mehr möglich ist, schlage ich den Beteiligten oft vor, sich einen Brief zu schreiben oder ein Bild zu malen, das ihre Situation oder ihren Wunsch ausdrückt. Häufig wird dadurch eine Brücke geschlagen.
Ein verzweifelter Vater war mit seiner 17jährigen Tochter an einem Punkt angelangt, an dem sie beide nicht mehr miteinander sprachen. Der Vater wollte ihr nicht erlauben, abends mit Freunden auszugehen. Nach einem längeren Gespräch sah er ein, daß er sehr starke Besitzansprüche an sie stellte und sie noch mehr verlieren würde, wenn er sie weiterhin einschränken wollte. Er war jedoch zu stolz, den ersten Schritt zu machen, und sie konnte von seinem veränderten Denken nichts wissen. Den Vorschlag, ihr ein Bild zu malen, konnte er nicht annehmen, da er meinte, nicht malen zu können. Er fand jedoch seine eigene Lösung in Form eines Bildes von Paul Klee mit dem Titel „Der gefundene Ausweg". Er gab es ihr und brach damit den Bann.

**Male deinen Namen**

Diese sprechende Eigenschaft von Bildern kann in Gruppen, in denen der sprachliche Kontakt schwer ist, ein Näherkommen sehr erleichtern. So wird z.B. einer neuen Gruppe, in der sich niemand kennt, auf diese Weise die Anfangsscheu genommen und das Kennenlernen beschleunigt. Den Vorschlag, seinen Namen darzustellen, verdanke ich wiederum Elisabeth Tomalin: „Mal deine augenblickliche Stimmung in Verbindung mit deinem Namen", oder einfach: „Zeichne deinen Namen". Oft sind in dieser Darstellung die zentralen Probleme schon ausgedrückt.

**Metapher**

Diese Übung eignet sich ebenfalls für den Beginn einer Gruppe. Doch auch sonst kann sie gute Dienste leisten, z.B., wenn ich das unbestimmte Gefühl habe, es liegt etwas in der Luft, aber ich weiß nicht, was die Gruppe bewegt und wie die Stimmung ist. Jeder hat Papier und Stift und zeichnet: „Ich fühle mich wie..." Es ist gut, vor allem bei jüngeren Kindern, einige Beispiele zu geben, wie das gemeint ist: Ein Pfeil kann den Zustand der Wut ausdrücken,

ein Kreis den des Eingeschlossenseins. Eine Schnecke mag zeigen, ich will von nichts was wissen. Ein Gitter ist ein Sinnbild für das Gefühl, eingesperrt zu sein. Zur Veranschaulichung zeige ich eventuell einige Zeichen auf der Tafel, die ich jedoch gleich wieder lösche, damit sie Anregungen bleiben und nicht zur Beeinflussung werden. Kinder verstehen diese Art sehr gut, da sie leicht in Bildern denken können und sich mit Tieren und Sonstigem spontan identifizieren.
Ich kann dies auch in Einzelsitzungen verwenden, wenn z.B. der Prozeß stagniert oder die anfängliche Kommunikation sehr schwierig ist.
*Abb. 28 S. 63* soll ein Beispiel geben, wie sich die Arbeit mit einem „Metapherbild" entwickeln kann: Martina (15 Jahre) zeichnete zwei übereinanderliegende Spiralen. Auf dem Orginal kann man sehen, daß die größere auf der kleineren liegt. „Die große mit dem dicken Kern ist meine Mutter", sagte sie, „die kleinere bin ich. Sie liegt auf mir drauf und erstickt mich fast." Martina hatte am Morgen, wie oft, Ärger mit ihrer Mutter, die überbesorgt und überfürsorglich sich zu viel um Martinas Angelegenheiten kümmert. Martina empfindet es so, daß die Mutter sie damit fest an sich gebunden halten will. Sie kann sich schwer wehren, weil die Mutter eine starke, dominante Frau ist.
„Das Rechteck hab ich drumherum gemalt, wie du gefragt hast, ob noch etwas fehlt. Es kam mir vor, daß dies fehlt. Wir sitzen beide drin, und es gibt keinen Ausgang." So zeigt diese kleine, anspruchslose Skizze die Grundproblematik, in der Martina steckt, ohne daß ihr dies während des Zeichnens bewußt war. Gleichzeitig erlaubt sie der Zeichnerin Distanz. Indem sie dieses Zeichen vor sich liegen sieht, kann sie sich für einen Augenblick davon getrennt sehen, während sie sonst ihren Konflikt als dumpfes, quälendes Unbehagen empfindet, das sie durchdringt und das keine Form hat. In die Gestalt gebracht, verliert es seine Unfaßbarkeit.

Claudia, 14 Jahre, machte mit einem kräftigen Löwen, der hinter ein paar schmächtigen Gitterstäben sitzt, deutlich, daß ihre Folgsamkeit ihre aufbrechende Vitalität nicht mehr lange im Zaum halten kann.

## 2. Übungen für Paare

Im folgenden werden Übungen beschrieben, die vorschlagen, Bilder nicht alleine, sondern zu zweit oder mehreren zu malen.

### Zwei Bilder werden eines

(geeignet für ältere Kinder und Jugendliche)

Je zwei Kinder, die sich selbst gewählt haben, sitzen sich gegenüber, zwischen sich ein großes Blatt Papier. In der Mitte des Papiers ist eine Abschirmung, z.B. aus Karton oder Schaumstoff. Wichtig ist, daß der Schirm von selbst so steht, daß kein Kind die Blatthälfte des anderen sehen kann und gleichzeitig in der Mitte des Blattes Raum freigehalten wird. Ich beginne mit einer kurzen Meditation bzw. Einstimmung oder Entspannung. Dann lasse ich die Kinder entweder frei malen, was ihnen gerade einfällt, oder ich stelle ein Thema, wenn es sinnvoll erscheint. Sie können z.B. malen, wie sie sich gerade fühlen, was sie am Tag erlebt haben, das Zimmer, in dem sie sich befinden, eine Traumlandschaft. Beim Malen wird nicht gesprochen.

Nach einiger Zeit, wenn ich sehe, daß die meisten ihr Bild beendet haben, nehme ich die Abschirmungen weg und gebe den Kindern Zeit, sich auf das Bild des Partners einzustellen und zu untersuchen, in welcher Beziehung es zum eigenen steht. Auch dies geschieht schweigend. Nach einer Weile folgt die Anweisung, das Bild gemeinsam zu vollenden, unter Einbeziehung der leeren Mitte, so daß nun beide zusammen die weiße Fläche gestalten. Dabei sollten sie möglichst wenig bis gar nicht in die bereits fertigen Bilder eingreifen. Aus zwei eigenen Gestaltungen wird eine gemeinsame. *Abb. 35 S. 102 li.* zeigt, in welch überraschendem Einklang bis hin zur Farbwahl dies geschehen kann. Für Kinder, die in ihrem Verhalten egozentrisch und wenig anpassungsfähig sind, ist diese Aufgabe sehr schwer. Sie erfordert, sich auf den anderen einzustellen, den eigenen Gestaltungswillen mit dem des anderen zu einem werden zu lassen. Während der ganzen Aufgabe wird nicht gesprochen, so daß nichtsprachliche Wege gefunden werden müssen, sich zu verständigen. Bei sehr kleinen Kindern ist das schwer möglich. Als Hilfe kann man ihnen z. B. folgende Vorstellung geben: Eure Stifte oder Pinsel gehen auf dem Papier spazieren, sie treffen sich, gehen wieder auseinander und hinterlassen ihre Spuren.

Eine weitere Übung, auf der vorherigen aufbauend: Wieder haben zwei Kinder ein großes Papier. Jedes wählt sich einen Zustand: Ich bin wütend, ich bin traurig, ich bin müde, ich freue mich etc. und eine dazugehörende Farbe. Es beginnt dann, diesen Zustand im Malen auszudrücken, ohne ihn mit Worten mitzuteilen. Eine Weile bleibt jedes auf seiner Seite des Papiers, bis ihm der Ausdruck seines Gefühls richtig erscheint und vertraut geworden ist und es Zeit hatte, wahrzunehmen, was der Partner tut. Dann begegnen sich beide und gehen in ihrem Zustand auf den Zustand des anderen ein. Dies auch wieder schweigend. Wenn die Kinder Fingerfarben dabei benutzen, kann ich sie anregen, dabei auch direkten Kontakt mit ihren Händen aufzunehmen, sich zu streicheln, zu kämpfen, etc., immer jedoch auf dem Blatt bleibend. Besonders gut geht das, wenn das Papier mit Kleister eingestrichen ist. Es muß zwar nicht dick, aber fest sein, damit es naß nicht gleich zerreißt (empfehlenswert und billig ist Offset-Druckpapier). Die Farben werden dadurch wunderbar glitschig, und das Bild läßt sich ganz leicht immer wieder verändern. Reden ist immer noch verboten. Höchstens Töne sind erlaubt. Wenn ich sehe, daß die Kinder schwer zurechtkommen, daß eines z. B. ein anderes nie in Ruhe läßt, kann ich entsprechende Vorschläge oder Regeln einführen: So kann jedes Kind, wenn es will, auf seiner Seite des Papiers eine bestimmte Fläche abgrenzen, wo es „zu Hause“ ist und wohin es sich zurückziehen kann, ohne daß der Partner ihm einfach folgen kann. Er darf diesen Bereich nur mit Erlaubnis betreten. Ich beobachte genau, welche Spiele sich bei den einzelnen entwickeln, und auch, wie typisch (oder untypisch) sie für die einzelnen Kinder sind.

Je nach Alter und sozialer Fähigkeit kann ich die Kinder, wenn die Malphase vorüber ist, miteinander sprechen lassen, bevor sich die ganze Gruppe wieder trifft. Sie sollen sich in etwa folgende Fragen beantworten: Welcher Zustand wurde ausgedrückt? Wurde er vom Partner erkannt? Wie habe ich mich beim Malen gefühlt? Was hat mich gefreut? Was hat mich geärgert?

Falls dies nicht möglich erscheint, spreche ich gleich in der Gesamtgruppe mit ihnen darüber. Bei kleinen und bei emotional geschädigten Kindern ist das schwierig und muß täglich geübt werden. Am besten führe ich dazu ein bestimmtes Ritual ein: Der Ort sollte immer der gleiche sein, die Kinder sollten in dieser Zeit nicht aufstehen und sich gegenseitig ausreden lassen, um ihren Respekt voreinander auszudrücken. Vielen Kindern fällt es schwer, in einer Gruppe zu sprechen, und es ist meine Aufgabe, eine Atmosphäre von Interesse und Vertrauen zu schaffen.
Jedes entstandene Bild wird nacheinander in die Mitte des Kreises gelegt, und die beiden Maler berichten zuerst. Ich stelle ihnen Fragen wie: „Hast du den Eindruck, daß der andere dich verstanden hat?“ Falls nein: „Ist das etwas, was du von anderen Gelegenheiten her kennst: nicht verstanden zu werden? Meinst du, verstanden zu haben, was dein Partner ausdrücken wollte? Wie hättest du den anderen besser verstanden? Was hättest du dir gewünscht, daß der andere getan hätte? Wer, meinst du, hat beim Malen bestimmt? Ist es dein Bild, das von X oder euer gemeinsames? Was hast du nicht zeigen können? Was hast du nicht zeigen wollen?“

Dann sind alle Kinder aufgefordert, mitzuteilen, was ihnen zu den Bildern einfällt, was sie sehen, phantasieren, woran es sie erinnert etc. Dazu liegt jeweils das Bild eines Paares in der Mitte des Kreises. Teilen sich die Kinder unangenehme Dinge mit, ist darauf zu achten, daß sie dabei von sich reden und ihre Kritik persönlich formulieren. Daß sie also z. B. sagen: „Mir gefällt das nicht“, und keine scheinbar objektiv wertende Form wählen wie: „Das hast du schlecht gemalt.“ Es gibt kein „gut“ und „schlecht“ bei dieser Art zu malen, es steht kein Leistungsdenken dahinter. Vor allem Schulkindern muß das immer wieder vermittelt werden. In diese Geprächsrunde kann ich meine eigenen Beobachtungen einbringen und dem Kind mitteilen, was mir wichtig und in Bezug zu seinem Alltagsleben zu stehen scheint. So kann ich z. B. ein Kind, das sich immerzu in seinen Schutzraum verkrochen hat, darauf ansprechen, wie es das in der Gruppe täglich macht, und seinen Partner fragen, wie es ihm dabei gegangen ist. Vielleicht ist es möglich, ein bißchen über die Ängste zu reden, die das Kind veranlassen, sich in der Gruppe immer wieder zurückzuziehen. Sehr wahrscheinlich macht das Kind dabei die Erfahrung, daß mit seinen Gefühlen anders umgegangen wird, als es gewohnt ist, wie auch immer das sein mag (jedenfalls eine Weise, die es veranlaßt, sich in sein Schneckenhaus zu verkriechen). Nur wiederholte Erfahrungen, daß draußen das erwartete Unangenehme nicht geschieht, können das Kind langsam dazu bringen, aus seinem Versteck zu kommen.

## Ein gemeinsames Bild entsteht

Eine andere Form, paarweise zu malen, ist die, daß von Anfang an ein Blatt gemeinsam benutzt wird. Ich schlage folgendes vor:
„Ihr habt ein Blatt vor euch liegen, auf dem ihr nun gemeinsam malen werdet. Es ist nicht nötig, daß man erkennt, was ihr malt. Es können Linien sein, Kreise, Vierecke, Farbkleckse usw. Jeder fängt da an, wo er gerne möchte...“
Ich selbst versuche möglichst viel zu beobachten und mir zu merken, wie die Kinder miteinander in Beziehung treten oder Kontakt vermeiden.
Anschließend werden die Bilder wieder in der Gruppe betrachtet, und die Kinder berichten, wie das Bild entstanden ist. Ich stelle Fragen wie z. B.: „Wie war das, als der... in dein Bild hineingemalt hat? Wie ist

es dir dabei gegangen?“ Oder: „Wie hat sich das angefühlt, in das Revier von... einzudringen?“ Solche Fragen sind Anregungen, den Prozeß auf der Empfindungsebene zu hinterfragen.
Eine weitere Möglichkeit des Malens in Paaren ist, daß die Kinder nicht gleichzeitig, sondern hintereinander malen. Ein Kind fängt an. Falls die Entscheidung, wer anfängt, langatmig und schwierig ist, mache ich den Vorschlag: „Einer von euch ist A, einer B. Wählt, wer was ist. B fängt an.“
B malt irgendein Zeichen, einen Farbklecks, einen Gegenstand oder einen Teil eines Gegenstandes, dann malt A weiter, bringt eine Ergänzung oder setzt etwas Selbständiges aufs Blatt, wie er will; dann kommt wieder B an die Reihe und so fort. Das kann schweigend geschehen, oder das Kind teilt jeweils mit, was es malt.

**Musikbilder**

Es ist möglich, die Übungen mit Musik zu erweitern. Musik lockert Spannungen, löst Hemmungen auf, beeinflußt gleichzeitig auch sehr stark durch ihre Eigenqualität. Deshalb ist sorgfältig darauf zu achten, für die Gruppe nicht irgendeine Musik zu wählen, sondern die, die ihr gerade entspricht.
Ich kann die Entwicklung der Unterscheidungsfähigkeit anregen, indem ich den Malprozeß *eines* Bildes durch sehr harmonische, beruhigende Musik (z.B. von J. S. Bach) begleite, den eines zweiten Bildes mit „heißer“ Musik (z.B. Rock-Musik). Bei dieser Musik-Mal-Übung kann ich etwa sagen: „Laßt eure Pinsel (Stifte) miteinander tanzen nach der Musik, die ihr hört. Es ist ein Phantasietanz, den sie tanzen, manchmal sind sie dabei nah beieinander, manchmal weit voneinander entfernt. Ihr könnt mittendrin die Farbe wechseln, wenn euch danach ist. Ihr könnt in jede Hand einen Pinsel (Stift) nehmen und mit beiden Händen malen. Laßt die Musik in eure Hände fließen und freut euch an der Bewegung.“
Nach längerer Zeit: „Ich werde jetzt die Musik verändern. Neben euch liegt ein leeres Blatt; wenn die neue Musik beginnt, malt ihr darauf weiter und entdeckt einen neuen Tanz.“
Beim Malen nach Musik ist es ebenso möglich, daß jedes Kind sein eigenes Bild malt.
Nach der Übung können alle Bilder, die nach der ersten Musik entstanden sind, an eine Wand, die nach der zweiten Musik an eine andere Wand gehängt werden. Wenn die Kinder die Bilder selbst sortieren, kann daraus ein Spiel entstehen. Jedes Kind sucht sich ein Bild (nicht sein eigenes), von dem es glaubt, es gehöre hierhin oder dorthin, und hängt es entsprechend auf. Bei der anschließenden gemeinsamen Besprechung werden als erstes die „falschen“ Bilder wieder aussortiert, wobei die Kinder begründen, warum sie welches Bild wohin gehängt haben.
Falls die räumlichen Möglichkeiten vorhanden sind, kann das „Malen mit Musik“ ausgedehnt und die ganze Gruppe einbezogen werden. Möglichst alle Wände werden mit Packpapier bespannt. Während die Kinder zur Musik tanzen, erreichen sie immer wieder die Wände und hinterlassen dort ihre „tänzerischen“ Spuren. Den meisten Kindern macht das sehr viel Freude. Es ist möglich, vorher Farben so zu verteilen, daß jedes Kind „seine“ Farbe hat und hinterher auf dem Bild wiederzuerkennen ist.

**„Blindenführung“ und „Kameraspiel“**

Eine weitere Paarübung: Ein Kind hat die Augen verbunden; das andere führt behutsam seine Hand mit Pinsel oder Stift übers Papier und malt mit der

„geborgten“ Hand ein Bild. Beide schweigen. Für den Malenden ist es eine gute Übung, sich in einen Teil des anderen hineinzuversetzen und seinen eigenen Gestaltungswillen so zu verwirklichen, daß es ihm gelingt, die andere Hand dafür zu gewinnen. Für den anderen ist es eine gute Übung, sich anzuvertrauen und sich einer Führung zu überlassen. Ich sage den Kindern vorher: „Diese Übung muß mit Achtung gemacht werden. Der andere ist kein Spielzeug, mit dem man herumfuhrwerken kann, sondern ein Mensch, der genauso Gefühl hat wie du, genauso verletzlich ist und genauso genießen kann. Also mach es so, daß du den anderen nicht verletzt und daß er es genießen kann.“ Nach dem anschließenden Tausch der Rollen sollte darüber gesprochen werden, was jeder empfunden hat.

Eine weitere Übung, für die die gleiche Voraussetzung gilt wie bei der vorherigen: Ein Kind hat die Augen geschlossen, ein anderes führt es behutsam durch den Raum (oder den Garten), wobei es alle Hindernisse umgeht und dem „Blinden“ mit seinem Körper Hinweise gibt, welche Richtung er zu nehmen hat. Es wird nicht gesprochen – nur sehr kleine Kinder brauchen zusätzlich Sprache. Entdeckt der Führende etwas, was ihm besonders interessant oder schön erscheint, läßt er den „Blinden“ den Gegenstand ertasten; entweder gibt er ihm den Gegenstand in die Hand oder er führt seine Hand. Bei dieser Form können die Augen verbunden sein; das vermittelt ein viel endgültigeres Gefühl von „Nicht-sehen-Können“ als geschlossene Augen.

Nicht so bei der nächsten Variante: Wenn der Führende eine Szenerie oder irgend etwas in der Umgebung besonders schön oder interessant findet, fordert er den Geführten auf, für einen Augenblick stehenzubleiben und die Augen zu öffnen. Das Signal hierfür ist „stop“. Der Geführte läßt das Bild vollkommen in sich hinein und hält es innerlich fest – wie eine Kamera. Deshalb heißt dieses Spiel das „Kameraspiel“. Der Geführte versucht jede Einzelheit wahrzunehmen. Nach ein paar Sekunden schließt er die Augen wieder, und die Führung geht weiter. Nach ca. fünf bis zehn Minuten ist das Spiel beendet, und die Partner tauschen ihre Rollen. Anschließend stellt jeder ein gezeichnetes oder gemaltes „Fotoalbum“ her über das, was er gesehen oder getastet hat.

### Körper modellieren

(nach einer Anregung durch Paul Rebilliot)

Der Körper ist ein großes Kunstwerk. Um das zu erkunden, bilden sich Paare, die entscheiden, wer A oder B ist. Beide schließen die Augen. A schickt seine ganze Aufmerksamkeit in die Finger und beginnt den Körper von B in einer Weise abzutasten, als würde er eine Plastik erkunden und ihre Feinheiten nachmodellieren. B steht möglichst entspannt, fühlt die Berührung und was er dabei empfindet. Für A gebe ich Anweisungen, mache ihn z.B. darauf aufmerksam, wie er die Wangen ertasten kann:
„Fasse sehr zart in das weiche Fleisch; nimm den Muskel zwischen Daumen und Finger, so daß du spürst, wie er verläuft. Ertaste Kiefer und Backenknochen.“ Zu B: „Öffne deinen Mund und schließe ihn wieder, damit A die Bewegungen des Kiefergelenks entdecken kann.“ Zu A: „Erkunde nun, wie die Backe zwischen Auge, Nase, Mund und Kiefer eingebettet ist. Taste dich dann zum Ohr vor...“

Je nach Eigenständigkeit und Konzentrationsfähigkeit der Gruppe werden die einzelnen Körperpartien mehr oder weniger ausführlich benannt.

Wenn die ganze Körperplastik nachempfunden ist, beginnt A die Gelenke zu entdecken. B läßt alles locker, A stellt sich eine Bewegung vor, die er zunächst mit B's Arm ausführen will. Dazu nimmt er B's Hand und versucht sie so zu führen, daß diese Bewegung ohne B's Dazutun möglich wird. Er führt dann eine andere Bewegung aus und immer wieder eine, bis er das Bewegungsprinzip der Arme verstanden hat. Dann kommen die Beine an die Reihe. A versucht ein Bein von B nach dem anderen so zu bewegen, daß dieser einen Schritt vor den anderen setzt, ohne dabei mehr zu tun als sein Gewicht zu verlagern, entsprechend A's Verschiebungen am Körper. Dies erfordert einige Übung – es wird einige „Unfälle" geben und viel Gelächter. Die beiden schweigen jedoch weiterhin; A erhält seine Rückmeldungen nur über die Reaktionen des Körpers von B. So lernen beide das Gesetz von Gleichgewicht und Bewegung. Wer diese Übung einmal gemacht hat, bekommt Respekt vor der Komplexheit unserer automatisierten Körperfunktionen.
A hat die Aufgabe, sich in den Körper von B hineinzudenken und dessen „Grammatik" zu lernen; B hat die für viele ebenfalls sehr schwere Aufgabe, sich A völlig zu überlassen.

In einigen Gruppen ist ein weiterer Schritt möglich. A stellt sich einige Schritte vor B auf. Das Gelernte benutzt er nun dazu, B nur noch durch seine eigene Bewegung, nicht mehr durch Berührung zu führen. Auf der Höhe des entsprechenden Gelenks macht er mit seiner Hand eine Geste entweder zu sich hin, nach oben oder zur Seite, je nachdem, was die für B vorgestellte Bewegung erfordert. B konzentriert sich auf A's gestische Zeichensprache und bewegt sein Gelenk – sehr langsam – entsprechend. Man könnte sich vorstellen, es bestünde jeweils eine Verbindung durch einen Stab zwischen A's Hand und B's Gelenk. Auf diese Weise wird B „ferngesteuert". A erhält auf seine Zeichensprache unmittelbar B's Bewegung als Korrektur bzw. Bestätigung.
Diese Übung ist sehr differenziert. Sie erfordert viel Intuition, Wahrnehmungsfähigkeit und Aufmerksamkeit, die dadurch gleichzeitig geschult werden. Zwischen den Partnern ist eine Beziehung notwendig, die die gemeinsame Aufgabe vor die persönlichen augenblicklichen Impulse stellt. Jeder ist auf den anderen angewiesen, um seinen Teil der Aufgabe erfüllen zu können. Ist eine Aufgabenfolge beendet, tauschen A und B die Rollen.

Anschließend an diese Übungen wird die Figur im Stand und in den Bewegungsabläufen aus Ton oder Modelliermasse geformt oder gezeichnet.
Es ist auch möglich, sich auf das Gesicht zu beschränken. Zuerst wird mit geschlossenen Augen das eigene Gesicht abgetastet und anschließend ein Portrait gezeichnet, gemalt oder modelliert; dann wird das Gesicht des Partners abgetastet und eine Zeichnung von beiden Gesichtern angefertigt.

### Farbentanz

Der „Farbentanz" findet vorwiegend auf dem Boden sitzend oder kniend statt. Nachdem ein Tanz, der eine horizontale Körperhaltung miteinschließt, ungewohnt ist, kann dies mit älteren Kindern und Jugendlichen vorher geübt werden. Es wird ausprobiert, welche Bewegungen im Sitzen möglich sind: Rumpfkreisen, das Beugen des Oberkörpers in alle Richtungen, Bewegungen der Arme, des Kopfes usw. Auch Hände und Beine haben viele Möglichkeiten, sich zu bewegen. Der Erzieher oder Lehrer kann seine Phantasie spielen lassen und die Kinder anregen.

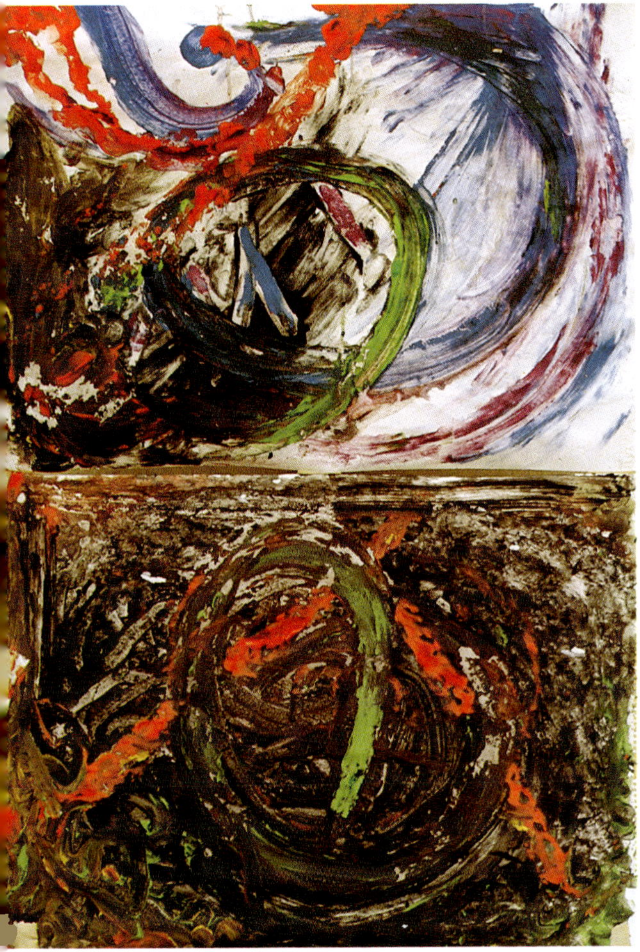

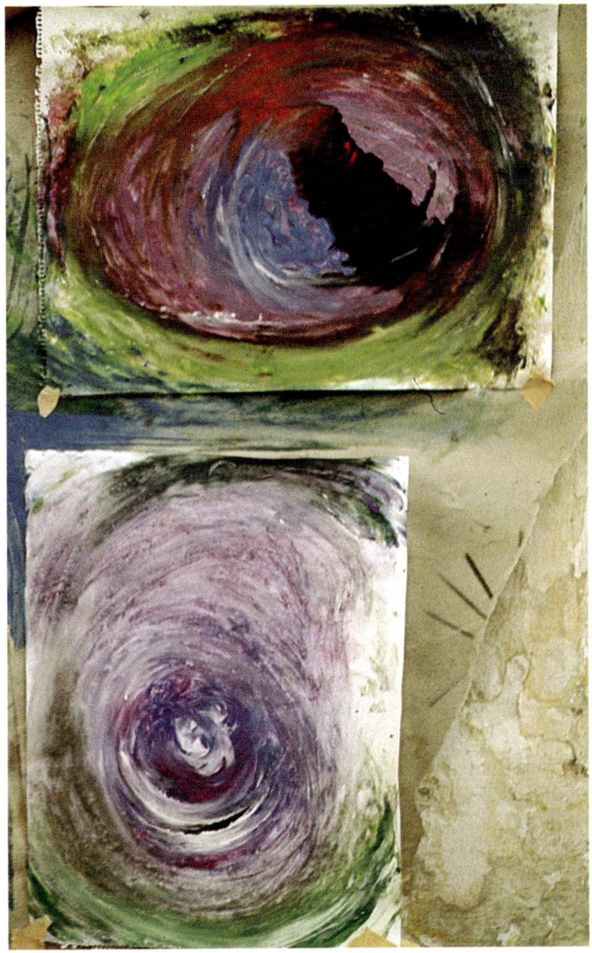

*Abb. 33/34 (je 74 × 49 cm): Partnerbild „Antwort“, 18 (Text S. 119); vgl. auch S. 91*

Für die Übung selbst suchen sich die Kinder oder Jugendlichen einen Partner. Jeder überlegt sich für sich eine Farbe, die er gern sein möchte, ohne diese dem Partner mitzuteilen. Beide sitzen sich auf einem Teppichboden oder auf ausgelegten Matten gegenüber, mit geschlossenen, am besten verbundenen Augen. Zunächst beginnt jeder für sich seinen Tanz als diese Farbe, zu der er in der Phantasie wird. In seiner Vorstellung wird das Fließen der Bewegung zum Fließen der Farbe.
„Deine Arme, deine Beine, dein Kopf, dein Körper, alles ist Farbe. Wenn du dich bewegst, bewegt sich die Farbe. Du kannst sie harmonisch und sanft fließen lassen oder schnell und bewegt – du kannst sie spritzen, steigen, fallen lassen..."
Nach einer Weile: „Beginne jetzt auf den Tanz deiner Partnerin, deines Partners, zu horchen. Versuche zu fühlen, welche Farbe er oder sie sein könnte. Stell dir den Tanz seiner oder ihrer Farbe vor. – Jetzt beginnt einen gemeinsamen Tanz beider Farben zu entwickeln. Laßt sie ineinanderfließen und wieder auseinander; findet einen gemeinsamen Rhythmus eurer Bewegungen, ohne zu sprechen oder die Augen zu öffnen. Mit eurem inneren Auge seht ihr den Tanz beider Farben..."

Nach einer Weile wird der Tanz beendet, die Augen werden geöffnet, und jeder malt, immer noch schweigend, den gemeinsamen Farbentanz, so wie er ihn empfunden hat. Anschließend vergleichen beide die Bilder, stellen „ihre" Farben fest, sprechen über ihre Erfahrung und malen dann ein gemeinsames Bild des Tanzes, das wiederum in der Gruppe besprochen werden kann.

## 3. Übungen für Gruppen

### Vom Paar zur Gruppe

Auch mit größeren Gruppen läßt sich gemeinsam malen. Eine mögliche Übergangsübung ist folgende: Zuerst malen Zweierpaare ein Bild; dann schließen sich die Zweierpaare zusammen und malen zu viert ein Bild. Danach kommen diese Gruppen zusammen, und die ganze Gruppe malt gemeinsam. Ich kann dazu den Vorschlag machen, Linien, geometrische Figuren, Zeichnungen usw., also abstrakt zu malen. Ich kann aber auch ein Thema stellen oder alles offen lassen.

Anschließend findet ein Gespräch darüber statt, was in den einzelnen Gruppen geschehen ist und wie sich die einzelnen dabei erfahren haben. Es gibt Kinder oder Jugendliche, für die es eine Erleichterung ist, aus dem direkten Kontakt der Zweiergruppe „erlöst" zu werden; anderen fällt es sehr schwer, sich in einer großen Gruppe zu behaupten und zum Zuge zu kommen. In diesen Gesprächen ziehe ich immer die Parallelen zum Leben des Kindes oder Jugendlichen und frage, ob es ihm außerhalb der Gruppe ebenso geht, ob daheim, in der Schule oder sonstwo. Wenn möglich versuchen wir aus der Ge-

schichte des Betroffenen zu verstehen, wie er dieses Verhalten gelernt hat, wovor es ihn schützt, und fragen, ob dieser Schutz in dieser Gruppe notwendig ist.
Doch auch ohne so weit zu gehen, wird das Selbstbewußtsein eines Ängstlichen erheblich gestärkt, wenn er merkt, daß er ernstgenommen wird und ebensoviel gilt wie die anderen.
Es ist allerdings wichtig, daß ich als Leiter darauf achte, daß ein Kind in dieser Gruppe nicht ebenfalls in seine negative Rolle fällt, z. B. die des Sündenbocks. Dies geschieht sehr schnell, denn die Kinder sorgen mit erstaunlicher Geschicklichkeit dafür, daß sie so behandelt werden, wie sie es kennen, und ihr „Programm" sich erfüllt. Die alte Rolle – in diesem Fall die des Sündenbocks – ist zwar unangenehm, aber die einzig bekannte. Es scheint sehr menschlich zu sein, eher am bekannten Unangenehmen festzuhalten als etwas Neues auf sich zu nehmen, zum Teil wohl auch, weil gar nicht gewußt wird, wie das gehen soll. Die Gruppe muß umlernen und aufhören, auf die Signale „Nehmt mich als Sündenbock" zu reagieren; der einzelne muß lernen, diese Signale nicht mehr auszusenden. Am ehesten geschieht dies dadurch, daß sein Selbstvertrauen wächst und es bedeutungslos wird, auf diese negative Weise Aufmerksamkeit auf sich zu ziehen. Oft wird das Verhalten allein dadurch verändert, daß der Lehrer oder Erzieher das Spiel durchschaut und sich entsprechend verhält. Er kommentiert z. B., was geschieht, reagiert selbst nicht auf die Signale, spricht mit allen Kindern gemeinsam darüber, welche Rollen sie spielen und wie sie sich gegenseitig darin stärken. Entscheidend ist, daß die Rollen zwar gespielt, aber allmählich bewußt werden.

Rosemarie, ein sehr zurückhaltendes 16jähriges Mädchen, wurde bei einem Gruppenbild mit dem Thema „Verbindungen" zum erstenmal mutig und aktiv. Mit knallroter Farbe wagte sie sich in die Mitte des Bildes, zog Spuren zu den Bereichen der anderen. Sie erhielt jedoch keine „Antwort", d. h. niemand reagierte auf ihre Aufforderungen, indem er ihre Linien aufgenommen oder ihnen etwas hinzugefügt hätte. Bei der anschließenden Besprechung wurde ihr viel Negatives gesagt. Das Rot sei so hart und knallig, es störe usw. Sie verkroch sich immer mehr in sich selbst, und als ich zu ihr sagte: „Das trifft dich sehr, was die anderen jetzt sagen", stieß sie unter Schluchzen hervor: „Da trau ich mich endlich mal, und dann krieg ich wieder eins aufs Dach!" Im weiteren Gespräch stellte sich heraus, daß sie sich sehr selten aus sich heraus traut und dann meistens eine ähnliche Reaktion erhält, die sie als Anlaß nimmt, sich noch weiter zurückzuziehen. Es wurde klar, daß es ihr so wenig selbstverständlich ist, etwas von sich zu zeigen, daß sie vorher soviel Mut und Energie sammeln muß, daß ihr Handeln nicht natürlich und angemessen sich entfaltet, sondern überschießt. Es war für sie neu, die Sache so zu betrachten. Sie hatte stets angenommen, sie erhielte die Ablehnung, weil sie einfach nicht liebenswert sei, einfach nicht gemocht werde. Dies stimmte sie sehr hoffnungslos, denn sie sah keine

---

*Bildlegenden zu den Abb. S. 102/103:*

*Abb. 35 (S. 102 li., 29,7 × 84 cm): Partnerbild (Text S. 94)*

*Abb. 36 (S. 102 o. re., 56 × 42 cm): Cornelia, 18 (Text S. 118)*

*Abb. 37 (S. 102 u. re., 56 × 42 cm): Andrea, 18 (Text S. 117)*

*Abb. 38 (S. 103 o., 160 × 160 cm): Gruppenbild, 18 (Text S. 122)*

*Abb. 39 (S. 103 u., 74 × 49 cm): Gegenstand im Bild (Gruppenbild, Ausschnitt), 18 (Text S. 120)*

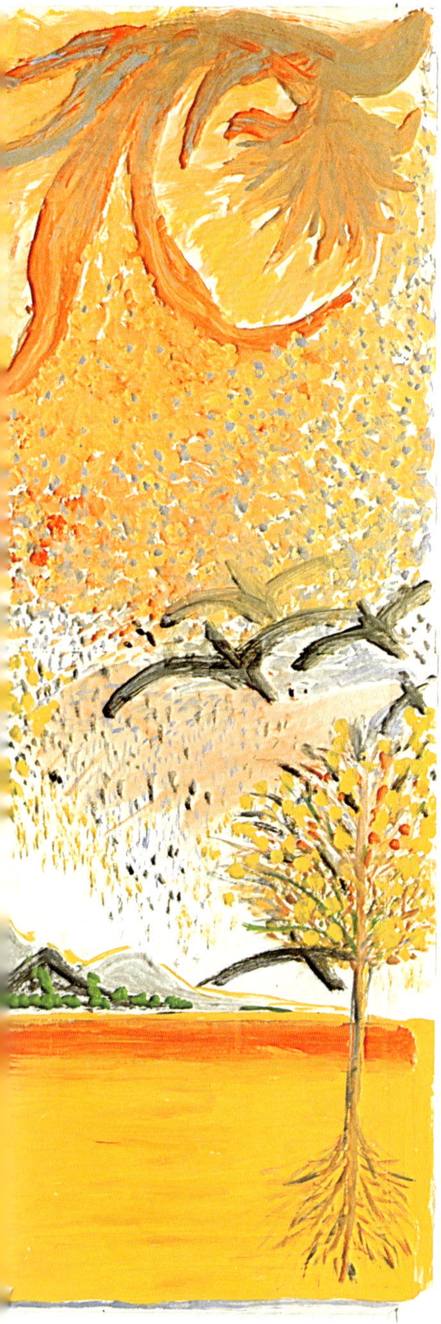

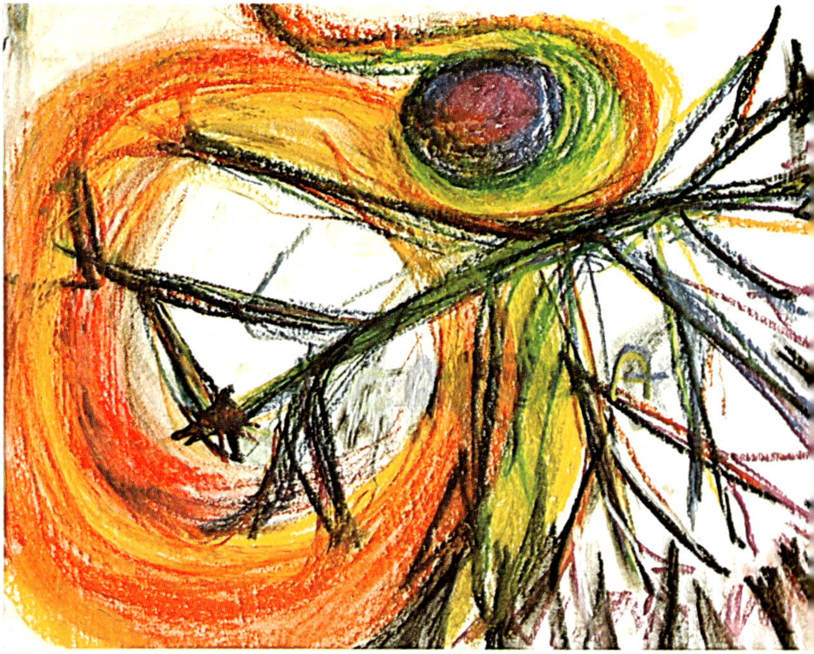

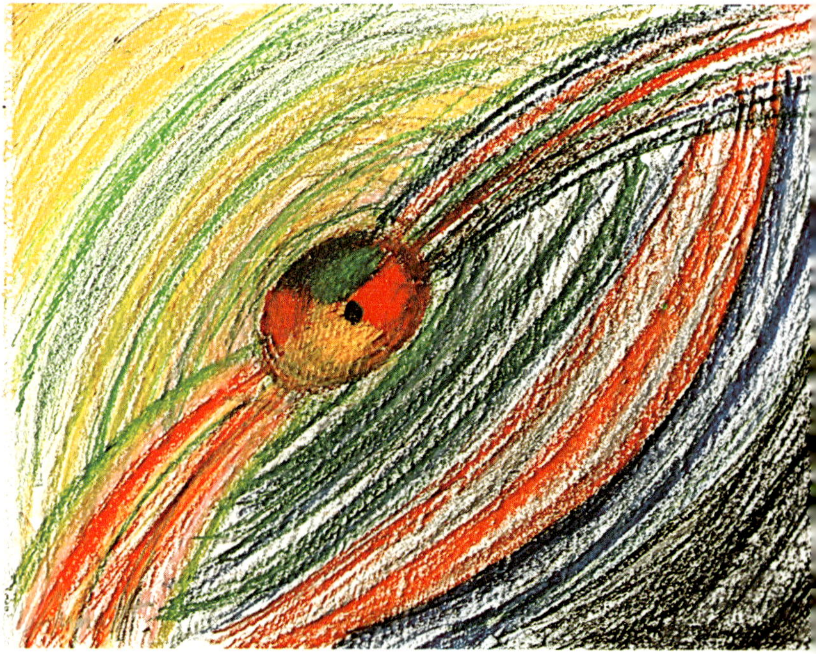

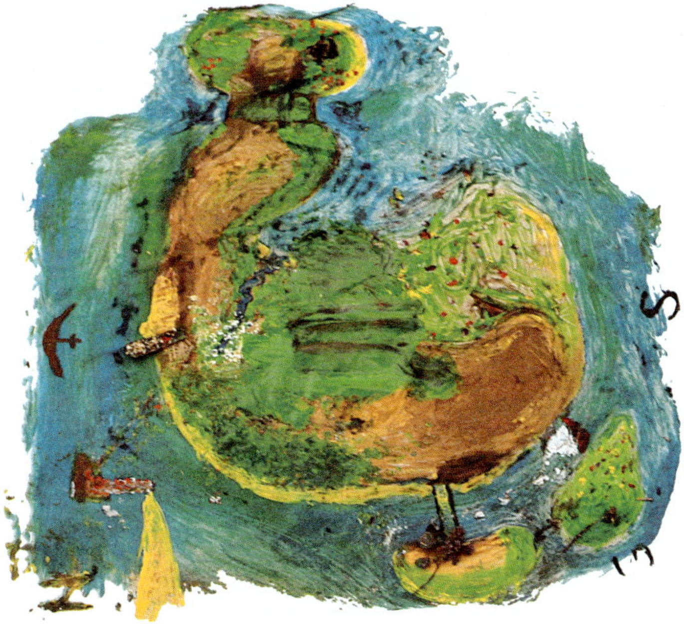

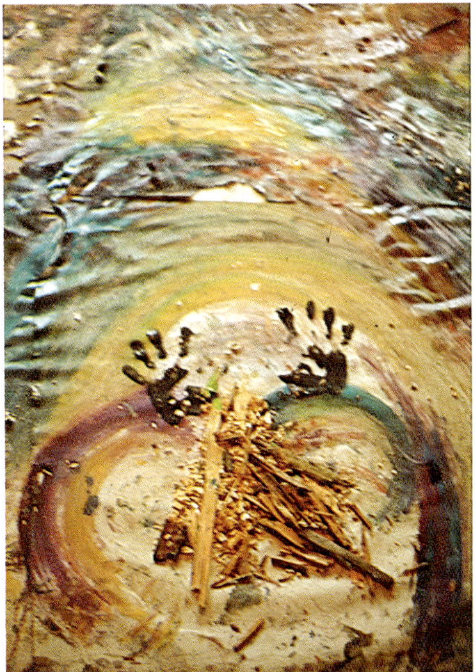

Möglichkeit, daran etwas zu ändern. Jetzt konnte sie ihre eigene *aktive* Herausforderung erkennen, wo sie sich sonst nur *passiv* verletzt fühlte.

## Gruppenbilder – mit und ohne Thema

Als Gruppe ein Bild zu malen, ist immer sehr lebendig und meistens mit viel Freude verbunden. Alle Gruppenteilnehmer sitzen (wenn auf dem Boden gemalt wird) oder stehen (wenn auf dem Tisch gemalt wird) um ein großes Blatt Papier. Die Größe des Blattes hängt von der Teilnehmerzahl ab; ein Richtmaß ist 1,50 m × 2 m bei sechs bis acht Personen. Geeignet ist Packpapier oder Abdeckpapier, das es in Rollen zu kaufen gibt. Allen stehen genügend Farben zur Verfügung (für zwei oder drei Kinder ein Set Fingerfarben bzw. für jedes oder für zwei eine Schachtel Jaxon-Kreiden). Werden Fingerfarben verwendet, muß auch Kleister zur Hand sein; damit wird das Papier vor Beginn des Malens eingestrichen. Gemalt wird schweigend.

In den meisten Gruppen ist die Dynamik so stark, daß zumindest in solchen, die bereits gemeinsame Malerfahrung haben, eine Themengebung gar nicht notwendig ist. Vor allem Jugendliche sind schnell mitten im Prozeß und unbewußt in einem Thema, das wie von selbst entsteht.

Beispiele für Dynamik, die sich entwickelt: „Wer hat die Macht?“ (Wessen Spuren bleiben sichtbar? Wer übermalt wen?) – „Revierkampf“ (Wer hat den meisten Platz? Wer hat den zentralsten Platz?) – „Rücksicht“ (Keiner wagt sich so recht aufs Blatt) – „Wer kooperiert mit wem, gegen wen?“ – „Harmonie“ und vieles mehr.

Als Anleitung zu Beginn genügt es zu sagen: „Nimm Farbe und erlaube deinen Händen, mit ihr zu spielen. Überlaß das Malen ihnen...“

Ein Beispiel soll zeigen, wie sich die Dynamik einer Gruppe ohne Thema entwickeln kann:

Eine Gruppe Studenten komponierte einen ganzen „Dramenzyklus“, ohne Thema. Benutzt wurden Kleisterfarben und Kleister. Es begann sehr friedfertig. Jeder baute sich in seiner Ecke sein „Revier“. Als diese zufriedenstellend ausgebaut waren, wurden die ersten Verbindungslinien hergestellt, sehr einfühlsam, sehr harmonisch. Dies ging eine Weile so, bis ein Mädchen anfing, rote Kleisterfarbe über das Papier zu spritzen, und vehement in die Reviere der anderen eindrang. Kräftig und schnell wurde sie von mehreren anderen zurückgeschlagen. Dabei entspann sich plötzlich ein heftiger „Krieg“ zwischen zwei männlichen Teilnehmern. Sie gerieten auf dem Papier so stark aneinander – es wurde mit den Fingern gemalt –, daß der größte Teil des Blattes in Fetzen ging. Es entstand eine dunkelbraun-schwarze Masse, eine Art Pappmaché, die nun ihrerseits weiter verwendet wurde, um Barrikaden und Wurfgeschosse zu bauen. Inzwischen beteiligten sich auch andere an der Schlacht, bis alles, außer einem kleinen Eiland, schwarz und verwüstet aussah. Plötzlich hielten alle inne und schauten entsetzt auf die Verheerung, die tatsächlich erschreckend wirkte. Langsam begann jemand aus der dunklen Masse eine Wurst zu kneten, bog sie zu einem Kreis und setzte sie in etwa dorthin, wo einmal die Mitte des Bildes war. Ein anderer tupfte helle, leuchtende Farben darauf, weitere Elemente kamen hinzu. Einer hatte vom Kampf noch nicht genug: Er zerstörte wieder. Beharrlich bauten die anderen wieder auf, bis auch er sich daran beteiligte. Nach einer Weile war eine völlig neue, dreidimensionale Landschaft entstanden, mit dunklem, graubraunem Untergrund, der jetzt wie Erde wirkte, und leuchtenden Farben darauf. Es entstand eine andächtige Stille im Raum: Alle blickten wie ge-

bannt, nach der Heftigkeit der Auseinandersetzung, auf dieses neue, völlig überraschende Ergebnis, das in diesem Augenblick einer Schöpfung glich, die aus Nacht und Chaos entstanden war.
Es war für alle eine sehr bewegende Erfahrung, auch für die, die sich erschrocken zurückgehalten hatten und nur beobachteten. Es war eine neue Lektion, daß Zerstörung nicht unbedingt in einer Katastrophe enden muß, sondern Teil eines kreativen Prozesses sein kann. Die Beteiligten stimmte es sehr nachdenklich, ihr eigenes Zerstörungspotential erlebt zu haben, zugleich aber auch freudig, zu erkennen, daß sie die Fähigkeit haben, dieses Potential in ein kreatives umzuwandeln.
Es schloß sich ein Gespräch an über die Zerstörung, die in der Welt geschieht, und die Entsprechung dazu in jedem selbst.

Oft entstehen in Gruppen unbewußt Probleme, die ich, falls ich sie erkenne, als Thema formulieren kann, wodurch der Gruppe der Prozeß, den sie durchläuft, bewußter wird. Wenn ich z.B. wahrnehme, daß viele ungeklärte Beziehungen in der Luft liegen, kann ich das Thema stellen: „Wir treten miteinander in Beziehung." Oder: „Verbindungen." Oder: „Ablehnung."
Meiner Ansicht nach ist es meine Aufgabe als Gruppenleiter, in der Gruppe immer wieder die Balance herzustellen. Sehe ich, daß eine Gruppe dazu neigt, bestimmte Themen zu vermeiden, daß z.B. übertriebene Harmonie vorherrscht, stelle ich das Thema: „Was vermeide ich?" Das kann ebensogut in Einzelbildern dargestellt werden wie von der ganzen Gruppe. Wenn ich sehe, daß die Teilnehmer überhaupt nicht aufeinander eingehen, stelle ich das Thema „Antwort". Wenn ich sehe, daß es um Macht geht, ohne daß dies zugegeben wird oder besprochen werden kann, stelle ich das Thema „Machtkampf" oder „Wer hat die Macht?" und so fort. Diese differenzierten Themen, die beliebig ergänzt werden können, eignen sich für ältere Kinder und Jugendliche.

In einer sehr schwierigen Gruppe von 15jährigen Mädchen war die Kommunikation denkbar schlecht. Durch ihr ständiges Kichern und ihre Bemerkungen wurde deutlich, daß das Thema, das sie am meisten beschäftigte, „Sex", ihre weibliche Identität und ihre Beziehungen zu den Jungen war. Sie erhielten das Thema, gemeinsam eine Frau zu malen. Die Frau geriet sehr klischeehaft und schwächlich; es fehlten ihr die Hände und Füße. Claudia, die den Ton in der Gruppe angab, malte den Kopf. Im folgenden Gespräch wurden sie gefragt: „Wer ist der Kopf der Gruppe?" Der Bezug war offensichtlich. Weiter wurde nachgefragt, ob die Mädchen sich mit einer Frau ohne Hände, mit einer stereotypen Maske als Gesicht, identifizieren könnten. Sie besprachen ihre Rollenklischees. Noch vor dem Gespräch, anschließend an das Frauenbild, hatte die Gruppe einen

---

*Bildlegenden zu den Abb. S. 106/107:*

*Abb. 40 (S. 106, 168 × 181 cm): Gruppenthema „Baum". Trotz eines kleinen Machtkampfes, durch den drei Stämme entstehen, gelingt es der Gruppe, einen reichen, vollen, gut strukturierten Baum zu malen, dessen Einzelteile gut miteinander verbunden und aufeinander bezogen sind. (Text S. 111)*

*Abb. 41 (S. 107, 125 × 118 cm): Gruppenthema „Baum", gezeichnet von Klienten mit erheblichen Beziehungsstörungen, die sich in der Zeichnung spiegeln. Die einzelnen Teile des Baumes stehen isoliert, zusammenhanglos. Es gibt keinen Stamm, keine Krone, kein „Ganzes". (Text S. 111)*

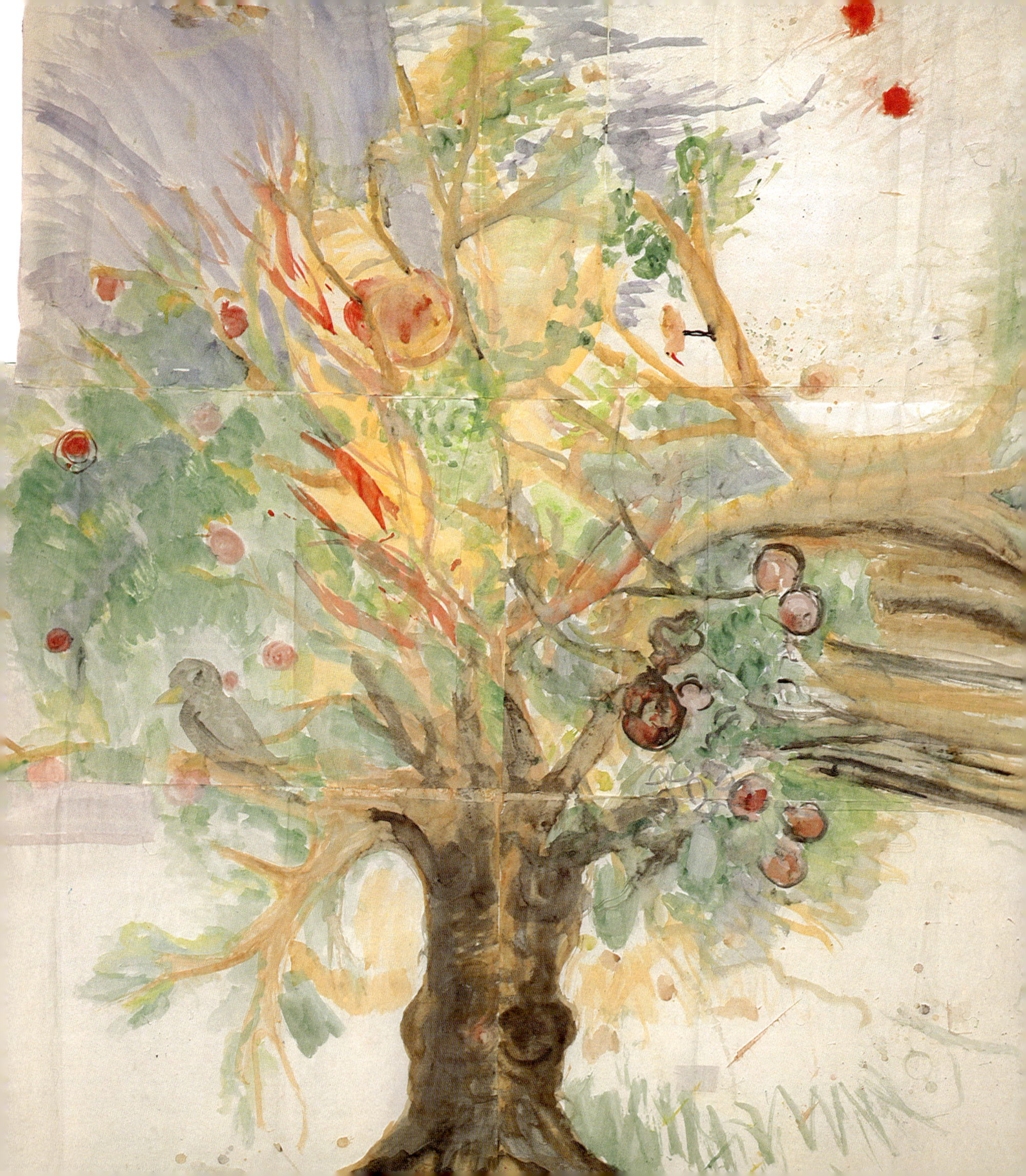

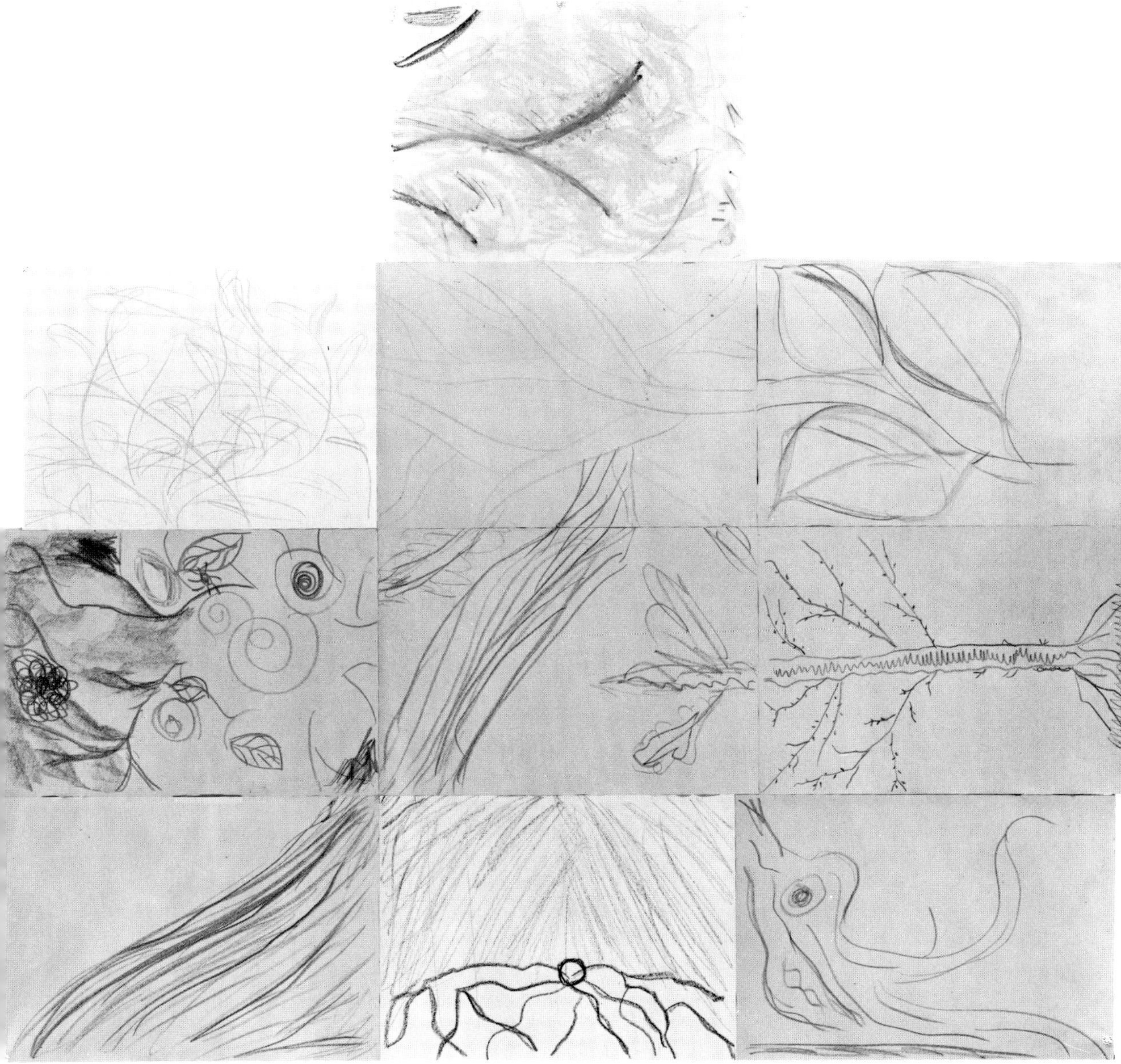

Mann gemalt. Dieser wurde nun mit der Frau verglichen. Er wirkte interessant, war kräftig und markant. Die Mädchen gaben sich wesentlich mehr Mühe bei der Ausführung, und er wurde vollständig.
Solche Bilder liefern viel Stoff für die weitere Arbeit am „Bild“ von Mann und Frau, das die Mädchen haben, dafür, wie wertvoll und interessant (oder auch nicht) sie sich selbst als Frauen einschätzen. Ein schneller Weg für sie, die verschiedenen Attribute herauszufinden, ist wieder der, sich einmal mit der gezeichneten Frau und einmal mit dem Mann zu identifizieren: „Ich bin eine Frau und ich bin...“ Dabei wird alles aufgezählt, was auf der Zeichnung zu sehen ist. „Wie sieht mein Leben aus, wenn ich diese Frau bin? Wie sieht es aus, wenn ich dieser Mann bin? Welchen Mann (welche Frau) kennt ihr, der (die) tatsächlich so ist? Wie sind eure Freunde? Wie sind eure Mütter, eure Väter, eure Brüder?“

Das Thema Sexualität schwirrt sehr oft im Raum, auch bei Vorschulkindern. Ausdrücke aus dem Sexualbereich werden provokativ benutzt, um sie auszuprobieren und um die Erwachsenen zu ärgern. In diesem Thema liegt viel Zündstoff, und eine Gruppe von Kindern entgleitet leicht, wenn sie beim Erzieher die gleiche Vermeidungstendenz bemerkt wie vielleicht zu Hause. Ich kann das Thema folgendermaßen aufgreifen: „Ich höre dies und das (einige Ausdrücke wiederholen). Es scheint euch sehr zu interessieren, also können wir doch ein Spiel daraus machen. Was wißt ihr alles für Ausdrücke?“ Wir sammeln und schreiben alles an die Tafel. „Was sagen die Jungen, was die Mädchen? Welche Ausdrücke verletzen die Gefühle der Mädchen, der Jungen?“ Oder: „Erfindet für jeden Ausdruck ein Zeichen, und wir sammeln Zeichen.“ Oder ich lasse die Zeichen auf Karteikarten malen, auf jede eines, und lege sie mit dem „Gesicht“ nach unten in die Mitte des Kreises. Nacheinander zieht jeder eine Karte, deckt sie auf, und es wird geraten und assoziiert, was es darstellen könnte. Zum Schluß sagt der Zeichner, was er damit gemeint hat, und die nächste Karte wird aufgedeckt. An diesem Spiel beteilige ich mich selbst auch, um bestimmte Aspekte zur Sprache zu bringen.
Anschließend werden gemeinsam Bilder gemalt mit den Themen: „Liebe“, „Sex“, „Zärtlichkeit“, „Freundschaft“, „Aggression und Sex“ und so fort. Auch dies läßt sich wieder variieren. Die Jungen malen gemeinsam ein Bild zu dem jeweiligen Thema, die Mädchen ebenfalls. Anschließend „beantworten“ die Jungen gemeinsam das Bild der Mädchen und umgekehrt. Die Bilder können auch einzeln gemalt werden oder in kleinen gleichgeschlechtlichen Gruppen, und alle Bilder erhalten dann eine Antwort vom anderen Geschlecht.
Weitere Anregungen zum Thema Mann – Frau siehe Kapitel „Polaritäten“, S. 72 ff.

### Texte, Lieder, Gedichte als Themen

Prosa, Lieder und Gedichte können wichtige Assoziationen und starke Gefühle wecken. Sie können anstelle von Themen gegeben werden. In mancher Hinsicht sind sie weniger einschränkend als Themen und lassen eher eine bestimmte Atmosphäre anklingen. Wichtig ist, daß die Bilder keine Illustrationen werden, sondern freie Assoziationen. Es können Passagen aus Prosatexten oder Gedichten genommen werden. Sie werden anfänglich vorgelesen und dann wird, durch sie inspiriert, gemalt.
Für kleinere Kinder eignen sich z.B.: „Hänschen klein ging allein in die weite Welt hinein“ oder „Tischlein deck dich, Esel streck dich, Knüppel aus dem Sack!“ „Was ist auf deinem Tisch, wenn er

gedeckt ist, was kaufst du dir mit den Dukaten, die der Esel „scheißt“, woran denkst du bei „Knüppel aus dem Sack“?“ Viele Märchen eignen sich gut, da sie verschlüsselt zentrale Themen anschneiden, aber auch Zitate aus Pippi Langstrumpf oder anderen beliebten Kinderbüchern.
Mit sprachbehinderten Kindern können bestimmte Laute oder Konsonanten gemalt und dabei gesprochen werden.
Für Jugendliche sind z. B. geeignete Texte: Zitate und Gedichte von Bertolt Brecht, Passagen aus „Der kleine Prinz“ (Antoine de Saint-Exupéry, 1953) oder aus „Wir sind ein Teil der Erde“ (Rede des Häuptlings Seattle, 1982), Beatles-Lieder (I am a real nowhere man) etc. Auch dadaistische und Nonsense-Gedichte (z. B. von Christian Morgenstern, Ernst Jandl u. a.) sind geeignet. Hier stimuliert eher der Klangcharakter, ähnlich wie in der Musik.

Sehr schöne und tiefe Erfahrungen ermöglichen Texte aus der Bibel (Altes und Neues Testament). Kindern oder Jugendlichen werden Passagen vorgelesen, mit dem Vorschlag, aus ihrer Sicht zu malen, was sie am meisten beeindruckt hat. Ebenso eignen sich Erzählungen aus anderen Kulturkreisen, z. B. Geschichten der Sufis, Haikus der Japaner, um nur einiges zu nennen.

Dies sind wenige subjektive Vorschläge, die jedoch der Lehrer aus seiner täglichen Praxis leicht ergänzen kann. So kann er die richtigen Texte aus dem unmittelbaren Kontakt mit den Jugendlichen nehmen und auch diese selbst Anregungen geben lassen.

Es ist nicht notwendig, daß die Gruppe nach den Texten gemeinsam Bilder malt. Ebensogut kann sich jeder für sich damit beschäftigen.

## Malen mit Regeln

Im weiteren folgen Anregungen, wie durch Regeln und Einschränkungen die Dynamik in eine bestimmte Richtung beeinflußt werden kann. Es wird stets schweigend gearbeitet. Eine Regel, die die Frustrationstoleranz aller Teilnehmer auf eine harte Probe stellt, lautet, daß immer nur *ein* Gruppenmitglied zu einer Zeit malen darf.
Diese Regel löst viele negative Gefühle aus wie Wut, Frustration, die Angst, zu kurz zu kommen, sich nicht durchsetzen zu können. Sie verlangt, sich mit seinen Reaktionen zurückzuhalten, bis man an die Reihe kommen kann; das steigert Spannung und Anspannung, was oft zu heftigen Durch- und Ausbrüchen führt.
In einer Gruppe Jugendlicher war eine heftige Auseinandersetzung zwischen einem Jungen und einem Mädchen entstanden, die sich im darauffolgenden Gespräch fortsetzte. Schon während des Malens hatte sich ein sehr schüchternes Mädchen, Andrea, völlig zurückgezogen. Während des Gesprächs kauerte sie wie abwesend in ihrer Ecke. Ich sagte zu ihr: „Etwas hat dich verängstigt, und du bist sehr damit beschäftigt.“ Sie wollte etwas sagen, brachte aber keinen Ton hervor. Statt dessen wurde sie plötzlich von einem krampfartigen Weinen geschüttelt. Ihr ganzer Körper bebte. Wir alle blieben ruhig und ließen ihr die Zeit, die sie brauchte. Nach einer Weile, als sie sich etwas beruhigt hatte, brachte sie unter Schluchzen hervor: „Ich darf gar nicht da sein, ich darf nichts sehen, ich darf nichts hören.“ Langsam entrollte sich ihr Drama, ihr Entsetzen, wenn die Eltern in Streit gerieten, ihre Angst, wenn sie bemerkt würde, vom unberechenbaren Vater auch etwas abzubekommen, ihr Wunsch, das Entsetzliche nicht mit ansehen zu müssen. So hatte sie gelernt, sich mit ihrer Spannung und Angst völlig in

sich selbst zurückzuziehen, unsichtbar, unhörbar zu werden. Diese Entladung im Weinen erleichterte sie sehr und vor allem die Reaktion der Gruppe, die betroffen und anteilnehmend war. Die Teilnehmer nahmen Andrea zum erstenmal bewußt wahr und gingen bewegt auf sie ein. Sie teilten ihr ähnliche Erfahrungen mit und vermittelten ihr, daß sie mit ihrer heftigen Emotion sehr willkommen war. Dies war neu und wichtig für sie.
Solche Erfahrungen sind zweifellos erfreulich und bedeutsam für alle Beteiligten. Es stellt jedoch hohe Anforderungen an einen Gruppenleiter, in einer so stark emotional geladenen Atmosphäre konstruktiv mit den aufgewühlten Aggressionen und Frustrationen umzugehen. Vor allem sollte er sicher sein, seine eigenen Gefühle in dieser Richtung gut zu kennen, in der Hand zu haben und mit ihnen versöhnt zu sein. Sonst könnte er ein Opfer der Gruppe werden oder die Gruppe dazu zu benutzen, seine eigene nicht gelebte Aggression zu agieren. Solche Spiele sind für die Entwicklung aller sehr ungünstig.
Ich selbst sehe eine Gruppensitzung als gelungen an, wenn die Teilnehmer klarer und bewußter nach Hause gehen. Wenn sie, auch wenn die Erfahrung schmerzlich war, ermutigt und in ihrem Selbstvertrauen gestärkt sind. Jede Sitzung, die auch nur einen Teilnehmer tiefer in seinem Elend zurückläßt, als er war, ohne eine wichtige Einsicht oder wenigstens das Ahnen einer Richtung des einzuschlagenden Weges, ist für mich ein Fehlschlag.
Natürlich ist es unumgänglich, daß solche Fehlschläge geschehen; sie liegen oft im Teilnehmenden selbst begründet. Es wäre sicher eine Allmachtsphantasie, zu glauben, jede Arbeit müsse erfolgreich sein. Nur meine ich, daß ich sie als Gruppenleiter fördern oder provozieren kann durch Strukturen, die Aggressionen und Frustrationen mobilisieren.
Ich benutze diese Strukturen nur, wenn ich eine Gruppe gut kenne, wenn ich es für ihren Prozeß für nötig halte und wenn ich mich zu einer konstruktiven Leitung in der Lage fühle. Ich möchte diese Warnung aussprechen, um zu verhindern, daß solche Übungen unbewußt und in negativer Weise verwendet werden. Es ist gut, bereits angestaute Aggressionen und Spannungen zu lösen und zu bearbeiten. Oft jedoch werden neue erzeugt und nicht vorhandene bearbeitet, meiner Ansicht nach ganz sinnlos. Unsere Welt ist voll destruktiver Aggression; sie hat es nicht nötig, davon noch mehr zu bekommen.
Mildere Formen der Einschränkung sind Regeln, die nur bestimmte Farben (z.B. schwarz/weiß) oder bestimmte Formen (z.B. nur Linien, nur runde oder eckige Formen) zulassen. Es dürfen alle gleichzeitig malen, mit oder ohne Thema. Diese Regeln fördern vor allem Erfahrungen mit diesen Farben oder Formen und der damit verbundenen Atmosphäre.

### Der Baum: vom Teil zum Ganzen

Eine andere Möglichkeit, ebenfalls für größere Kinder und Jugendliche geeignet, ist die, so viele Blätter, wie es Kinder sind, aneinanderzulegen, evtl. leicht auf der Unterlage befestigt.
„Jeder von euch sucht sich ein Blatt, auf dem er zu malen beginnen will. Euer gemeinsames Thema ist ein Baum. Das fertige Bild soll einen Baum darstellen. Ihr sprecht nicht miteinander."
Das ist eine komplexe Gruppenaufgabe, die sehr stark erfordert, sich auf seinen individuellen Teil zu konzentrieren und dabei gleichzeitig einen gemeinsamen Gesamtentwurf im Auge zu behalten. Daraus ist viel über den Gruppenprozeß zu ersehen. Wer malt den Stamm? Wenn mehrere mit einem

Stamm beginnen: Welcher Stamm setzt sich durch? Inwieweit erzwingt es der Maler selbst, indem er seinen Stamm besonders breit und dick malt und betont? Inwieweit akzeptiert es die Gruppe, indem sie so weitermalt, daß der betreffende Stamm zum Stamm des gemeinsamen Baumes wird? Wer trägt was zum Gesamtbild bei? Ist die Gruppe in der Lage, ein Gesamtbild entstehen zu lassen, mit Stamm und Krone? Am Ergebnis sehen die Teilnehmer sofort das Ausmaß ihrer eigenen Kooperationsfähigkeit und -bereitschaft, ohne viel Interpretation. Es ist ein guter Spiegel der Gruppenenergie. Wieviel Vitalität und Fülle sind vorhanden? Wie kärglich oder ängstlich ist das Ergebnis?

Zur Illustration, wie groß die Unterschiede sein können, die Bilder von zwei Gruppen:
*Abb. 40 S. 106* stammt von einer Studenten-Gruppe (zwischen 19 und 21 Jahren). Das Bild strotzt von Fülle und Gestaltungsfreude. Trotz eines Machtkampfes, der drei „Stämme" entstehen läßt (im rechten Bildteil), ist das Bild ein „Ganzes", mit guten Beziehungen der Teile untereinander.
*Abb. 41 S. 107* ist das Ergebnis einer Therapiegruppe von jungen Erwachsenen gleichen Alters. Das Bild gibt die Beziehungslosigkeit und emotionale Kargheit der Teilnehmer wieder, ihre Unfähigkeit, aufeinander einzugehen und zu kooperieren. Der Baum hat weder Stamm noch Krone. Er besteht aus isolierten Einzelteilen. Zaghafte Versuche, Beziehung herzustellen, werden nicht aufgenommen, so daß kein gemeinsames „Ganzes" entsteht.

Wenn das Bild fertig ist, soll es die Gruppe gemeinsam betrachten. Dabei gebe ich etwa folgende Anregungen:
„Welches ist dein Beitrag zum Ganzen, was steuert er bei? Inwieweit siehst du ihn als Teil des Ganzen? Versetze dich in deine Zeichnung, stell dir vor, du bist sie: Wie fühlst du dich an deinem Platz, z.B. am Rand oder in der Mitte? Welches Verhältnis hast du zu deinen Nachbarn? Nimmst du einen ähnlichen Platz hier in der Gruppe ein (z.B. am Rand oder in der Mitte)? Wie ist das in deinem Leben? Bist du zufrieden mit deinem „Platz" oder nicht?
Such dir jetzt ein anderes Teilbild aus dem Baum heraus, zu dem du dich besonders hingezogen fühlst, und versetze dich in dieses. Wie fühlst du dich an diesem Platz, was trägst du jetzt zum Ganzen bei? Was stellst du jetzt dar, im Unterschied zu deiner Zeichnung? Wenn du dieser Teil bist, wie fühlst du dich dann in der Gruppe? Wie im Leben? Was kannst du tun und fühlen, was du vorher nicht konntest? Was kannst du nicht?
Laß die beiden nun miteinander sprechen. Was könnte die eine Zeichnung zur anderen sagen? Wie ist ihr Verhältnis miteinander?"
Auch hier findet anschließend an die Betrachtung ein Gruppengespräch statt. Die 17jährige Daniela hat an der untersten linken Ecke Fallobst gezeichnet und ein Mauseloch. Mit Hilfe des Bildes arbeitete sie klar heraus, wie sie sich im Leben fühlte: links liegengelassen, fallengelassen, wertlos. Sie möchte sich jederzeit in ein Mauseloch verkriechen können. Als Gegenbild hat sie sich eines gesucht, auf dem die Zweige voll mit prallen Äpfeln hängen inmitten von saftigem Grün. So sieht ihr Traum vom Leben aus. Als sie sich mit dieser Seite identifizierte – „ich bin kräftig und prall" –, fühlte sie Mut in sich aufsteigen.

**Malen in Segmenten**

Für manche Gruppen (kleine oder emotional sehr gestörte Kinder) wird es schwierig bis unmöglich sein, gemeinsam so zusammenzuarbeiten, wie es für obige Übung nötig ist, um ein Ergebnis zu erzielen, das dem Thema gerecht wird; dies ist allerdings auch nicht unbedingt notwendig, da das Ergebnis immer den Zustand der Gruppe spiegelt und ein Anlaß zu Reflexion und Weiterarbeit ist. Für kleine Kinder ist die Baumaufgabe jedoch sehr schwierig, da die Kooperationsfähigkeit in Gruppen erst im Entstehen ist. Leichter fällt ihnen folgendes Arrangement: Alle Kinder sitzen um eine große Scheibe aus Karton oder Hartfaserplatte, die in Segmente aufgeteilt ist.

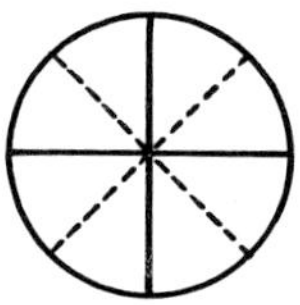

Jeweils ein Kind (oder zwei bis drei) darf ein Segment gestalten. So kann ich z.B. die vier Jahreszeiten oder die zwölf Monate als Thema nehmen. Oder den Lebenszyklus: Kindheit, Jugend, Erwachsenenzeit, Alter; oder grobe Einteilungen aus der Geschichte wie Steinzeit, Eiszeit, Mittelalter, Neuzeit, Zukunft – mit den Fragen: Wie sah oder sieht die Welt zu dieser Zeit aus? Wie leben oder lebten die Menschen?

*Weitere Themenvorschläge:*

Organisches Leben – Pflanzen, Insekten, Fische, Säugetiere, Menschen etc. Oder Landschaftsarten – Steppe, Wüste, Gebirge, Seen, Wälder, Urwald, Städte: Was lebt dort? Wie sieht es aus? Die Menschenrassen – Schwarze, Weiße, Gelbe, Rote. Oder Himmel, Hölle, Fegefeuer, Erde. Oder: Die Welt oder Phantasiewelt, jeweils geteilt in Gut und Böse (der Kreis ist halbiert). Über der Erde, auf der Erde, unter der Erde. Über, auf, unter dem Wasser (Kreis oder Rechteck sind dreigeteilt).
So hat jeder eine klar umrissene Aufgabe, und es ist dennoch eine Gruppenarbeit, wobei vorher in einem Gruppenprozeß die Aufgaben verteilt werden. Die Themen richten sich nach Alter und Vorinformationen der Kinder.

Der Gruppenprozeß dieser Übung bietet den Kindern ein wichtiges Lernfeld. Auf der Ebene des Malens, auf der Regeln herrschen, die Einschränkung und Schutz zugleich sind (jeder bleibt in seinem Segment), entsteht ein Ganzes, das sichtbar und klar getrennt aus den individuellen Beiträgen besteht. Die Ebene des Gesprächs regt an, über die Themen nachzudenken, die Welt zu erkunden. Ihr Wert liegt nicht im spontanen Aus-sich-heraus-Malen, sondern im Erwecken von Fragen, Vorstellungen, Ideen, im Hinterfragen des Weltbildes, das im Malen und Sprechen erscheint und unter Umständen von dem der anderen oder von der Wirklichkeit abweicht.
Karl (sieben Jahre) wurde sehr nachdenklich, als er am Thema „Über, unter, auf der Erde" malte. Er malte im Bereich „unter der Erde" mit und sagte später: „Das ist mein Großvater (der kürzlich gestorben war). Er ist unter der Erde. Und das sind die Blumen obendrauf, so wie er sie von unten sehen kann."
Dieses Thema interessierte die ganze Gruppe, und es entstand ein lebendiges Gespräch darüber, was geschieht, wenn jemand stirbt, was „tot" heißt, ob die Toten einen noch sehen können etc. Kinder stehen dem Thema Tod viel näher, als die meisten Erwachsenen glauben, und beschäftigen sich in der Phantasie damit. Es ist ein Thema, von dem sie merken, daß es tabuisiert wird; von allem aber, worüber „man" nicht spricht, nehmen sie an, daß es eine besondere Wichtigkeit hat, in diesem Fall mit Recht. Nur werden in der Phantasie tabuisierte Themen übersteigert, meist ins Negative, Furchterregende, was eine kreative Verarbeitung erschwert. In

Kurt wirkte die Beschäftigung mit seinem Bild offensichtlich noch länger nach, denn seine Mutter erzählte mir, daß er nachts weinend aufwachte, sie umarmte und sagte: „Ich hab dich auch dann noch lieb, wenn du schon unter der Erde bist.“ Aufgrund dieser kleinen Episode zeigte sich in einer folgenden Einzelsitzung, daß Kurt unter tiefen Verlassenheitsängsten litt. Er war als Säugling viel alleingelassen worden und in Krippen untergebracht.

Ein interessanter Bereich beim Thema „Über, unter, auf der Erde“ ist der Grenzbereich „unter/auf“. Da die Regel ist, daß kein Kind seinen Bereich verlassen darf und viele Dinge aber teils auf, teils unter der Erde sind, muß immer wieder ein Kind ein anderes bitten, seine begonnene Zeichnung zu vollenden, z. B. bei Pflanzen, die ihre Wurzeln unter der Erdoberfläche haben, oder bei einem Haus, dessen Keller sichtbar werden soll. Daß dies möglich ist, wird vorher besprochen. Die Kinder stellen fest, daß dies im Bereich „über/auf der Erde“ nicht so problematisch ist. Die Dinge am Himmel erscheinen unabhängiger. Sie können der Zone auf der Erde fernbleiben; was auf der Erde ist, ist eindeutig dort. Das Problem entsteht nur, wenn es gewollt wird: So baute ein siebenjähriger Junge z. B. einen Turm, der alles überragte und in den Himmel wachsen wollte. Dort wollte aber niemand diese Aufgabe übernehmen. „Am Himmel brauchen wir keinen Turm!“ Herbert mußte einsehen, daß er ohne die Hilfe der anderen nicht so hoch hinaus kann.
Eine weitere Thematik tauchte auf, als ein Mädchen mitten zwischen Sputniks und Raketen den lieben Gott mit Bart auf eine Wolke plazierte und Protest erntete. „Den kann man gar nicht sehen, den gibt es gar nicht.“ „Mein Papi hat gesagt, man hat ihn nirgends von den Raketen aus gesehen“ (Klaus). „Sieht der wirklich so aus wie ‚im Katechismus‘?“ Es folgte eine lebhafte Auseinandersetzung über Gott, die damit endete, daß jeder seine Vorstellung von Gott malte.
Besonders originell löste ein zwölfjähriger Junge die Problematik: Er zeichnete einen blauen Kreis, durchbrochen von einem Kreuz, und drehte das Blatt um. Dann hielt er das Blatt mit der Zeichnung nach außen gegen das Fenster und sagte: „Man kann ihn nur sehen, wenn man ihn gegen das Licht hält. Er sitzt da in der Mitte (zeigt in die Mitte des Kreuzes) und sieht die ganze Welt“ (Kreis).

Bei einer anderen Variante dieser Arbeitsform malen die Kinder auf einzelne Blätter, was ihnen zum Thema einfällt, schneiden es aus, sortieren und kleben anschließend die Teile auf ein großes Packpapier.

### Malen und Geschichten erfinden

Eine weitere Variante des Gruppenbildes ist die Malgeschichte. Ein großes Papier hängt an einer Wand; einer nach dem anderen geht vor und fügt etwas hinzu, nachdem einer begonnen hat. Das kann entweder schweigend vor sich gehen, oder es wird gleichsam eine Geschichte dazu erzählt. Einer beginnt z. B.: „Ein kleiner Baum wächst auf einer Insel“ (malt Insel und Baum). Der nächste: „Ein Vogel kommt und setzt sich drauf“ (malt den Vogel). Der nächste: „Er denkt, hier könnte ich mein Nest bauen“ (malt ein Nest). Dies wird fortgeführt, bis eine Geschichte zu Ende ist oder die Einfälle sich erschöpfen.
Ich kann auch vorschlagen, daß nur Linien und geometrische Figuren gemalt werden. Auch hierzu können Geschichten erzählt werden. Beispielsweise fängt einer an: „Ein roter Punkt setzt sich genau

in die Mitte." Der nächste fährt fort: „Eine schwarze Linie kommt von oben und geht durch den Punkt. Da sieht man ihn nicht mehr." – „Von unten kommt ein Strich und hält die Linie auf." – Etc.
In einem solchen Falle werde ich im anschließenden Gespräch das Kind, das den Punkt gemalt hat, fragen, wie es ihm erging, als die Linie ihn zudeckte. Und ob es so etwas öfter erlebt und wo. Zu Hause? Unter Umständen lasse ich das Kind sich mit der Linie identifizieren, um zu sehen, was daraus entsteht, wenn es zum Aggressor wird. Auch das andere Kind werde ich fragen, was es empfindet, wenn es den Punkt auslöscht, werde es die Linie sein lassen und auch den Punkt, damit es sich in die Lage des „Opfers", die es selbst vielleicht nur allzu gut kennt, hineinversetzen kann.
Dieses Spiel kann mit der oben beschriebenen Kreissegmentmethode abgewandelt werden. Alle Kinder sitzen um den großen Kreis aus Papier, jedes vor seinem Segment. Sie können sich auch in zwei Reihen gegenübersitzen. Das Papier hat dann die Form eines Rechtecks, das bei acht Kindern in acht kleinere Rechtecke unterteilt ist.
Ein Kind beginnt z. B. mit einer Linie oder einem Punkt oder einem Dreieck und einer Geschichte dazu. Es zeichnet und erzählt dabei: „Ein rotes Dreieck wacht auf und denkt sich: Heute ist ein schöner Tag. Es geht..." (Das Kind zeigt mit einer Linie oder Punkten den Weg an, der zum Nachbarfeld führt.)... Nun phantasiert der Nachbar weiter: „Es geht in eine Umwandlungsmaschine (führt die Spur weiter zu einem Quadrat, das er zeichnet) und kommt als Stern wieder heraus (malt den Stern). Verwundert rollt er weiter..." (übergibt die Spur seinem Nachbarn). Das kann mehrere Male im Kreis herum wiederholt werden, bis die Fläche voll wird oder Geduld und Phantasie der Kinder sich erschöpfen.
Dieses Spiel ist auch als Paarübung sehr ergiebig. Einer setzt das Zeichen und beginnt mit der Geschichte, sein Partner fährt fort, und es entsteht ein Dialog.

**Bezug zur Welt und Gesellschaft:**
**Wir bauen eine Welt**
(vgl. Rhyne 1973)

Vorbereitung: Meistens ist es notwendig, die Gruppe zu teilen, damit in einer Untergruppe drei, keinesfalls mehr als fünf Kinder sind. An Material ist hergerichtet: für jede Gruppe ein großer Kreis aus festem Papier oder Karton (oder eine Hartfaserplatte), Mal- und Collagematerial, das die Kinder vorher selbst zusammensuchen können (Steinchen, Blätter, Silberpapier, Buntpapier, Draht, Stoffreste, Seidenpapier, Wollreste etc.). Es gibt verschiedene Möglichkeiten, dieses Thema zu beginnen. Ich kann die Kinder zu Anfang in der Phantasie in eine neue Welt reisen lassen, z. B. auf einen anderen Stern. Oder sie befinden sich nach einem Schiffs- oder Flugzeugunglück auf einer einsamen Insel. Oder sie formen zu Beginn mit geschlossenen Augen aus Ton oder Plastika eine kleine Figur, mit der sie sich anschließend identifizieren.
„Schließ die Augen. Sei diese Figur. Stell dir vor, du bist gerade neu geboren. Wie möchtest du, daß die Welt ist, in der du lebst? Stell dir vor, was du brauchst, um dich wohlzufühlen und entwickeln zu können (Pause). – Öffne die Augen und setz deine Figur auf einen Platz in den Kreis, der für sie stimmt. Fang an, mit den anderen aus deiner Gruppe die Welt um sie herum zu bauen. Du kannst alles Material verwenden, das hier in den Schachteln ist – auch den Ton."

Ich beobachte während der Entstehung der Welten, soviel ich kann, unterstütze, wo ich sehe, daß es notwendig ist, greife ein, wo es zu chaotisch wird. Auch diese Übung zeigt sehr viel über den Stand der Gruppe, ihre Kooperationsfähigkeit, die Rivalitäten und Machtkämpfe, wer sich mit wem solidarisiert, wer Befehle erteilt, wer ausführt usw. Außerdem zeigt sich sehr deutlich, wie der einzelne seinen Lebenskampf führt. Eva Maria (15 Jahre) baute ihre Welt sehr zart mit vielen kleinen Dingen ganz nah bei sich und zäunte sie ein, was von den anderen respektiert wurde. Doch das schien ihr nicht zu genügen. Plötzlich setzte sie einem Jungen schräg gegenüber, wie Angriff und Verteidigung gleichzeitig, ein Auge vor seinen Teil der Welt. „Was sagt das Auge?" – „Du bist so laut und bunt, ich mag dich nicht. Ich paß auf, daß du dich nicht noch mehr ausdehnst." Der Junge – Kurt – reagierte erschrocken und verwirrt. Hauptteil seiner Welt war eine große, bunte, tanzende Figur, die dem Auge antwortete: „Ich will doch gar nichts von dir. Laß mich doch in Ruhe." Der weitere Verlauf des Gesprächs deckte die Projektionen* von Eva Maria auf. Wie sehr sie ihren eigenen lebenslustigen Anteil unterdrückt, wurde spürbar, als sie sich selbst mit der tanzenden Figur identifizierte und einen Dialog mit dem wachsamen Auge hielt, das dafür sorgt, daß sie brav und anständig bleibt. Es wurde ihr klar, daß sie sich tatsächlich gar nicht gegen Kurt verteidigt, sondern gegen ihre eigene Vitalität. Von ihr befürchtet sie, sie könnte zügellos und wild sein und sie zu Ungehorsam gegen ihre Eltern verleiten, deren Strenge sich bereits in ihr selbst eingenistet hat und hier in Form dieses alles überwachenden Auges auftrat. Es war ein sehr wichtiger Augenblick für Eva Maria, als sie die Lebenslustigkeit als verborgenen Teil ihrer selbst wahrnehmen und aufhören konnte, sie „in Kurt" zu bekämpfen.

Oft passieren nach einem friedlichen Aufbau der Welt dramatische Kämpfe, wenn der Platz knapp wird und wenn es mehr und mehr darum geht, wer das Sagen hat: Königsmorde, Schlachten, Buhlen um Verbündete und so fort. Im anschließenden Gespräch reden wir darüber, woher die Kinder Parallelen aus ihrem Alltag kennen, wie das in ihrer Familie, ihrer Schulklasse ist. Mit Jugendlichen untersuche ich das Geschehen in der wirklichen Welt auf vergleichbare Prozesse hin. Manchmal ergibt sich daraus, daß sie Zeitungsausschnitte, Bilder, Überschriften etc. sammeln und wir eine Collage der wirklichen Welt mit ihren Spannungen bauen. Die eigene Erfahrung, eine Welt zu bauen, vertieft das Verständnis für die politischen und gesellschaftlichen Schwierigkeiten und Spannungen.

Mit Jugendlichen kann ich die Thematik mehr spezifizieren im Hinblick darauf, was ihr Beitrag in der bestehenden Welt sein könnte. Ich kann kleine Gruppen von drei oder maximal vier Jugendlichen auffordern, sich etwas auszudenken, was sie realisieren könnten und wo jeder seine Fähigkeiten bestmöglich einsetzen kann. Das kann ein phantasiertes gemeinsames Projekt sein wie z.B. ein humanes Krankenhaus oder eine alternative Schule. Es sollte auf jeden Fall mit gesellschaftlichen Bezügen und Problemen in Zusammenhang stehen. Es ist eine Aufforderung an die Jugendlichen, über sich und auch über ihre kleine Gruppe von Freunden hinaus zu denken und ihre Fähigkeiten in den Dienst eines

* Projektion bedeutet Wahrnehmung eigener, unbewußter, abgespaltener Teile (z.B. Wünsche, Ängste, Aggressionen, etc.) außerhalb von mir, z.B. in anderen Menschen. Oft wird diese Projektion als Bedrohung oder Angriff erlebt. Siehe auch S. 90.

größeren Zusammenhangs zu stellen. Im Anschluß daran ergeben sich meist tief existientielle Gespräche, in denen die Zweifel und Fragen der Jugendlichen an die Gesellschaft genauso offenbar werden wie ihre eigene Verunsicherung, ihren Platz in dieser Welt zu finden. Die Thematik ist in die Zukunft gerichtet und konfrontiert den einzelnen und die Gruppe mit der Frage, wie er sein Leben sinnvoll gestalten will.

Auch mit kleineren Kindern ist ähnliches möglich. Nur brauchen sie konkrete Projekte, die sie sich durchaus selbst ausdenken können. Sie benötigen mehr Ratschläge und Anregungen, was überhaupt machbar ist. Ich muß darauf achten, daß jede Untergruppe wirklich ein Thema oder eine Aufgabe hat.

Dieses Vorgehen ist für kleinere Kinder angebrachter, da sie noch nicht soviel Vorausblick haben können, um bei der Gestaltung weitgehend sich selbst überlassen zu sein. Dasselbe gilt für Gruppen mit emotional sehr gestörten Kindern. Mögliche Themen sind die Dekoration für ein Fest (das auch wirklich stattfindet), Zoo, Geisterbahn, Stadt, Bauernhof, Märchenstadt, Phantasieland usw. Für kleinere Kinder ist die dreidimensionale Form sehr ergiebig. Sie können Dinge verändern, selbst darin herumspazieren, z.B. in einer Stadt, die aus großen Kartons aufgebaut und bemalt wird. Eine fruchtbare Möglichkeit ist es auch, ihre eigene Umgebung (mit Hilfe eines Stadtplans) erkunden und nachbauen zu lassen, wobei die wichtigsten Straßen und Punkte wie Kirchen, Schulen etc. gemeinsam gestaltet werden. Die Häuser, in denen die einzelnen wohnen, werden von diesen selbst gebaut. Falls die Familien damit einverstanden sind, kann im Laufe des Projekts jedes Kind von der ganzen Gruppe zu Hause besucht werden.

### Malwochenende mit Schülern der 12. und 13. Klasse

Um dem Leser eine bessere Vorstellung zu vermitteln, wie eine zusammenhängende gestalttherapeutische Arbeit mit einer Gruppe junger Menschen aussehen kann, wird versucht, ein Wochenende mit Schülern der 12. und 13. Klasse im Aufbau zu umreißen. Das Malen war in bioenergetische und andere Übungen eingebaut, die sich organisch aus dem Gestaltungsprozeß entwickelten oder diesen anregten. Es würde den Rahmen der Veröffentlichung sprengen, diese und den psychodynamischen Verlauf der Gruppe zu beschreiben. Es werden die gestellten Malthemen beschrieben und an einigen Beispielen verdeutlicht.

Der Wunsch, freier zu malen, sich über das Malen mitzuteilen und einander näher zu kommen, führte, ähnlich dem Grundgedanken des „mess-painting" (siehe S. 50 ff.), zu folgender Idee:
In einer Doppelstunde (Kunsterziehung) wurden in Fünf-Minuten-Intervallen Bilder zum Thema „Gesicht" gemalt. Es sollten nicht realistische Portraits gestaltet, sondern möglichst unreflektiert viele Gesichter aus der Phantasie gemalt werden. Als diese Arbeiten besprochen wurden, war ein Student der Kunsterziehung, Burkhart Niesel, als Praktikant anwesend. Er hatte mehrere Jahre hindurch Kurse in Kunst- und Gestaltungstherapie besucht und brachte seine Erfahrungen aus diesem Bereich ein. Er stieß bei Lehrer und Schülern auf lebhaftes Interesse und wurde gebeten, mit ihnen ein Malwochenende dieser Art zu gestalten. Zwölf Schüler der 12. und 13. Klasse meldeten sich an. Ein Vater stellte seine Mühle in einem landschaftlich sehr schönen Gebiet zur Verfügung. Burkhart Niesel und Karin Handke erklärten sich bereit, das Wochenende zu leiten. An

Material besorgten sie: Fingerfarben (fünf Sets mit acht Farben), Tapetenkleister, Ölpastellkreiden (fünf Sets), großformatiges Packpapier, reichlich weißes Papier in Zeitungsbogengröße, eine Musikanlage für die Tanzmeditation.
Den Themenbogen, der sich über zweieinhalb Tage spannte, arbeiteten sie folgendermaßen aus:

*1. Einzelarbeit*

Tanzmeditation
Anschließend Malthema: „Ich in Bewegung zwischen Hell und Dunkel. Mein Name steht im Bild."
Material: Ölpastellkreiden

*2. Partnerarbeit*

Zunächst Einzelarbeit mit dem Thema:
- „Ich und mein Dunkel. Mein Geheimnis."
  Material: Fingerfarben
- „Ich gestalte eine Form, die mein Dunkel sieht."
  Material: Ton
  Anschließend partnerbezogene Arbeit:
- „Ich antworte auf dein Dunkel in Form eines Bildes."
  Material: Fingerfarben

*3. Gruppenarbeit*

„Wir gestalten einen Lebensraum, in dem wir mit unseren Hell und Dunkel gemeinsam leben können."
Material: Fingerfarben
„Ich setze mich in Form eines gefundenen Gegenstandes in den gemalten Lebensraum."

Bei Aufbau und Themenwahl wurden Anregungen aus den Gestaltungstherapiekursen von Elisabeth Tomalin verwendet.

*Zu 1. (Freitagabend)*

„Wir beginnen mit einem Tanz.
Du läßt dich bei geschlossenen Augen von der Musik zu Bewegungen leiten.
Spür in dich hinein, nimm dich wahr."

Nach dem einstündigen, schweigenden Tanz malt jeder für sich (ca. 30 Minuten) mit Ölpastellkreiden seine Empfindungen zum Thema: „Ich in Bewegung zwischen Hell und Dunkel. Mein Name steht im Bild." Es wird nicht gesprochen. Nach ca. 30 Minuten setzt sich die Gruppe im Kreis zusammen, das Bild eines Teilnehmers liegt in der Mitte. Der das Bild gemalt hat, teilt nun in Worten seine Erlebnisse und Wahrnehmungen beim Tanzen mit. Er schildert, wie sein Bild entstanden ist, was er mit ihm sagen will, weshalb er an diesem Wochenende teilnimmt. Die Gruppenteilnehmer tragen zum Verständnis des Bildes und seiner Bedeutung für den Maler mit ihren Assoziationen bei. Die Gruppenleiter versuchen unter Mithilfe aller herauszuarbeiten, welche Lebensgrundhaltung sich in den jeweiligen Bildern ausdrückt und wie diese sich im Alltagsverhalten der einzelnen zeigt. Nacheinander werden die Bilder aller Teilnehmer besprochen.

Zwei Bildbeispiele mögen davon eine Vorstellung geben:

Andrea sagt zu ihrem Bild *(Abb. 37 S. 102)* u.a.:
„... konnte mein Gefühl nicht abgeben. Als ich dann mit jemandem tanzte, war es sehr schön..."
Weiter assoziiert sie:
„Geschwindigkeit, drehen, Arme ausbreiten, ins Leere greifen, Blick ins Dunkle, hinter mir Helles, Wärme im Zentrum, kleines Schwarz, kratzig gemalte Umgebung, weiche Mitte, Name verdeckt am Rand."

Im Bild wird Andreas Beziehungskonflikt sichtbar: ein starker Wunsch nach Kontakt. Die abgebildete Figur ist wie ein Mensch, von oben gesehen, mit weit ausgebreiteten Armen, bereit, einen anderen Menschen aufzunehmen. Gleichzeitig dreht sie sich in ungeheurer Geschwindigkeit, was aus Andreas Kommentar hervorgeht, so daß sich ihr niemand nähern kann. So schafft sie sich die Einsamkeit, die ihre Kontaktwünsche unbefriedigt läßt. Ihre Ambivalenz wird auch in ihrem Verhalten sichtbar. Mit einem männlichen Teilnehmer nimmt sie Kontakt durch einen kräftigen „Schubs" auf, was diesen empfindlich verletzt, so daß er sich zurückzieht, obwohl er sie mag. Die Arbeit in der Gruppe ermöglicht es ihr, dieses Verhaltensmuster und seine Folgen zu erahnen.

Cornelia sagt zu ihrem Bild *(Abb. 36 S. 102 o. re.)* unter anderem:
„... Die Musik ärgert mich,... so scharfe Umgrenzungen... Das Zentrum ist aus der Mitte herausgenommen, an den Rand gedrängt... Viel Abwehr, Angriff..."

Cornelias Bild zeigt ihren inneren Kampf zwischen zwei Prinzipien: Von rechts dringen dunkle, konturierte, pfeilartige Gebilde in das Blatt und seinen linken orange-roten, weichen, weiblichen Teil. Ihr Zentrum ist aus der eigentlichen Mitte nach oben ausgelagert; so bleibt es unversehrt, aber auch unberührt. Sie weicht der Auseinandersetzung aus, wodurch Begegnungen an der Oberfläche bleiben. Sie vermeidet die Auseinandersetzung in erster Linie in ihrer eigenen Psyche und integriert ihre aggressiven Anteile nicht. Da dies in ihr ungelöst ist, muß sie Konfrontationen mit der Umwelt abwehren.

*Zu 2. (Samstag)*

Der Vormittag wird mit einer körperlichen Entspannungsübung eingeleitet. Danach hat jeder Gelegenheit, noch einmal über Erlebnisse des letzten Abends, die ihn noch beschäftigen, zu sprechen. Dann geben die Leiter das nächste Thema, das auf dem vorhergehenden aufbaut:
„Ich und mein Dunkel. Mein Geheimnis."

Nach etwa zwanzig Minuten wird Ton bereitgestellt und das Thema erweitert:
„Mit geschlossenen Augen gestalte ich in Ton eine Form, die mein Dunkel sieht, und setze sie im Bild auf ‚ihren' Platz. Ich erfinde einen Dialog zwischen der Figur und dem Bild. Was sagt die Figur? Was antwortet das Bild?" Usw. Der Dialog kann aufgeschrieben werden. Anschließend ist Zeit für jeden, sich Bilder und Figuren der anderen anzuschauen und sich eines zu suchen, das ihn besonders anspricht. Auf dieses gibt er dann mit malerischen Mitteln eine Antwort in Form eines neuen Bildes:
„Ich antworte auf dein Dunkel."

Der Nachmittag vergeht mit der Besprechung der am Vormittag entstandenen Arbeiten. Jeweils ein Bild und seine Antwort liegen in der Mitte des Gruppenkreises; die beiden, die sie gemalt haben, sitzen davor. Der die Antwort gegeben hat, sagt seinem Partner, weshalb er gerade sein Bild gewählt hat, was ihn daran berührt, was er durch das Bild vom anderen sieht und was er ihm mit seiner Antwort geben will. Sein Partner nimmt Stellung dazu, berichtet, wie er selbst sein Bild sieht, was seine Tonfigur verkörpert, was sie sieht und sagt. Zusammen mit der Gruppe und den Leitern wird versucht, herauszuarbeiten und zu verstehen, welche Gegensätze seiner eigenen Person in Bild und Figur Ge-

stalt angenommen haben. Wie lebt er diese Gegensätzlichkeit? Oder welchen Teil unterdrückt er? Wie wirkt sich das auf seine Lebensziele, seine Beziehungen usw. aus? Zwei Bildbeispiele sollen einen kurzen Einblick in den lebhaften Verlauf des Nachmittags gewähren.
Die ursprünglichen Bilder sind jeweils unten, die Antworten oben; die Tonfiguren sind nicht mitabgebildet.

*Abb. 33 S. 99:* Jörg hat die Antwort gegeben. Er assoziiert zu Peters Bild, das vor allem in Brauntönen mit etwas Rot gehalten ist: „Unfall, Chaos, Gewalt, Blut." Er sagt zu Peter: „Ich wünsche dir klare Form, Luft, Farbigkeit." Seine Antwort ist ein Versuch, dies bildlich auszudrücken. Er nimmt Peters Farben und ihre Dichte auf und läßt sie in klare Formen übergehen, die Weite und Luft haben. Dem erdhaften Braun fügt er ein luftiges Blau hinzu.
Peter sagt zu seinem Bild:
„... Mein Hell geschieht in Berührung mit anderen... Mein Intellekt behindert mich... meine Sexualität ist Dunkel..."
Die Assoziationen, die entstehen, kreisen um die Thematik des Animalischen; um Angst, zu verletzen, Angst, zu „beschmutzen"; um Schwierigkeiten in der Mann-Frau-Beziehung. Peter ist sehr offen. Er hat den Mut, auszusprechen, was ihm die größten Schwierigkeiten macht. Es ist das Animalische in seiner Sexualität. Er fragt erregt: „Was mache ich mit dem Tier in mir? Mit dem Dunkel meiner Sexualität?" Das Dunkle, Tierisch-Sexuelle wird in seiner Triebhaftigkeit als gefährlich empfunden.
Alle in der Gruppe sind betroffen und angesprochen. Für alle liegt in diesem Urkonflikt etwas Ungelöstes. Die Gruppe ist bewegt, und es beginnt eine intensive Auseinandersetzung mit diesem brennenden Thema. Es berührt jedoch zu viele Tabus und Ängste; die Spannung kann von der Gesamtgruppe nicht ertragen werden. Die Leiter, denen selbst die Erfahrung im Umgang mit Gruppendynamik fehlt, beschließen, der Tendenz der Gruppe nachzugeben und die Diskussion in Kleingruppen und Paaren weiterzuführen. Jörg und Peter führen ein Gespräch zu zweit, das sie sehr nahe bringt und sie in freundschaftlicher Weise miteinander über ihre Schwierigkeiten sprechen läßt. Peter hat durch die Offenheit, mit der er seine Problematik eingebracht hat, viel Bewegung und Anstöße in die Gruppe gebracht.

Auch im zweiten Beispiel ist die Thematik durch die Bildsymbolik sexuell gefärbt *(Abb. 34 S. 99)*. Hier ist die Begegnung innig, harmonisch und entspannend. Es ist die Antwort eines Jungen auf das Bild eines Mädchens, das in zarten Violett-Tönen mit Grün gehalten ist. Er sagt zu ihrem Bild:
„Es hat angenehme Formen und Farben. Es ist weich, luftig und aufnehmend, anziehend und anheimelnd. Hier fühle ich mich wohl, hier kann ich bleiben, kann mit meinem Schwarz hineingehen."
Er nimmt ihre runden Formen und ihre Farben auf und setzt ein schwarzes phallusartiges Zeichen hinein.

*Zu 3. (Sonntag)*

Wiederum besteht für jeden die Möglichkeit, sich zu den Erfahrungen des gestrigen Tages zu äußern. Danach teilt sich die Gruppe in drei Vierergruppen auf.
Das Thema, das heute der Gruppe gegeben wird, baut auf den letzten beiden auf. Es lautet:
„Wir gestalten einen Lebensraum, in dem wir mit unseren hellen und dunklen Seiten miteinander leben können."

Fingerfarben und drei große Packpapiere liegen bereit.
Es wird nicht mehr einzeln, sondern in Kleingruppen gemalt, wobei es möglich ist, miteinander zu sprechen, den Lebensraum zu planen, Meinungsverschiedenheiten auszutragen, die Wünsche und Vorstellungen aller kennenzulernen.
Nach einer Stunde gemeinsamen Gestaltens wird der Arbeitsraum verlassen. Aufgabe ist, in Haus oder Umgebung einen Gegenstand zu finden, mit dem sich der Suchende identifizieren will. Er gibt ihm seinen Namen und sucht seinen Platz im Gemeinschaftsbild, auf den er ihn setzt *(Abb. 39 S. 103 u.)*.
Mit den Bildern als Kulisse und den personifizierten Gegenständen als Akteuren entsteht ein Rollenspiel. Eine Kleingruppe beginnt. Um ihr Bild herum setzt sie sich auf den Boden, im Kreis der anderen, und schildert kurz Ausgangslage und Entstehung des Gruppenbildes.
Es stellt sich jeder Spieler mit seinem gefundenen Gegenstand vor, worauf alle anfangen, mit den Figuren auf dem Bild zu spielen. Die gemeinsame Situation entfaltet sich in ihrer Problematik, ihren Beziehungsmustern und Lösungsversuchen, worin sich Alltagsleben und Phantasiewelt spiegeln.
Das „Publikum" kann sich am Spiel beteiligen. Wer will, betritt das Bild mit seiner Figur und nimmt am Geschehen teil.
Ideen, Beziehungen, Interessen, Konflikte werden deutlich und werden über die Spielfiguren ausgetragen oder umgangen.

Zur Veranschaulichung die gekürzte Niederschrift eines Rollenspiels, das auf einer „Insel" stattfand. *Abb. 42 S. 121* zeigt die dazugehörige „Landkarte", in der die „Territorien" der einzelnen eingetragen sind. Als erster stellt sich *Jörg* vor:

„Ich habe ein Gezeitenkraftwerk geplant und gebaut. Wir brauchen Strom und wollen die Energie der Natur nutzen. Das Baumaterial habe ich vom Festland einschleusen lassen. Ich versorge die Insel mit Strom. Wir besitzen eine eigene Eisenbahnlinie, um den Touristen die schönsten Teile der Insel zeigen zu können..." – Jörg tritt im Spiel sehr stark auf und betont den wirtschaftlichen Faktor.

Dann folgt *Emil:*

„Im Herzen der Insel habe ich meinen Kulturpalast errichtet. Er enthält eine große Bildersammlung, eine Bibliothek, eine Videothek und eine Empfangsstation für 12 Fernsehprogramme. Ich kann mich in Ruhe zurückziehen und meinen Interessen nachgehen. Rund um den Kulturpalast führt unsere Eisenbahnlinie. Außerdem habe ich eine kleine Badeinsel für mich, auf die ich die anderen einladen kann, wenn ich will. Sie hat einen herrlichen Sonnenstrand, verbunden mit einer Brücke zur Hauptinsel..." – Für Emil sind sein Kulturhunger und seine Unabhängigkeit wichtiger als die Beziehungen der Inselbewohner untereinander.

*Peter* sagt folgendes von sich:

„Ich betreibe Ackerbau und fange Fische. Mit dem Boot kann ich meinen Leuchtturm erreichen, von dem aus ich über Meer und Insel Ausschau halten kann. Ich versuche mit meiner Arbeit dafür zu sorgen, daß wir alle genug zu essen haben..." – Peters Art ist eher alternativ. Er denkt für die anderen mit, tritt jedoch kaum in Kontakt, beobachtet mehr als Außenseiter.

*Abb. 42 (Rekonstruktionsskizze): „Die Insel" vor der Übermalung*

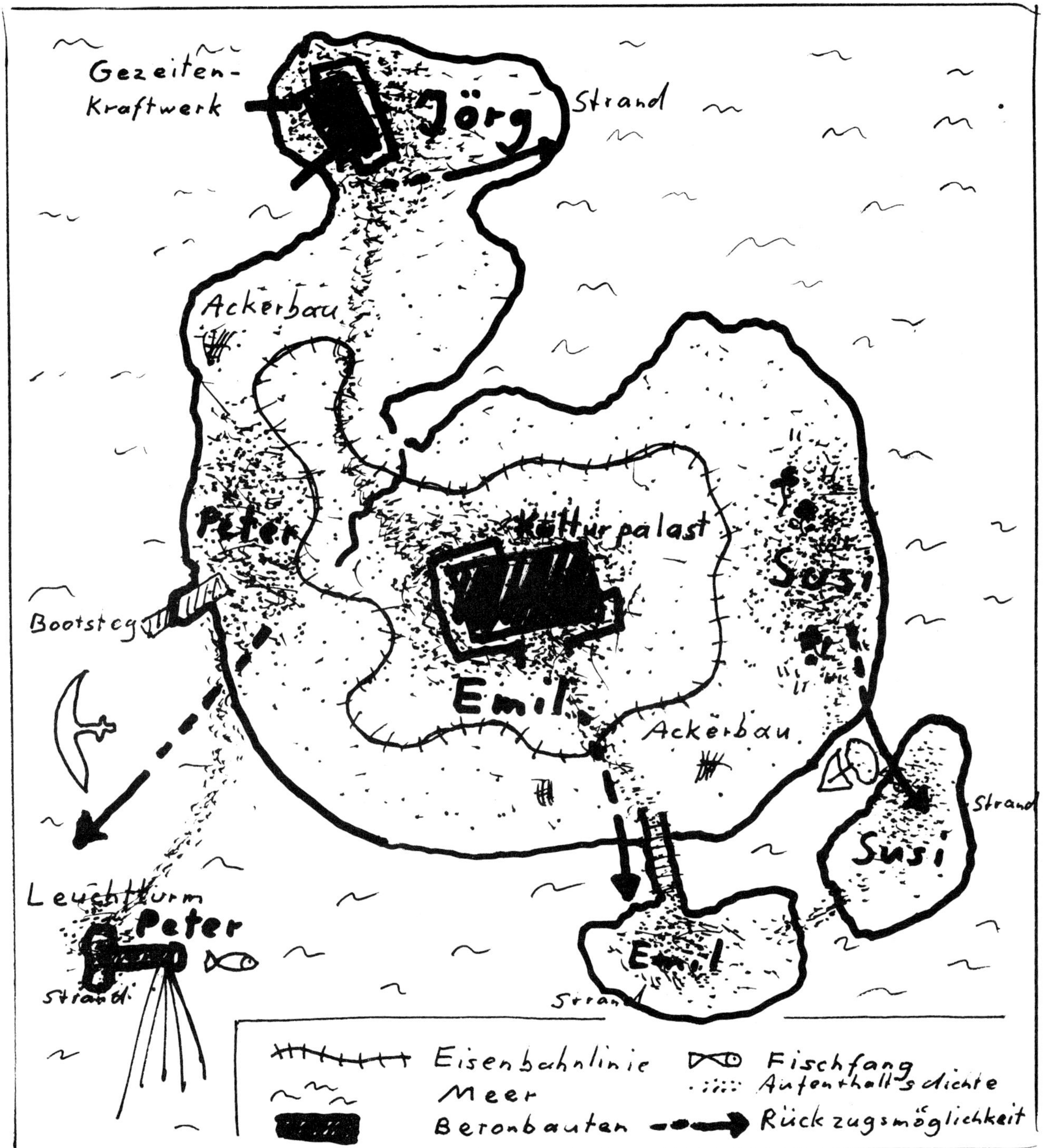
Gezeiten-Kraftwerk
Jörg
Strand
Ackerbau
Peter
Kulturpalast
Susi
Bootsteg
Emil
Ackerbau
Strand
Susi
Leuchtturm
Peter
Strand
Emil
Strand
Eisenbahnlinie
Meer
Betonbauten
Fischfang
Aufenthaltsdichte
Rückzugsmöglichkeit

Als letzte stellt sich *Susi* vor:

„Mein Teil der Insel besteht aus Wiesen und Blumen. Ich habe Bäume gepflanzt. Oft habe ich meinen Mitbewohnern eine Einladung in meine Wiesen ausgesprochen, sie kamen jedoch nicht. Ich wollte gemeinsam beratschlagen, wie wir unser Leben auf der Insel organisieren können. Doch die anderen sind damit beschäftigt, Betonklötze in die Landschaft zu setzen. Was brauchen wir ein Gezeitenkraftwerk und einen Kulturpalast, bevor wir nicht einander nähergekommen sind und unsere Situation auf der Insel begriffen haben? – Peter sorgt für den Anbau von Gemüse und Korn, so haben wir wenigstens zu essen. – Ich habe noch eine kleine Insel mit einem wunderschönen Strand, auf die ich mich zurückziehen kann..." – Susis Bedürfnis nach Verständigung, gemeinsamer Planung, Kontakt und Harmonie wird nicht beachtet.

Das „Publikum" nimmt intuitiv die Verständnislosigkeit der vier untereinander auf. Es kommen Chinesen zu Besuch. Sie verstehen die Sprache der Insulaner nicht. Die Insulaner empfangen die Fremden sehr herzlich. Doch es kommt zu keiner wirklichen Begegnung. Die Chinesen werden zu einer Eisenbahnfahrt eingeladen, in der es immer im Kreis herum geht. Die Schönheit der Insel, die Bedeutung des großen Kulturpalastes und des Gezeitenkraftwerks werden angepriesen. Aus dem „Publikum" schiffen sich Feinde ein und landen auf der Insel. Etwas an dem oberflächlich bunten Leben stört sie. Die Insulaner werden verunsichert, doch es kommt noch nicht zu einer offenen Auseinandersetzung. Nachdem der Konflikt zugedeckt wird, verliert sich der Reiz der Insel. Die Chinesen beenden ihren Besuch und laden die Insulaner beschwichtigend in ihr eigenes geheimnisvolles Land ein.

Das Spiel wechselt zum nächsten Gruppenbild.
Jede Gruppe inszeniert ihr Spiel, und am Ende aller Spiele werden diese gemeinsam reflektiert. Entstandene Konflikte werden aufgegriffen.
Susi drückt ihre Enttäuschung darüber aus, daß die Zusammenarbeit im Spiel nicht funktionierte. Sie konnte sich wenig durchsetzen und fühlt sich übergangen. Von den anderen wird sie aufgefordert, jetzt ihren Willen zu gestalten. Sie nimmt Grün und malt die Betonbauten auf der Insel zu *(Abb. 38 S. 103 o.)*. Doch sie bleibt unbefriedigt – dies ist keine Lösung. Sie möchte mit den anderen gemeinsam etwas erarbeiten.
In der Kleingruppe entsteht Betroffenheit. Jörg, der Erbauer des Kraftwerks, und Emil, der Leiter des Kulturpalastes, werden sehr nachdenklich. Sie haben Susi übergangen, ohne ihre Signale zu bemerken. Emil stellt fest, daß er die Rolle des mächtigen Kulturplaners gespielt hat, dem er in der Realität unterlegen ist. Er hatte gar nicht wahrgenommen, wie er damit Susi zur Unterlegenen gemacht hat. Er war völlig damit beschäftigt, die Empfangsanlage für ein 12-Programm-Fernsehen zu errichten, obwohl er sich zur Zeit in der Realität gegen die Einrichtung des Kabelfernsehens stellt. Es war bestürzend zu sehen, wie schnell die Rollen vertauscht werden, wie schnell der sonst Unterlegene zum Überlegenen wird, wenn sich der Raum dafür bietet.
Jeder war im Bild so sehr mit der Problematik seiner eigenen Welt beschäftigt, daß sich eine wirkliche Verständigung nicht entwickelte. Nachdem über Rollenspiel und Diskussion Konflikte erkannt und ausgetragen wurden, waren die Spieler bereit, gemeinsam einen Lebensraum im Bild zu schaffen, der den Interessen und Bedürfnissen aller gerecht werden könnte. Es ist zu hoffen, daß die Beteiligten sich über ihre Motive und ihr Verhalten bewußt geworden sind und somit mehr Handlungsspielraum

in ihrer Realität gewinnen. Einsicht in die psychodynamischen Zusammenhänge von Verhalten ist oft der erste Schritt für eine Möglichkeit des Wandels. Dann wäre ein Ziel dieses Wochenendes erreicht.

## Familienbilder

Kaum eine Gruppe ist so innig verquickt, so vertraut und nah und gleichzeitig so festgefahren in ihren Rollen wie eine Familie. Dabei täuscht, was nach außen im Verhalten und im Reden sichtbar wird, oft über die tatsächliche Struktur und Psychodynamik hinweg. Statt nun ein Erstinterview oder die Beratung einer Familie mit einem Gespräch zu beginnen, kann der Vorschlag gemacht werden, daß die ganze Familie gemeinsam ein Bild malt. Ich gebe ihnen Ölpastell-Kreiden und ein großes Blatt Papier und beobachte. Der Familie wird die Möglichkeit gegeben, auf eine andere als die gewohnte Weise in Kontakt zu treten. Dabei wird sehr gut sichtbar, wie sie aufeinander eingehen, wer wieviel Raum einnimmt, wer dominiert, wer sich abkapselt, wieviel Beziehung, Verständnis und Kontakt vorhanden ist, wer sich nach wem richtet, ob Auseinandersetzung oder Harmonie vorherrscht, eine liebevolle oder eher aggressive Atmosphäre und vieles mehr.
In einer Familie klagte die Mutter darüber, völlig untergebuttert zu sein und nichts zu gelten. Das Familienbild hingegen bestand aus einer riesigen Qualle, der nichts zu entkommen schien und die in etwa alles einhüllte. Diese Qualle war von ihr gezeichnet worden, und der Reaktion der Familie nach zu urteilen, schien das genau die unbewußt empfundene Situation widerzuspiegeln. Langsam drang es in das Bewußtsein der Mutter, mit wie vielen Kleinigkeiten sie ihre „Lieben" beherrschte. Diese Qualle hatte sie selbst gemalt. Was sie ausdrückte, hatte niemand anderer zur Sprache gebracht als sie selbst. Dadurch wurde es ihr möglich, sich damit auseinanderzusetzen und sie als Teil ihrer selbst zu sehen. Ihr Herrschaftsbereich lag in Haus und Küche. Sie bestimmte, wann es was zu essen gab, welche Kleider gekauft und angezogen wurden, wann wer sich wo aufhalten durfte, wie oft der Mann Ausgang hatte etc. In Wirklichkeit lag ihr Problem nicht darin, daß sie „untergebuttert" wurde und zu wenig galt, sondern daß die Familienmitglieder, vor allem der Mann, versuchten, sich dieser Beherrschung zu entziehen. Sein Platz im Bild war in der linken untersten Ecke. Seine Darstellung bestand aus ein paar Linien, die nach außen gingen und aussahen, als wiesen sie auf etwas hin, das außerhalb des Blattes lag. Das war auch der Fall: Sein Leben spielte sich im Beruf ab, so entging er der Beherrschung. Der achtjährige Sohn verweigerte sich und malte nicht mit, beeinflußte damit die Stimmung jedoch erheblich ins Negative. Die zehnjährige Tochter produzierte zum Ärger der Mutter nichts Eigenes, sondern wiederholte immer wieder (trotz Schweigegebot): „Ach, Mami, hast du das schön gemacht!" und zeichnete alles nach, außer der Qualle.
Das Günstige an einem Bild ist, daß es bei der anschließenden Besprechung vor dem Zeichner als lebendige, sprechende Tatsache liegt und nicht wie Worte verfliegt, die schnell vergessen oder verdreht sind: „So hab ich das doch nicht gemeint!" Diese Familie verstand jedenfalls ihre Problematik mit Hilfe des Bildes besser. Dieses Verständnis ist jedoch nicht das Ergebnis einer Sitzung allein gewesen. Die Möglichkeit hierzu hat sich in einem längeren Prozeß vorbereitet.

Es mag auch vorkommen, daß ein Bild eine sehr deutliche Sprache spricht, die niemals das Produkt

eines Zufalls ist, daß der Urheber sie jedoch einfach nicht verstehen will. Der Grad des Verständnisses hängt ab von der Einsichtsfähigkeit und -bereitschaft und vom Ausmaß der Abwehr. Das alles ist Ergebnis einer langen Entwicklung.
Ein Vater zum Beispiel stellte sich beim Familienbild als halbes Pferd dar. Das Hinterteil stand am rechten Rand des Bildes, Kopf und Vorderbeine fehlten. Bei Ergänzung wären sie außerhalb des Bildes gewesen. Er behauptete beharrlich, das habe überhaupt keine Bedeutung, er könne nur keinen Pferdekopf zeichnen. Es ist nicht Aufgabe des Beraters, ihn von etwas anderem zu überzeugen. Jeder bestimmt selbst das Ausmaß seiner Einsicht. Was immer der Beratende wahrnimmt und äußert, sind nur Vorschläge zu einer Sichtweise, die zudem gar nicht immer stimmen muß. Auch hier gilt, daß der Ratsuchende sich nicht immer alles „anzuziehen" braucht, was der Beratende ihm sagt. Es ist sein gutes Recht, eine Interpretation abzulehnen. Eigenständigkeit besteht darin, nicht alles anzunehmen, sondern von seiner Unterscheidungsfähigkeit Gebrauch zu machen.

Sehr gut läßt sich der Test „Zeichne deine Familie in Tieren" (L. Brehm-Gräser, 1970) in der Familienberatung benutzen. Jedes Familienmitglied hat Blatt und Stift und zeichnet selbständig. Die Anleitung kann in etwa, je nach Alter der Kinder, folgendermaßen lauten: „Stellt euch vor, über Nacht ist eine Fee gekommen und hat die ganze Familie in Tiere verzaubert. Wer ist was geworden? Zeichnet das!" Anschließend werden die Bilder betrachtet, erklärt und verglichen.
Ruth, ein achtjähriges Einzelkind, und ihre ehelose Mutter kamen seit einem halben Jahr zu mir in Beratung. Mir schien, daß Ruth sehr unter ihrer zwanghaften, einschränkenden Mutter litt. Streitpunkt zwischen den beiden waren vor allen Dingen Ordnung und Sauberkeit. Eines Tages ließ ich Mutter und Tochter jeweils sich beide als Tiere darstellen. Die Mutter malte sich als Blume und Ruth als Schmetterling. Ruth malte sich als Maus und die Mutter als Hasen. Die Maus verkroch sich sehr klein in einer Ecke, während der Hase ziemlich groß mitten im Bild saß. Auf den ersten Blick wirkte das so, als sei Ruth eben eine kleine Maus und die Mutter groß und im Mittelpunkt. Ich war mir jedoch keineswegs sicher, ob dies die richtige Lesart war. Deshalb forderte ich die beiden auf, Hase und Maus zu spielen. Ruth baute sich schnell aus Matratzen „ihr Loch". Als es fertig war, fing das Spiel an. Der Hase versuchte mit der Maus in Kontakt zu kommen, was auch für kurze Zeit gelang. Dann jedoch zog sich die Maus in ihr Mauseloch zurück, wohin der Hase ihr nicht folgen konnte. Das wiederholte sich mehrere Male, bis die Mutter ausrief: „Genauso ist es. Ich kann ihr einfach nicht folgen, ich kann sie nicht erreichen!"
Umgekehrt wurde es der Maus in ihrem Loch allein nach einiger Zeit zu langweilig, und sie bat den Hasen inständig, doch zu ihr zu kommen. Der Hase jedoch beharrte darauf, daß er in ein Mauseloch nicht hineinkönne. So blieb jeder, unglücklich und unzufrieden, dort, wo er war. Dies spiegelte die Situation wider, in der sich die beiden befanden: Jeder bestand darauf, der andere müsse so sein, wie er ihn haben wolle und brauche. Aber kann eine Maus sich in einen Hasen verwandeln, und umgekehrt? Das Unsinnige dieser Bemühung wurde bei-

*Abb. 43 (38,8 × 30,5 cm): Ruth, 8, Familienbild* *(Text S. 126)*
*Abb. 44 (42 × 29,7 cm): Petra, 16, Familienbild* *(Text S. 128)*

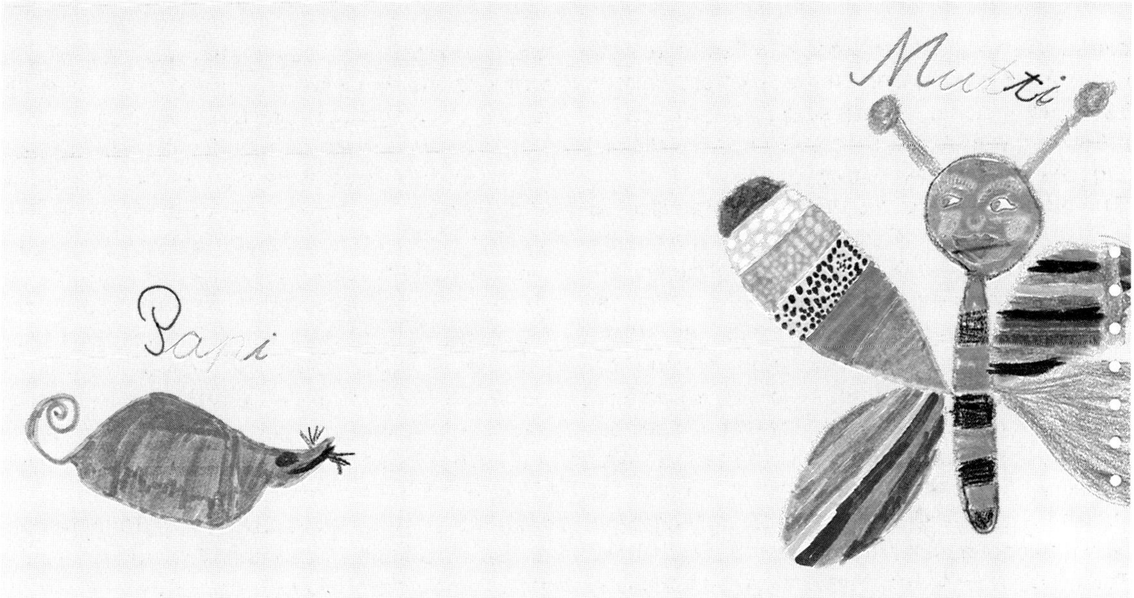
Mutti
Papi

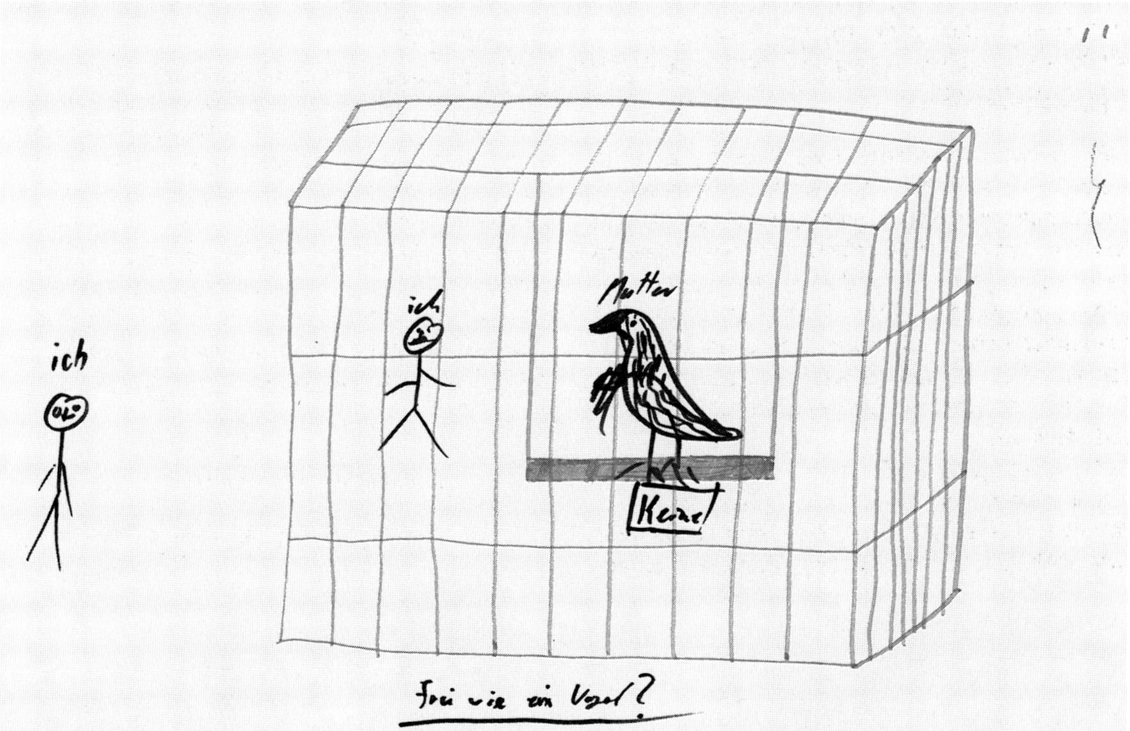
ich
ich
Mutter
Frei wie ein Vogel?

den klar, was allerdings nicht hieß, daß sie dieses Spiel aufgeben konnten. Noch extremer zeigte das Bild der Mutter, wie diese ihre Situation wahrnahm. Ruth ist der Schmetterling, der kommt und geht, wann und wie er will, und nur genießt. Die Blume verriet nichts von ihrer aktiven Verfolgerrolle Ruth gegenüber, dafür um so mehr über ihre eigene Sehnsucht, einmal auf einer Blume ausruhen zu dürfen.

In einem Bild, das Ruth anschließend spontan malte, nahm sie das Schmetterlingsmotiv auf *(Abb. 43 S. 125)*. Sie malte ihre Mutter als Schmetterling und den Vater, der beide verlassen hatte und mit einer anderen Frau lebte, als Maus. Dies gibt einen Hinweis darauf, woher sie das „Mausespiel" kennt, und auch darauf, mit wem sie sich identifiziert.

*Abb. 45 S. 127* zeichnete der sechsjährige Uwe, der wegen starker Konzentrationsstörungen und autistischer Züge in der Sonderschule angemeldet wurde. Seine Eltern beklagten sich, er sei trotzig, bockig, man könne nichts mit ihm anfangen, er gebe keine Antworten etc.

Uwes Bild läßt ahnen, wie er sich in seiner Familie fühlt: Den Vater (rechts im Bild) stellt er als Nipferd dar, die Mutter (in der Mitte) als Mücke. Zum Bruder assoziiert er spontan „Steckdose, er ist kein Tier". Dann entscheidet er sich dennoch dafür, ihn als Affen (links im Bild) zu zeichnen. Sich selbst malt er ganz rechts außen, unter das hintere Bein des Vaters, als Schnecke. Das Beeindruckendste an Uwes Bild sind die Größenverhältnisse: Die Mutter, hilflos flehend, mit erhobenen Armen, ist tatsächlich winzig wie eine Mücke zwischen zwei Riesen, dem Nilpferd und dem Affen, die etwa gleich groß sind. Der Affen-Bruder sieht eher fröhlich drein und blickt aus dem Bild heraus, weg von den anderen, unbeteiligt am Familiengeschehen. Figürlich ist er leicht hingezogen zum Vater. Seine Hände erinnern in ihrer runden Form an die ursprüngliche Steckdose. Der Nilpferd-Vater hat einen genüßlich lauernden Blick. Durch die winzige Mücke zwischen beiden, die um Hilfe zu flehen scheint, bekommt das Bild etwas Dramatisches. Uwe selbst versucht offensichtlich, sich aus dem Drama herauszuhalten. Wie ein Beobachter steht er abseits im Bild. Als Schnecke ist er nur geschützt, wenn er sich in sein Schneckenhaus verkriecht, was von seiner Umwelt als Trotz und Bosheit mißdeutet wird. Sein Kopf mit den ausgestreckten Fühlern, der der Familie zugewandt ist, wirkt unter dem dicken Nilpferdbein sehr gefährdet. Das Nilpferd könnte ihn zertreten, ohne es zu bemerken.

Uwe wird von keiner der Figuren im Bild beachtet. Trotzdem hat er nicht resigniert; er ist den anderen zugewandt, mit ausgestreckten Fühlern und weit aus seinem Haus. Gleichzeitig zeigt er mit dem Symbol der Schnecke, daß er für seinen Weg Zeit braucht.

Räumlich ist er dem Vater am nächsten, der sich nicht um ihn kümmert, von dessen Stärke er jedoch vielleicht gerne auf positive Weise etwas abbekäme. In der Größe ist er der Mutter am nächsten, die sich wegen ihrer Hilflosigkeit nicht um ihn kümmern kann. Offensichtlich ist sie noch schutzloser als er. Sie hat kein Schneckenhaus und nicht einmal einen Mund zum Schreien. Vater und Bruder dominieren die Familie.

Sieht man dieses Bild, bekommen Uwes Konzentrationsstörungen und autistische Züge eine innere Logik.

*Abb. 45 (29,7 × 21 cm): Uwe, 6, Familienbild*
*Abb. 46 (21 × 29,7 cm): Thomas, 5, Familienbild*
*(Text S. 128)*

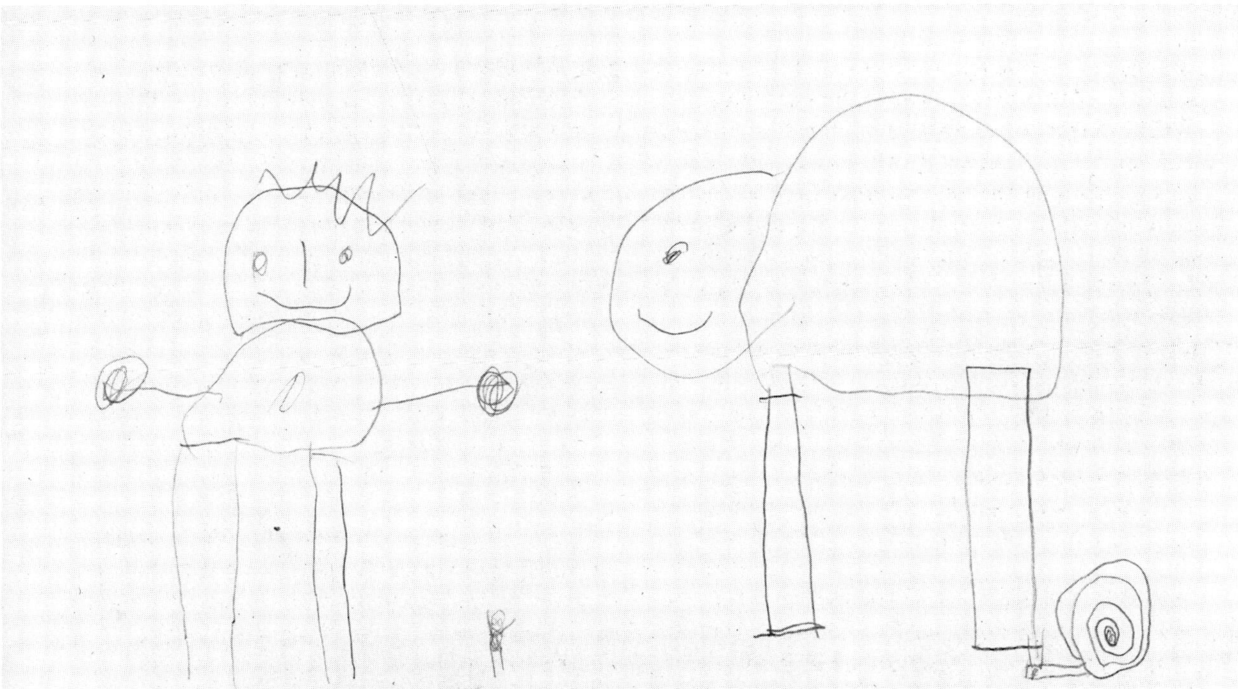

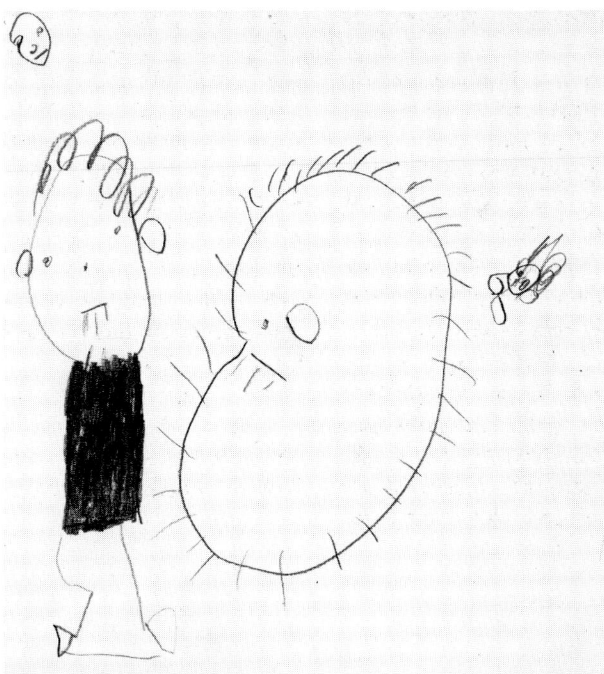

Thomas, fünf Jahre alt, zeichnet seine Mutter in die Mitte des Blattes als eine Art undifferenziertes Flimmertierchen, das sein Auge auf ihn wirft *(Abb. 46 S. 127)*. Es ist, als hätte sie hundert Arme, mit denen sie ihn halten kann. Er selbst ist an die linke Seite des Blattes gedrückt; er hat kaum Raum, sich zu bewegen, und keine Arme, um selbst etwas zu tun. Die dünnen Beine geben ihm wenig Halt. Der Vater erscheint nur ganz hinten oben als maskenhaftes Gesicht. Offensichtlich ist er keine Hilfe, um dem tyrannischen Zugriff der Mutter zu entkommen. Auch hier ist wieder die tatsächliche Familiensituation genau charakterisiert.

Die 16jährige Petra zeichnet sich und ihre Mutter in einem Käfig *(Abb. 44 S. 125)*. Erst ist sie die Stange, auf der die Mutter sitzt. Sie sagt dazu: „So bin ich niemand." Sie schreibt darunter „Keine" und zeichnet sich noch einmal als Strichmännchen daneben. Ein drittes Mal zeichnet sie sich, wieder als Strichmännchen, außerhalb des Käfigs. Dies ist die Perspektive, die sie im Augenblick sucht. Unter das Bild schreibt sie: „Frei wie ein Vogel?"

# 4. Methodische Überlegungen

## Zusammenstellung und Vorbereitung der Gruppen

*Problemkinder*

Bei der Zusammenstellung einer Gruppe ist einiges zu berücksichtigen. Setzt sie sich ausschließlich aus Problemkindern zusammen, ist die Arbeit schwer, erfordert Geduld und einen Prozeß der Einübung. Die Gruppe sollte in diesem Fall sehr klein gehalten werden, oder es sollten mehrere Erwachsene anwesend sein (ca. ein Erwachsener für drei bis vier Kinder). Nach Möglichkeit sollten Extreme in der Gruppe vermieden werden. So profitieren hyperaktive, motorisch extrem unruhige Kinder und sehr gehemmte, ängstliche, stille Kinder nicht voneinander, sondern behindern sich meistens. Sie benötigen jeweils eine andere Art von Einstieg, der dort anknüpft, wo sie sich seelisch befinden. Die einen brauchen zunächst Bewegung, die anderen eher Ruhe, um sich langsam dem anderen Pol zu nähern.

Die Teilnahme an den Gestaltungsgruppen sollte unbedingt freiwillig sein, einige Kinder brauchen allerdings einen „Schubs". Bewährt hat sich, daß jedes Kind vor Beginn der Sitzung entscheidet, ob es heute mitmachen will oder nicht. Diese Entscheidung gilt für diese Sitzung und kann für ihre Dauer nicht mehr verändert werden. In der Tagesstättensituation hat sich außerdem bewährt, einen bestimmten, und zwar immer den gleichen Raum außerhalb der Gruppenräume zu benutzen, wenn nicht alle Kinder einer Gruppe beteiligt sind, und diesen Raum immer gleich zu gestalten (eine Anregung dazu siehe S. 26 ff.). Die Zeit des Beginns der Sitzungen bleibt ebenfalls gleich.

Förderlich ist es, jede Sitzung mit dem gleichen Ritual zu beginnen und zu beenden, z. B. immer mit einer gleichbleibenden Körperübung oder einer Meditation, wobei es sinnvoll ist, Übungen auszuwählen, die das Gruppenbewußtsein stärken, z. B. gemeinsam zu zischen (siehe S. 43) oder gemeinsam aus dem Bauch zu summen, dabei im Kreis zu sitzen und die Hände zu halten, oder in derselben Position bei geschlossen Augen zu spüren, wie die Energie im Kreis durch die Hände fließt (links wird sie aufgenommen, rechts wird sie weitergegeben). Dabei zeigt die linke Handfläche nach oben, die rechte nach unten. Hat man im Raum eine brennende Kerze stehen, kann das Abschlußritual ihr gemeinsames Ausblasen sein. Für verhaltensgestörte Kinder sind diese Rituale von großer Bedeutung. Sie geben ihnen Orientierung, Struktur und Sicherheit, ohne sie zu überwältigen. Möglicherweise müssen die ersten Sitzungen damit verbracht werden, diese Rituale einzuüben.
Die Übungen werden durch Rituale um ein zusätzliches Element bereichert, das in Struktur und geistiger Disziplin liegt. In der Tagesstätte können sie jedoch ebensogut im Gruppenraum durchgeführt werden, in dem sich alle Kinder befinden. Entweder spielt die ganze Gruppe mit, wenn sie aufnahmebereit ist oder sich die Situation ergibt, oder nur ein Teil der Gruppe, der gerade dafür aufgeschlossen ist, oder auch nur einzelne Kinder. Dazu ist es notwendig, daß eine Ecke des Raumes so hergerichtet ist, daß jederzeit ohne großen Aufwand gemalt werden kann.

### *Sonstige Gruppen*

Auch in anderen Gruppen haben Rituale eine konzentrierende und beruhigende Wirkung. Jede Sitzung kann mit 15 Minuten Meditation oder Entspannung beginnen und mit einer gemeinsamen Kontaktübung enden, z. B.: sich im Kreis voneinander mit den Augen oder den Händen verabschieden. Wichtiger regelmäßiger Abschluß ist immer das gemeinsame Aufräumen.
Gruppen, die sich durch normale Umstände zusammenfinden und nicht durch eine Negativauswahl, pendeln sich meiner Erfahrung nach von selbst aus. Es ist keine besondere Auswahl nötig. Im normalen Ausmaß sind Gegensätze förderlich und befruchtend. Absolut gruppenunfähige Kinder oder Jugendliche sollten jedoch nicht sofort in eine Gruppe genommen werden, sondern zunächst Einzelstunden erhalten.

## Gruppenformen

Zwei Organisationsformen bieten sich für Gruppen an: die fortlaufende Gruppe, die sich einmal oder zweimal in der Woche trifft, und die Intensivgruppe, die für mehrere Tage, z. B. für ein Wochenende, an einem geeigneten Ort zusammenkommt. Letzteres ist vor allem in der Jugendarbeit sehr fruchtbar, aber auch mit Eltern und Kindern gemeinsam. Meistens entsteht in diesen Gruppen eine Intensität und Intimität, die für alle eine tiefe Erfahrung bedeutet. Dadurch, daß mehr Zeit zur Verfügung steht und die Gruppe sich näher ist, auch gemeinsam schläft und ißt, vertiefen sich Beziehungen sowie Prozesse und Erfahrungen, die sonst schon nach kurzer Zeit wieder abgebrochen werden müssen.
Wichtig ist, daß der Gruppenleiter für solche Tage Übungen auswählt, die da anknüpfen, wo sich die Gruppe seelisch befindet, daß er ihr Thema erkennt bzw. den nötigen Raum gewährt, daß sich das Gruppenthema entwickeln kann. Das ist möglich durch einleitende Übungen wie: „Mein Name“ (siehe S. 92) oder „Ich zwischen...“ (S. 74). Was

dadurch entsteht und sichtbar wird, führt zum nächsten Vorschlag.
Im Verlauf der Tage werden *alle* Bilder, die entstehen, aufgehängt, so daß der Raum langsam die Atmosphäre der Gruppe annimmt und den fortlaufenden Prozeß spiegelt. Auf diese Weise ist jedes Bild jederzeit sichtbar. Es strahlt seine Atmosphäre aus, und jeder kann sich darauf beziehen. Ist ein Fotoapparat zur Hand, können die Bilder aufgenommen und der Prozeß dokumentiert werden.

*Schulklassen*

Eine Schulklasse ist eine besondere Gruppenform, in der jedoch die gleichen gruppendynamischen Gesetze wirksam sind wie in allen Gruppen. Selbstverständlich ist eine Klasse keine therapeutische Gruppe. Dennoch können viele Erkenntnisse, die in Psychologie und Psychotherapie (vor allem im Bereich der Humanistischen Psychologie) gewonnen wurden, eine große Hilfe für den Lehrer sein, um Bedingungen zu schaffen, die die emotionale und geistige Entwicklung der Schüler optimal fördern. Für ihn selbst wird dadurch das Lehren befriedigender. Dies scheint bei der Größe vieler Schulklassen oft nicht einfach zu sein.
Vor allem im Kunstunterricht ist es möglich, Grundideen vieler beschriebener Übungen zu verwenden. Auch wenn sie nicht therapeutisch aufgearbeitet werden, findet intensives, lebendiges Lernen durch sie statt. Wertvolle Erfahrungen über sich und die anderen werden möglich, engagierte Diskussionen über existentielle Themen, die alle berühren. Dies wurde am Beispiel eines Malwochenendes mit Schülern einer 12. und 13. Klasse (Gymnasium) gezeigt.
Oft werde ich gefragt, ob es nicht gefährlich sei, die psychodynamische Ebene anzusprechen. Aus meiner Erfahrung kann ich sagen: Nein, vorausgesetzt, daß der Leiter oder Lehrer die Schüler nicht dazu benutzt, seine eigenen Bedürfnisse zu befriedigen. Diese Art Beziehung ist immer gefährlich. Die Erfahrung hat mich gelehrt, daß jeder Mensch, wenn er nicht sehr gestört ist, einen guten Instinkt dafür hat, wie weit er sich auf eine innerseelische Reise einlassen kann bzw. wo sie so weit ginge, daß er das Erlebte nicht mehr verarbeiten könnte. Vorher macht er Halt. Deshalb ist es wichtig, niemandem eine Erfahrung aufzuzwingen, die er ablehnt. Wichtig ist aber auch, unterscheiden zu können, ob es darum geht, eine Barriere zu überwinden, die sich meistens vor Neuem, Unbekanntem aufbaut, auch wenn dieses wichtig und konstruktiv ist. In diesem Fall braucht der Klient oder Schüler Unterstützung und Ermutigung.
Normalerweise haben Menschen einen guten Instinkt dafür, ob der andere ihnen seelische Unterstützung geben kann, wenn sie es wagen, sich ihren inneren Abgründen auszusetzen. Fehlt dieses Vertrauen, begeben sie sich nicht an diese Grenzen, sondern bleiben in vertrauten Räumen. Selten wird ein Kind oder Jugendlicher einem Erwachsenen seine Innenräume öffnen, wenn es spürt, daß dieser der Begegnung nicht gewachsen ist. Dieser Selbstschutz funktioniert in der Regel sehr zuverlässig. Eher ist es ein schwieriger Prozeß, den Schutz aufzugeben, wenn er unnötig ist.

Wagt sich jemand auf die „innere Reise", wird dem nichts hinzugefügt, was nicht schon in ihm ist. Nur das wird sichtbar, was da ist. Anstöße, die von außen kommen, tragen nur dazu bei, was innen ist, nach außen kommen zu lassen. In Wirklichkeit haben wir nicht vor der Macht des anderen Angst, sondern vor der Dynamik des Unbekannten, Unbewußten in uns selbst.

## Material

Wenn ein reichliches Angebot vorhanden ist, ist das Malmaterial, das ausgesucht wird, von Bedeutung und weist unter Umständen auf konfliktträchtige Bereiche hin und auf den Grad der Bereitschaft und Fähigkeit, sich emotional auszudrücken. Ist das Angebot gering und wird ein Material so verwendet, daß es die Aussagekraft eines anderen bekommt, so ist das ein Hinweis darauf, daß die Kinder oder Jugendlichen anderes Material brauchen, um ihrem seelischen Ausdruck gerecht zu werden.

*Fingerfarben*

Es wurde bereits darauf hingewiesen, daß sich Finger- und Kleisterfarben besonders gut eignen, um den Folgen einer zu strengen Reinlichkeitserziehung entgegenzuwirken. Die Möglichkeit zu schmieren erlaubt es, zu regredieren und Bedürfnisse aus der Phantasie nachzuholen, ohne Angst und Schuldgefühle.
Beim Malen mit Fingerfarben – und das gilt auch für das Gestalten mit Ton – ist der Kontakt zum Material direkt, es ist nichts mehr „dazwischen": kein Stift, kein Pinsel. Die Farbe wird direkt mit den Fingern gestaltet, und sie hinterläßt ihre Spuren auf der Haut. So ermöglicht sie mehr als andere Materialien, daß Emotionen, Stimmungen und Bilder aus dem Unbewußten direkt durch die Hände in das Material fließen und gestaltet werden, mit einem minimalen Anteil kritischer Kontrolle.
Wird zu Fingerfarben zusätzlich Kleister verwendet, kommt ein glitschig-gleitendes Element hinzu, das dieses Fließen unterstützt. Um dies von Anfang an zu gewährleisten, wird das Papier vor Malbeginn mit Kleister eingestrichen. Dadurch kann das Bild gleitend sich immer wieder wandeln, was dem Fließen des seelischen Prozesses entspricht. Auf diese Weise wird Schmieren möglich, das gleichzeitig gestaltet, denn der Kleister verhindert lange Zeit, daß die Farben zu einer grau-braunen Einheitssoße werden.

*Wasserfarben und Ölpastellkreiden*

Wasserfarbe und Ölpastellkreiden eignen sich ebenfalls, um das Fließende, Dynamische des seelischen Ausdrucks darzustellen. In der Differenziertheit ihrer Verwendungsmöglichkeit erlauben sie, das Schillernde, Polare, Ambivalente eines Konflikts auszudrücken. Sie sind leuchtend oder gebrochen aufzutragen, klar oder vermischt, verschwommen; hart, massiv oder zart in allen Nuancen. Sie ermöglichen Struktur und Strukturlosigkeit. Die Farbpalette umfaßt ein breites Spektrum. Farbliche und formale Variationsmöglichkeiten entsprechen der emotionalen und seelischen Fülle und der dynamischen Kraft des Unbewußten. Wer diese scheut, wird die Farben vorsichtig oder gar nicht verwenden wollen.

*Wachsmalkreiden*

Wachskreiden sind sehr farbintensiv. In ihrem Farbenreichtum ermöglichen sie ebenfalls einen differenzierten Ausdruck. Sie sind wesentlich härter als die oben beschriebenen Materialien und decken dadurch nur einen Teil der seelischen Ausdrucksmöglichkeiten ab. Dadurch erlauben sie denjenigen, die den fließenden, unberechenbaren Aspekt des Unbewußten fürchten, sich in Form und Farbe ohne zuviel Angst auszudrücken. Ein Teil der Abwehr wird vom Material übernommen, der Prozeß des Gestaltens ist weniger angsterregend. So sind Wachsmalkreiden dort richtig eingesetzt, wo bei fließendem Material Angst kreativen Prozeß einschränken oder verhindern würde.

*Filzstifte*

Filzstifte erlauben eine starke Kontrolle beim Zeichnen. Die Strichführung ist noch konturierter und abgegrenzter möglich als bei Wachskreiden. So können sie Unterstützung sein in einem Prozeß, Struktur, Ordnung und Abgrenzung zu entwickeln und zu finden. Ebenso können sie Ausdruck sein von Angst vor der Fülle des eigenen Erlebens und Empfindens.

Wenn Kindern nur Filzstifte gegeben werden und sie verwenden diese mit großer Mühe so, daß sie wie Ölkreiden oder Wasserfarben wirken, ist dies ein Zeichen dafür, daß die emotionale Ausdrucksfähigkeit und das Ausdrucksbedürfnis größer sind, als das Material es zuläßt. Dies ist eine Aufforderung an den Erzieher, dem Kind oder Jugendlichen geeigneteres Material zur Verfügung zu stellen. *Abb. 20 S. 41* mag dies demonstrieren: Sie zeigt die Phantasiereise eines neunjährigen Jungen über das Meer zu einer paradiesischen Insel, auf der Frieden herrscht. Das tiefe Blau des Meeres – Symbol eines Zustands spannungsfreier Geborgenheit – konnte nur mit großer Mühe entstehen, indem mit Filzstift Strich an Strich gesetzt wurde, ein Prozeß, der Anspannung und Konzentration verlangt. Es ist bewundernswert, mit welcher Ausdauer der Junge, dem kein anderes Material zur Verfügung stand, seinem Bedürfnis nach tiefem Blau als Ausdruck seelischer Empfindung nachgekommen ist, ohne den Mut zu verlieren. Wäre diese Energie nicht in den mühseligen Prozeß des „Strich für Strich" gebunden worden, wäre der Gestaltungsprozeß sicher stärker ins Fließen gekommen.

*Bleistift*

Noch stärker gilt das Gesagte für Bleistift, dem die Farbdimension fehlt, die wesentlich für emotionalen Ausdruck ist. Wird häufig Bleistift trotz Farbangebots gewählt, ist möglicherweise der emotionale Ausdruck gehemmt. Außerdem läßt Bleistift viele Möglichkeiten offen. Der Zeichner legt sich farblich nicht fest. Schwärzungen deuten oft auf depressive Verstimmungen oder tiefliegende Depressionen.

*Papier*

Großformatiges Papier regt dazu an, mit großen, lockeren Bewegungen zu expandieren. Die Kontrolle und Einengung, die kleines Format verlangt, wird reduziert. Dies ist besonders wichtig bei Fingerfarben; der Malende sollte mindestens die Fläche eines Zeitungsbogens zur Verfügung haben. Geeignet, weil preiswert und reißfest, ist Offset-Druck-Papier aus der Papiergroßhandlung.

Für großformatige Gruppenbilder kann Abdeckpapier (im Großhandel in Rollen erhältlich) oder Packpapier verwendet werden.

Das Malen wird erleichtert, wenn (z.B. in Tagesstätten) alles Material jederzeit griffbereit ist, so daß es verwendet werden kann, wenn sich eine Situation ergibt, in der es gebraucht wird. Am schönsten ist es, wenn es eine Ecke im Raum gibt, in der jederzeit Material bereitsteht, damit Kinder malen können, wann immer das Bedürfnis entsteht. Tauchen innere Bilder auf, die sich im Malen äußern wollen, können sie nicht auf später vertröstet werden, denn dann sind sie verschwunden.

In fortlaufenden Gruppen muß ich mir vor einer Sitzung sehr genau überlegen, welches Material ich verwenden will, und es vorbereiten. Verzögerungen des Prozesses durch Zusammensuchen von Material sind sehr störend. Noch mehr gilt das, wenn ich für eine Gruppe über mehrere Tage plane. Meistens muß ich mich dann mit dem Material begnügen, das ich mitgebracht habe.

Zur Orientierung sei eine Materialliste erstellt für eine Vier-Tages-Gruppe mit 14 Jugendlichen:

Pigmente: pro Farbe (rot, blau, grün, gelb, weiß, schwarz, violett, braun) ca. 1 kg oder
Fingerfarben: 4–5 Acht-Farbensets
14 kleine Schachteln Öl-Pastell-Kreiden (z. B. Jaxon)
1–2 Stangen Ton
Draht
Zange
buntes Seidenpapier (ca. 14 Bogen)
1–2 Schachteln Kleister
Gefäße für Wasser und Kleister
ein Eimer, um Kleister anzurühren
Mallappen und alte Zeitungen
Pack- oder Abdeckpapier
Offsetdruck-Papier (ca. 100 Bogen)
eventuell Collagenmaterial
Scheren
Messer
Tesakrepp
Schnur

Fingerfarben sind verhältnismäßig teuer. Sie können selbst hergestellt werden aus Farbpigmenten (in vielen Farbgeschäften erhältlich) und Tapetenkleister, was billig und einfach, jedoch zeitraubend ist. Mit älteren Kindern und Jugendlichen können die Farben gemeinsam angerührt werden.

### Alter

Die beschriebenen Übungsbeispiele sind absichtlich nur mit vagen oder keinen Altersangaben versehen. In der Praxis stellt sich heraus, daß dies sinnlos wäre, da es wesentlich ausschlaggebender ist, auf welcher seelischen, geistigen und sozialen Entwicklungsstufe das Kind oder der Jugendliche steht. Eine Übung mag mit einer Gruppe aufgeschlossener Zwölf- und Dreizehnjähriger wunderbare Ergebnisse bringen, mit einer Problemgruppe Fünfzehn- und Sechzehnjähriger aber undurchführbar sein. Ich gehe davon aus, daß ein erfahrener Pädagoge, wenn er die Anleitungen liest, von sich aus weiß, was er welchen seiner Schutzbefohlenen vorschlagen kann und was nicht, oder wie er es abwandeln muß.
Die meisten Übungen sind leicht abzuändern, so daß sie einfacher oder komplexer werden, je nach Reifegraden der Teilnehmer. Wo diese Erfahrung fehlt, bleibt das Risiko des Versuchs nicht erspart. Solange dies in Form von Vorschlägen geschieht und niemandem etwas aufgezwungen wird, was dieser nicht will, ist damit nicht mehr und nicht weniger Schaden anzurichten als mit anderen Vorschlägen auch.

### Überzeugungskraft des Gruppenleiters

Eine wesentliche Komponente dabei, ob Vorschläge angenommen werden können oder nicht, ist die Selbstverständlichkeit, Lockerheit und Sicherheit, mit der sie vorgetragen werden. Die Saat wird um so eher aufgehen, je mehr Natürlichkeit, Leichtigkeit und Freude in den Anleitungen mitschwingen. Dies ist allerdings nicht durch das Lesen eines Buches zu erlernen, sondern nur in eigener Erfahrung. Wenn ich etwas in der Überzeugung vorschlage, daß es abgelehnt wird, ist mit Sicherheit vorherzusagen, daß es schlecht aufgenommen wird. Falls mir das häufig geschieht und ich das ändern möchte, muß ich etwas für die Entwicklung meiner eigenen Sicherheit in die Wege leiten. Unter Umständen muß ich mich selbst einem ähnlichen Prozeß unterziehen, wie ich ihn gerne meinen Klienten zukommen lassen möchte, denn ich kann niemanden weiterbringen, als ich mich selbst entwickelt habe.

### Besprechung der Bilder und Weiterarbeit

In der vorangegangenen Darstellung wurde immer wieder darauf hingewiesen, wie mit den Bildern oder Figuren weitergearbeitet werden kann, wenn sie entstanden sind. Ich möchte noch einmal davor warnen, zu sehr in den Prozeß einzugreifen, sei es mit Interpretationen oder Vorschlägen. Das Kind selbst ist der beste Führer, und der Erwachsene sollte sich darauf beschränken, es auf seinem Weg zu begleiten und zu unterstützen. Er sollte nichts forcieren, sich allerdings auch nicht manipulieren lassen. Wo ein Kind sich weigert, einen Vorschlag anzunehmen, sollte man es gewähren lassen und aufmerksam wahrnehmen, was es äußert. Dies mag in Winzigkeiten geschehen, einem Blinzeln vielleicht, einem Zucken der Mundwinkel, einem tiefen Atemzug oder einem Anhalten des Atems. Der begleitende Erwachsene sollte eher sein Einfühlungs- und Wahrnehmungsvermögen schulen, um immer am Prozeß bleiben zu können, als zu denken, er müsse möglichst viel tun oder herauslocken.
Der Ausdruck von Gefühlen sollte nicht forciert werden. Wo er von selbst an die Oberfläche drängt, kann er unterstützt werden, was oft Erleichterung gewährt. An erster Stelle steht jedoch ein liebevolles „Dabeisein" und ein sorgsames Durcharbeiten der aufgetauchten Inhalte.
Auf einer persönlichen Ebene über die Bilder sprechen zu können, ist nicht selbstverständlich, vor allem nicht für Jugendliche. Diese Möglichkeit muß behutsam aufgebaut werden. In Therapiegruppen ist dies sicher ein Ziel, in einer Schulklasse nicht unbedingt. Voraussetzung dafür ist Vertrauen in den Gruppenleiter, aber ebenso in die Gruppe. Je besser sich eine Gruppe kennt, um so eher werden persönliche Gespräche möglich, vor allem, wenn die Erfahrung gemacht wird, daß die persönlichen Äußerungen nicht gegen jemanden verwendet werden. So muß der Erwachsene unbedingt dafür sorgen, daß die Mitteilungen mit Achtung und Respekt behandelt werden, daß niemand ausgelacht oder destruktiv kritisiert wird. Wenn dies geschieht, muß die negative Reaktion mit dem Urheber bearbeitet werden. Sie muß verstanden, nicht verboten oder wiederum kritisiert werden. So wird die Aggression, die z. B. im Auslachen steckt, sichtbar, ohne daß ein Gruppenmitglied, das mit der Ursache der Aggression nichts zu tun hat, zu ihrem Opfer wird. Wer Verachtung zeigt, muß lernen, sich selbst zu achten. Selbstachtung ist unabdingbare Voraussetzung, um andere zu achten, und eine Lektion, die für viele nicht leicht zu lernen ist.
Der natürlichste Weg, in einer Gruppe Selbstachtung und gegenseitige Achtung wachsen zu lassen, ist, selbst ein ehrliches Interesse an den Kindern und Jugendlichen zu haben und ihre Bedürfnisse zu respektieren, ohne sich selbst zu verleugnen. Dann wird durch Zuneigung und Verständnis eine Atmosphäre geschaffen, in der glaubhaft nicht Leistung und Wettbewerb im Vordergrund stehen, nicht Kritik und Besser-sein-Müssen, sondern der Mensch mit seinen Gefühlen, Ängsten, Hoffnungen und die Möglichkeit, diese auszudrücken zu dürfen, um sie besser handhaben zu lernen. Es ist dabei nicht notwendig, über alles, was geschieht, zu sprechen oder die persönliche Ebene zu betonen. Als Gruppe ein gemeinsames Bild zu gestalten, alle zwei oder fünf Minuten ein neues Bild zu malen – 14 hintereinander –, mit Fingern statt mit Filzstiften zu malen:

Diese Erfahrungen sind für sich bedeutend, auch wenn es nicht möglich erscheint, auf der persönlichen Ebene über sie zu sprechen. Allerdings sollten die Ergebnisse nicht aus Verlegenheit oder Gewohnheit formal-ästhetisch betrachtet und bewertet werden, da dies die persönliche Erfahrung durch den Gestaltungsprozeß wieder in den Hintergrund und den Leistungsanspruch in den Vordergrund rükken würde.
Es sollte nie vergessen werden, daß die „Arbeit" spielerisch und leicht sein kann, mit Humor und Spaß: So können die Übungen auch Spiele genannt werden. Wenn die Kinder und Jugendlichen dabei lernen, über sich selbst zu lachen, ist viel gewonnen.

### Verweigerung

Niemals sollte der Zwang entstehen, daß jemand eine Übung mitmachen muß. Es empfiehlt sich allerdings, die Vereinbarung zu treffen, daß ein Kind oder Jugendlicher, der sich entschieden hat, an einer Gruppe teilzunehmen, dann aber doch nicht mitmachen will, ruhig dabei bleibt, ohne zu stören. Den Teilnehmern sollte klar sein, daß sie sich für sich selbst beteiligen, nicht für den Gruppenleiter. Dieser hat letztendlich nichts davon, ob jemand sich ein- oder ausschließt. Sein Interesse kann nicht sein, seine Vorschläge durchsetzen zu wollen.
Manchmal jedoch kann einem Kind oder Jugendlichen geholfen werden, aus seiner Verweigerung herauszufinden. Oft genügt es, daß er keinen Druck spürt und erkennt, daß es dem Leiter nicht darum geht, sich durchzusetzen oder etwas aufzuzwingen. Manchmal ist es hilfreich, wenn er einsieht, daß er sich selbst aus irgendeinem Grund, sei es Trotz oder Unlust oder sonst etwas, verbietet, etwas zu tun, das ihm an sich Spaß machen würde. Ich kann ihm etwa sagen: „Erlaub dir, es auszuprobieren. Du tust es nicht für mich, sondern für dich. Erlaub dir, es einmal zu probieren, und wenn du es dann wirklich nicht willst, laß es. Dann weißt du wenigstens, daß du es wirklich nicht willst."

## Schlußbemerkung

In diesem Buch wurde aus der Praxis berichtet. Es wurden Übungen beschrieben, die teils innerhalb der humanistischen Psychologie entwickelt wurden, teils in meiner eigenen Arbeit entstanden sind. Sie zu benutzen, heißt keineswegs, Therapien durchzuführen, auch wenn sich die Bezeichnung Kunst- bzw. Gestaltungstherapie eingebürgert hat. In der Form, in der sie dargestellt sind, sind sie gedacht als Angebote zu Selbsterfahrung und innerem Wachstum. Es sei noch einmal betont, daß jeder einzelne einschätzen können muß, wie weit er dabei gehen kann.

## Definitionen: Therapie und Kunstschaffen

Abschließend seien einige Definitionen gewagt (vgl. Ulman & Dachinger, 1975, S. 12 f.).

*Therapie:* Einen Prozeß kann man dann therapeutisch nennen, wenn er wünschenswerte Veränderungen in der Persönlichkeit oder im Lebensstil ermöglicht oder unterstützt, die die Sitzungen überdauern. Voraussetzungen dafür sind, sich selbst kennenzulernen, die Umwelt real sehen zu lernen, sich zur Umwelt in Beziehung setzen zu können. Die beschriebenen Übungen können dabei eine Hilfe sein.

Im Prozeß des *Kunstschaffens* kommt die motivationale Kraft von innerhalb der Persönlichkeit; es ist ein Weg, Ordnung aus dem Chaos zu schaffen. Innen sind chaotische Gefühle und Impulse, außen eine verwirrende Masse von Eindrücken. Es ist ein Mittel, sich selbst und die Welt zu entdecken und eine Beziehung zwischen den beiden herzustellen. Im vollkommenen kreativen Prozeß wird innere und äußere Realität zu einer Einheit verschmolzen.
Geht man von diesen Definitionen aus, dann kann man sagen, daß im kreativen Prozeß die Voraussetzungen enthalten sind, die einen therapeutischen Prozeß ermöglichen.

Ein *neurotischer* Lösungsversuch ist es, Energie, die an einen ungelösten Konflikt gebunden ist, in Symptomen zu äußern.
Ein *Künstler* setzt die Energie, die aus einem Konflikt stammt (jedoch nicht stammen muß!) in kreative Tätigkeit um. Dabei ist er sehr flexibel. Ist ihm z.B. sein gewohntes Material aus irgendeinem Grund versagt, findet er mit anderem Material neue Ausdrucksformen. Würde das gleiche bei einem neurotischen Lösungsversuch geschehen, setzt Verzweiflung ein.
Die Hoffnung ist, daß Kinder und Jugendliche, die in ihrer emotionalen Entwicklung gehindert sind und zu neurotischen Lösungen neigen, durch den kreativen Prozeß neue, positive Lösungswege finden. Dabei ist erfreulich, daß vor allem Kinder meist noch einen spontanen Zugang zum kreativen Ausdruck haben. Selbst Jugendliche stehen ihm näher als viele Erwachsene. So ist das Ziel, Energie, die an ungelöste Konflikte gebunden ist, mit Hilfe des künstlerischen Prozesses frei zu bekommen. Dann wird es unnötig, sie durch Symptome zu äußern. Allerdings ist dies ein mühseliger und langwieriger Weg. Die Beispiele in diesem Buch, die einige der Augenblicke festhalten, in denen ein Erfolg sichtbar wurde, mögen nicht darüber hinwegtäuschen, daß diesen Augenblicken lange Arbeit vorausging und nachfolgte.
Zur großen Freude für alle Beteiligten werden die Übungen, wenn sie gut entwickelten, aufnahmebereiten Kindern oder Jugendlichen angeboten werden. Es entsteht soviel Begeisterung, soviel Kreativität und Lebendigkeit, daß alle Mühen mit den Benachteiligten ausgeglichen werden. Es ist geradezu ansteckend und beflügelt zu immer neuen Impulsen und innerem Wachstum.

## Vorteile der Kunst- und Gestaltungstherapie

Kunst- und Gestaltungstherapie läßt das Unbewußte sich lösen und befreien durch das Mittel des spontanen Ausdrucks. Ihre Vorteile dabei sind:
- Malen und Tonen erlauben leichter als Sprache einen direkten Ausdruck von Träumen, Phantasien und anderen inneren Erfahrungen, die eher als Bilder denn als Worte auftauchen.

- Ins Bild gebrachte Projektionen entkommen der inneren Zensur wesentlich leichter als verbal geäußerte, so daß der therapeutische Prozeß beschleunigt wird.
- Die Produkte sind dauerhaft und verändern sich nicht. Ihr Inhalt kann nicht durch Vergessen aus der Welt geschafft werden, und die Autorschaft ist schwer zu leugnen. Einmal aus dem Unbewußten aufgetaucht, arbeiten sie innerlich weiter.
- Die Autonomie des Malenden wird gefördert. Er lernt mehr und mehr, mit seinen eigenen Bildern umzugehen und sie für seine Heilung und Entwicklung einzusetzen. So ersetzt die Beziehung zu den Bildern (= Innenwelt) langsam die Abhängigkeit vom Therapeuten.
- Oft entdecken die Malenden in ihren Bildern eine Kraft, Stärke und Lebendigkeit, die sie bisher an sich nicht wahrgenommen haben. Dies stärkt ihr Selbstvertrauen und ihren Glauben daran, ihre Probleme selbst lösen zu können.
- Kommunikationsmöglichkeiten werden erweitert und vertieft. Der Zugang zu sich und den anderen über das Wort ist oft versperrt. In die Bildsprache aber gleitet das Unbewußte ohne Mühe, fördert Erkennen, gibt Ermutigung und Bereicherung.
- Ungelöste Konflikte werden in der Regel von Konzentrationsstörungen begleitet. Der Gestaltungsvorgang jedoch nimmt sehr schnell gefangen und bindet die Aufmerksamkeit. Der Gestaltende vergißt alles um sich her und ist vollkommen versunken, vollkommen konzentriert. In diesen Augenblicken der Versunkenheit ist die Seele befreit von der Fessel ihrer sonstigen Konflikte und Ängste, was große Freude und Glücksgefühle gewährt. So lassen sich „Inseln des Glücks“ schaffen, an die sich ihr Schöpfer zunehmend erinnert und die er, unabhängig von anderen Menschen, wieder betreten kann.

Zum Schluß möchte ich all meinen kleinen und großen Freunden dafür danken, daß sie mich so lebendig durch „dick und dünn“ haben Anteil nehmen lassen an ihrem schweren, oft freudigen, immer jedoch bewegenden Weg zum Erwachsenwerden. Ich hoffe, sie haben genausoviel daraus gewonnen wie ich.

# Literatur


## Zitierte Literatur

Bettelheim, Bruno: Erziehung zum Überleben. Zur Psychologie der Extremsituation. Deutscher Taschenbuch Verlag, München, 1982

Biniek, Eberhard: Psychotherapie mit gestalterischen Mitteln. Eine Einführung in die Gestaltungstherapie. Wissenschaftliche Buchgesellschaft, Darmstadt, 1982.

Blumberger, Steven, R.: An Overview of the Method, Theory and Outcome of the Creativity Mobilisation Technique. Paper presented at the Fourth Annual Conference of the National Association for Creative Children and Adults, Toronto, Canada, April 24–27, 1977

Brem-Gräser, L.: Familie in Tieren. 1970.

Carr, Rachel: Be a Frog, a Bird, or a Tree. Creative Yoga Exercises für Children. Harper & Row, New York, 1977

Fraiberg, Selma: Psychoanalyse im Vorschulalter und in der Latenz; in: Psyche 1, 29. Jahrgang, Klett Verlag, Stuttgart, 1975

Lutz, Christiane: Kinder und das Böse. Konfrontation und Geborgenheit. Verlag W. Kohlhammer, Stuttgart, Berlin, Köln, Mainz, 1980

Oaklander, Violet: Gestalttherapie mit Kindern und Jugendlichen. Klett-Cotta, Stuttgart, 1981

Perls, Frederick, S.: Grundlagen der Gestalt-Therapie. Einführung und Sitzungsprotokolle. Verlag J. Pfeiffer, München, 1976

– : Gestalttherapie in Aktion. Ernst Klett Verlag, Stuttgart, 1976

Rhyne, Janie: The Gestalt Art Experience. Brooks/ Cole Publishing Company, Monterey, California, 1973

Saint-Exupéry, Antoine de: Der kleine Prinz. Karl Rauch Verlag, Düsseldorf, 1953

Schnell, Hans: Einen Tag bildnerisch arbeiten: Zeichnen. Manuskript der Akademie für Lehrerfortbildung, Dillingen, 1981

Seattle: Wir sind ein Teil der Erde. Die Rede des Häuptlings Seattle vor dem Präsidenten der Vereinigten Staaten von Amerika im Jahre 1855. Walter Verlag, Olten, 1982

Stevens, John O.: Die Kunst der Wahrnehmung. Übungen der Gestalttherapie. Chr. Kaiser Verlag, München, 1975

Ulman, Elinor und Dachinger, Penny (Ed.): Art Therapy in Theory and Practice, Schocken Books, New York, 1975

*Workshops:*

Rebilliot, Paul: „Des Helden Wanderschaft." Ein Workshop in Coloman, Zentrum für Therapie und Selbsterfahrung, Soyen (Obb.), 1978

Tomalin, Elisabeth: Workshop „Gestaltungstherapie" an der Akademie der Bildenden Künste, München, 1981 und 1982

## Weitere Literatur

American Journal of Art Therapy, Ed. by E. Ulman in affiliation with the American Art Therapy Association. Washington, USA

Balint, M.: Angstlust und Regression. Beitrag zur psychologischen Typenlehre. Ernst Klett Verlag, Stuttgart, 1960, Rowohlt, Reinbek, 1972

–: Therapeutische Aspekte der Regression. Die

Theorie der Grundstörung. Ernst Klett Verlag, Stuttgart, 1970, Rowohlt, Reinbek, 1973

Bloch, S.: Kunst-Therapie mit Kindern. Pädagogische Chancen. Didaktik. Realisationsbeispiele. Ernst Reinhardt Verlag, München, 1982

Cohn, R. C.: Von der Psychoanalyse zur Themenzentrierten Interaktion. Von der Behandlung einzelner zu einer Pädagogik für alle. Ernst Klett Verlag, Stuttgart, 1975

Dolto, F.: Psychoanalyse und Kinderheilkunde. Die großen Begriffe der Psychoanalyse. Sechzehn Kinderbeobachtungen. Suhrkamp Verlag, Frankfurt am Main, 1973

Ehrenzweig, A.: Ordnung und Chaos. Das Unbewußte in der Kunst. München, 1974

Fraiberg, S. H.: Das unverstandene Kind. Hoffmann und Campe, Hamburg, 1969

Franzke, E.: Der Mensch und sein Gestaltungserleben. Bern, 1977

Freud, A.: Wege und Irrwege der Kinderentwicklung. Huber/Klett Verlag, Stuttgart, 1968

Ginott, H.: Takt und Taktik im Klassenzimmer. Vandenhoeck und Ruprecht, Göttingen, 1974

Hils, K. (Hrsg.): Therapeutische Faktoren im Werken und Formen. Wissenschaftliche Buchgesellschaft, Darmstadt, 1971

Janson-Michl, C.: Gestalten, Erleben, Handeln. Handbuch für kreative Gruppenarbeit. Verlag J. Pfeiffer, München, 1980

Jacobi, J.: Die Psychologie von C. G. Jung. Eine Einführung in das Gesamtwerk. Walter Verlag, Olten, 1971, Fischer Verlag, Frankfurt am Main, 1980

–: Vom Bilderreich der Seele. Wege und Umwege zu sich selbst. Walter Verlag, Olten, 1969

Jung, C. G.: Erinnerungen, Träume und Gedanken von C. G. Jung. Aufgezeichnet und herausgegeben von A. Jaffé. Walter Verlag, Olten, 1979

–: Die Beziehung zwischen dem Ich und dem Unbewußten. G. W. VII. Rascher Verlag, Zürich und Stuttgart, 1973

Keyes, M. F.: The inward journey. Art as psychotherapy for you. Celestial Arts, Milbrae (Cal.), 1974

Kramer, E.: Kunst als Therapie mit Kindern. Reinhardt Verlag, München, 1975

K und K; Kind und Kreativität. Aktionen im Kunsthaus Zürich, 1972

Kunst & Therapie; Zeitschrift zu Fragen der Ästhetischen Erziehung, Köln

Leuner, B.: Emotion und Abstraktion in der Kunst. Eine Sammlung psychoanalytischer Studien. Du Mont Dokumente, Köln, 1967

Miller, A.: Das Drama des begabten Kindes und die Suche nach dem wahren Selbst. Suhrkamp Verlag, Frankfurt, 1979

Mühle, G.: Entwicklungspsychologie des zeichnerischen Gestaltens. München, 1967

Naumburg, M.: An Introduction to Art Therapy. Studies of the „Free Art Expression of Behavior Problem Children and Adolescents as a mean of Diagnosis and Therapy. Teachers College Press, New York, London, 1973

Neumann, E.: Das Kind. Struktur und Dynamik der werdenden Persönlichkeit. Bonz Verlag, Fellbach, 1980

Petzold, H. G. und Brown, G. J.: Gestaltpädagogik. München, 1977

Richter, H. G. (Hrsg.): Therapeutischer Kunstunterricht. Schwann, Düsseldorf, 1977

Rozman, D.: Mit Kindern meditieren. Die Kunst der Konzentration und Verinnerlichung. Fischer Taschenbuch Verlag, 1979

Sager, C., Kaplan, H., Heigl, F., Heigl-Evers, A.: Handbuch der Familien- und Gruppentherapie, Kindler, München, 1973

Schmid, G.: Schülerorientierter Kunstunterricht. Berichte und Arbeitshilfen aus der Praxis der Hauptschule. Don Bosco Verlag, München, 1978

Seifert, F. und R.: Bilder und Urbilder, Ernst Reinhardt Verlag, München und Basel, 1965

Seitz, R.: Kunst in der Kniebeuge. Ästhetische Elementarerziehung. Beispiele. Anregungen. Überlegungen. Don Bosco Verlag, München, 1982

Widlöcher, D.: Was eine Kinderzeichnung verrät. Methode und Beispiele psychoanalytischer Deutung. Kindler Verlag, München, 1974

Winnicott, D. W.: Vom Spiel zur Kreativität. Ernst Klett Verlag, Stuttgart, 1971

# Nachwort

Es ist sehr erfreulich, daß der lebhaften Nachfrage stattgegeben wurde und dieses Buch nunmehr in dieser Form wieder erscheint. Es stellt eine Zusammenfassung von jahrelangen Versuchen, Überlegungen und Forschungen dar und ist für die Praxis aktuell wie am Tag seines Erscheinens, eine Fundgrube für Anregungen und Ideen. Es hat sicher schon bis jetzt dazu beigetragen, daß sich die Kunst- und Gestaltungstherapie immer mehr durchsetzt. Ihre Bedeutung wird zunehmend anerkannt und ihr Beitrag zur Bereicherung des klinischen und außerklinischen Alltags geschätzt.
Zwei mittlerweile entstandene Verbände geben Auskunft über die zahlreichen Aus- und Fortbildungsmöglichkeiten:

Internationale Gesellschaft für Kunst, Gestaltung und Therapie
Geschäftsstelle: Im Neuenheimer Feld 368, 6900 Heidelberg,
Tel.: 06221/563866 oder 563843

Deutsche Gesellschaft für Kunsttherapie und Therapie mit kreativen Medien
Berufsverband der Kunst- und Kreativitätstherapeuten e.V. (DGKT),
Sekretariat: Fritz Perls, Akademie, Wefelsen 5, 5609 Hückeswagen, Tel.: 02192/1207

München, im Frühjahr 1989 — Professor Rudolf Seitz